# Handboek praktijkvoering

Onder redactie van
Janneke Belo
Fred Dijkers
Joost Leferink
Kees in 't Veld

# Handboek praktijkvoering

Bouwstenen voor de huisartsgeneeskunde

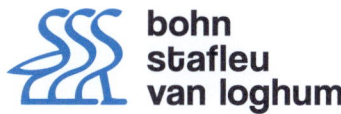

Houten 2021

*Onder redactie van*
**Dr. Janneke Belo**
Katwijk, Nederland

**Dr. Fred Dijkers**
Maasdam, Nederland

**Joost Leferink**
Amsterdam, Nederland

**Drs. Kees in 't Veld**
Brielle, Nederland

ISBN 978-90-368-2646-4         ISBN 978-90-368-2647-1   (eBook)
https://doi.org/10.1007/978-90-368-2647-1

© Bohn Stafleu van Loghum is een imprint van Springer Media B.V., onderdeel van Springer Nature 2021
Alle rechten voorbehouden. Niets uit deze uitgave mag worden verveelvoudigd, opgeslagen in een geautomatiseerd gegevensbestand, of openbaar gemaakt, in enige vorm of op enige wijze, hetzij elektronisch, mechanisch, door fotokopieën of opnamen, hetzij op enige andere manier, zonder voorafgaande schriftelijke toestemming van de uitgever.

Voor zover het maken van kopieën uit deze uitgave is toegestaan op grond van artikel 16b Auteurswet j° het Besluit van 20 juni 1974, Stb. 351, zoals gewijzigd bij het Besluit van 23 augustus 1985, Stb. 471 en artikel 17 Auteurswet, dient men de daarvoor wettelijk verschuldigde vergoedingen te voldoen aan de Stichting Reprorecht (Postbus 3060, 2130 KB Hoofddorp). Voor het overnemen van (een) gedeelte(n) uit deze uitgave in bloemlezingen, readers en andere compilatiewerken (artikel 16 Auteurswet) dient men zich tot de uitgever te wenden.

Samensteller(s) en uitgever zijn zich volledig bewust van hun taak een betrouwbare uitgave te verzorgen. Niettemin kunnen zij geen aansprakelijkheid aanvaarden voor drukfouten en andere onjuistheden die eventueel in deze uitgave voorkomen. De uitgever blijft onpartijdig met betrekking tot juridische aanspraken op geografische aanwijzingen en gebiedsbeschrijvingen in de gepubliceerde landkaarten en institutionele adressen.

NUR 870
Basisontwerp omslag: Studio Bassa, Culemborg
Automatische opmaak: Scientific Publishing Services (P) Ltd., Chennai, India
Omslagillustratie: Hester van der Grift, Arnhem

Bohn Stafleu van Loghum
Walmolen 1
Postbus 246
3990 GA Houten

www.bsl.nl

# 1. Inleiding

*Hoe kan de huisarts de kracht en kernwaarden van het vak vasthouden, nu en in de toekomst?*

*Kunnen we als huisarts daar ook nog in sturen en meedenken, en hoe dan?*

*Wat voor gevolgen hebben de snel doorgevoerde innovaties en hoe evalueer je deze?*

*Wat moet bij het oude blijven?*

*Kim Putters, directeur Centraal Planbureau in maart 2020: 'Na deze crisis kunnen we niet gewoon verdergaan zoals we altijd deden.'*

Het is april 2020. Tijdens de herziening van het boek *Praktijkvoering in de huisartsgeneeskunde* wordt de wereld opgeschrikt door een pandemie door het COVID-19-virus. De wereldwijde gevolgen zijn op dit moment niet duidelijk en wat, meer in het bijzonder, in Nederland de impact zal zijn op de (eerstelijns)gezondheidszorg is nog niet te voorzien. Dat er nu razendsnel veel verandert, ook in de praktijkvoering in de huisartsenpraktijk, is duidelijk. Maar dat roept ook een aantal vragen op.

*Willem Veerman, kaderhuisarts Beleid en Beheer/vice-voorzitter vereniging VvAA:*
*'Juist in deze tijden van veranderende en wisselende behoeftes wat betreft praktijkhouderschap, zijn vaardigheden met betrekking tot de praktijkvoering essentieel. Een aanrader voor elke huisarts, van praktijkhouder tot HIDHA en alles wat er tussen zit.'*

Voor je ligt het vernieuwde *Handboek praktijkvoering*, de opvolger van de editie *Praktijkvoering in de huisartsgeneeskunde* uit 2011.

Waar in 2011 veel praktijken nog min of meer op zichzelf functioneerden, is dat in de huidige tijd niet meer denkbaar. De meeste praktijken maken deel uit van een netwerk in de wijk, gemeente en regio, en dat in steeds grotere mate.

Het is zaak om alert te blijven en op de toekomst voorbereid te zijn en dat betekent dat de praktijk snel moet kunnen anticiperen op grote veranderingen.

Het gaat om veranderingen die vragen om visie op de zorg in de huisartsenpraktijk en inzicht in de eigen praktijkvoering; zodra de omstandigheden zich wijzigen overweegt de huisarts de praktijkvoering aan te passen.

*Patrick Bindels, huisarts/hoogleraar Huisartsgeneeskunde ErasmusMC Rotterdam:*
*'Bezig zijn met het optimaliseren van de praktijkvoering is de basis voor efficiënt én aangenaam werken. Het geeft ruimte om verder te ontwikkelen en voorbereid te zijn op de toekomst!'*

## 1. Inleiding

Er komt veel op de huisartsenpraktijk af en verdergaan 'zoals we altijd deden' is geen optie. Het is belangrijk om op verschillende momenten na te denken over de ontwikkelingen en jezelf vragen te stellen als: wie ben je als huisarts, wat is jouw visie op het eigen functioneren en op de beroepsgroep, hoe wil de patiënt met de praktijk communiceren en op welke manier wil jij met de patiënt communiceren, passen de personeelssamenstelling en de huisvesting bij wat er van de praktijk wordt gevraagd, werken we met de juiste mensen samen, en maken we optimaal gebruik van de ICT-mogelijkheden?

*Anoeska Mosterdijk, voorzitter InEen:*
*'De vele ontwikkelingen in de huisartsenpraktijk vragen een steeds meer bedrijfsmatige benadering, terwijl de huisarts als zorgverlener op de patiënt gericht moet zijn. Een goede praktijkvoering is essentieel om zorg te kunnen leveren die kwalitatief goed, doelmatig en efficiënt ingericht is. Met de komst van de praktijkmanager en de ondersteuning vanuit de regionale huisartsenorganisaties wordt de huisarts hierbij ontlast. Dit neemt niet weg dat basiskennis over praktijkvoering voor elke praktijkhouder een must is en blijft.'*

De nieuwe editie van het *Handboek praktijkvoering* is geen leerboek met daarin de juiste antwoorden. De redactie heeft ervoor gekozen om van dit handboek een *netwerk*boek te maken, waaraan, net als in de praktijk van alledag, experts uit verschillende vakgebieden een actuele bijdrage leveren. Zij dragen de bouwstenen aan voor de veelomvattende praktijkvoering, bouwstenen die, net als in de dagelijkse praktijk, allen een 'eigen kleur' hebben. De achtergrond van de auteur(s) van elke bouwsteen (elk hoofdstuk) wordt toegelicht en je wordt uitgedaagd om te reflecteren op je eigen netwerk en om de juiste vragen te leren stellen.

De toekomst begint vandaag. Met dat uitgangspunt in gedachten componeert Marleen Jansen, specialist bij de Rabobank op het gebied van ontwikkelingen in de gezondheidszorg in Nederland, vanuit haar visie op mogelijke ontwikkelingen van het huisartsenvak in de komende jaren en op de manier waarop huisartsen op de middellange termijn de praktijkvoering invullen, de eerste bijdrage aan het boek: Toekomstmuziek.

*Pascale Hendriks, kaderhuisarts Beleid en Beheer/bestuurslid BOHAG:*
*'Van tevoren nooit gedacht dat ik zoveel lol zou krijgen in de organisatie van mijn praktijk. Na het contact met patiënten met stip op nummer 2 voor mijn werkplezier.'*

Op verschillende momenten in je loopbaan als huisarts kun je gebruikmaken van de daarbij passende bouwstenen en daarvoor zijn in het boek een aantal 'looplijnen' opgenomen. Denk daarbij aan het volgende:

Bereid je je tijdens de opleiding voor op aspecten van de praktijkvoering, start je wellicht met een eigen praktijk, wil je je kennis en vaardigheden in een specifieke richting uitbreiden, ben je in de maatschap verantwoordelijk voor het personeelsbeleid of wil je het kwaliteits- en veiligheidsbeleid in de praktijk structureel 'op orde' brengen? De redactie doet in ▶ kader 2.1 enkele suggesties voor dergelijke looplijnen.

## 1. Inleiding

**Kader 2.1 Looplijnen door het boek, een verschillende benadering van de diverse bouwstenen**

Looplijnen kunnen geformuleerd worden vanuit de persoonlijke omstandigheden of vanuit ontwikkelingen in de huisartsgeneeskunde of de praktijk.
Voorbeelden van **persoonlijke** looplijnen:

- Ga ik werken als zelfstandige of in loondienstverband?
- Blijf ik waarnemend huisarts?
- Ga ik parttime of fulltime als huisarts werken?
- Word ik opleider of ga ik een kaderopleiding volgen?
- Ga ik werk naast mijn huisartswerk oppakken?

Voorbeelden van **situationele** looplijnen:

- Ga ik fuseren of splitsen?
- Wordt mijn praktijk groter of kleiner?
- Wijziging inhoud takenpakket huisarts.
- Knelpunten in praktijkvoering (werkdruk, personeelstekort, onvoldoende ruimte, ICT).
- Calamiteiten.
- Gekozen of opgelegde samenwerking?
- Doe ik mee aan wetenschappelijk onderzoek of opleiding?

Hieronder worden als voorbeeld enkele looplijnen uitgewerkt.

Looplijn **werken als zelfstandige of in dienstverband**:
Je bent bijna klaar met je opleiding tot huisarts. Ga je als waarnemer werken, in loondienst of toch associëren? Welke vragen ga je stellen en welke antwoorden heb je nodig om tot een beargumenteerde keuze te kunnen komen?
De looplijn kan er dan als volgt uitzien:
1. Visie
2. Financiën
3. Organisatie
4. Jaarplan/beleidsplan
5. Onderhandelen
6. Juridische aspecten
7. Veranderen in de praktijk

Looplijn **knelpunten** in uw praktijkvoering:
Alle praktijken in de buurt zijn gesloten voor nieuwe patiënten. Zelf heb je ook een te groot aantal patiënten, zeker gezien de toename van het aantal taken en de complexiteit ervan. Te verwachten is dat de komende jaren 5 % van de ziekenhuiszorg naar de eerste lijn komt. Hoe ga je dit aanpakken en hoe kun je hierin de regie houden?

De looplijn kan er als volgt uitzien:
1. De patiënt
2. Bijzondere patiëntengroepen
3. Visie
4. Personeel
5. Informatievoorziening
6. Financiën
7. Communicatie
8. Huisvesting
9. Kwaliteit
10. Samenwerken
11. Ontwikkelingen en innovaties
12. De lerende praktijk

Door het boek te combineren met actuele (achtergrond)informatie op het internet, probeert de redactie de bruikbaarheid en de kwaliteit van deze uitgave hoog te houden. Uiteraard geldt in alle hoofdstukken: waar 'hij' staat kan ook 'zij' worden gelezen. Verder wil de redactie alle auteurs bedanken voor hun inspanningen en voor het feit dat zij hun expertise willen delen ten behoeve van een optimale praktijkvoering in de huisartsgeneeskunde.
Tot slot: een handboek is nooit 'af'. De redactie houdt zich aanbevolen voor commentaar, suggesties en tips.
We wensen je als lezer veel plezier en inspiratie toe!

**Janneke Belo**
**Fred Dijkers**
**Joost Leferink**
**Kees in 't Veld**

# Onlinedossier

Bij deze uitgave hoort een onlinethemapagina. U komt op deze pagina via het scannen van onderstaande QR-code.

▶ https://huisarts.bsl.nl/thema/praktijkvoering/

# 2. Toekomstmuziek

*Marleen Jansen, Sectorspecialist Gezondheidszorg en Innovatie, Rabobank, Utrecht*

## In het kort

De huisarts en zijn praktijkvoering staan aan de vooravond van ingrijpende veranderingen. Als oorzaken moeten we denken aan de veranderende vraag en behoeften van patiënten, de nadruk op de preventie van ziekte, onder meer door aandacht te geven aan een gezonde leefstijl, en aan de behandeling van patiënten met meer complexe aandoeningen onder regie van de huisartsenpraktijk en in samenspraak met medisch specialisten en andere zorgverleners. Dat heeft te maken met kosten, maar ook met de beschikbare menskracht nu en in de toekomst en met de toegankelijkheid van medische zorg. In deze bouwsteen licht de auteur, specialist op het gebied van ontwikkelingen in de gezondheidszorg in Nederland, een tipje van de sluier op.

## Van praktijk naar platform: de huisarts van de toekomst

Zo zal onder meer het gebruik van digitale communicatiemiddelen in de huisartsenpraktijk standaard worden, extra gestimuleerd door positieve ervaringen van zowel patiënten als zorgaanbieders ten tijde van de coronapandemie. Huisartsen kunnen inspiratie opdoen bij andere sectoren, zoals detailhandel en banken. Natuurlijk heeft de sector de nodige ervaring met digitalisering, denk aan een patiëntenportaal met afspraakmogelijkheden, het bestellen van herhaalmedicatie, en ook aan platforms als Thuisarts.nl (voorlichting en informatie) en Artsonline.nl (organiseren van een spreekuur 'op afstand'), maar tijdens de recente pandemie is driekwart van de huisartsenpraktijken meer gebruik gaan maken van e-healthtoepassingen. Met stip op één staat beeldbellen en meer dan een kwart van de huisartsenpraktijken verwacht het e-consult en beeldbellen ook na de pandemie intensiever te blijven inzetten. Deze ervaringen en ontwikkelingen ondersteunen de verwachting dat digitalisering een vast onderdeel zal worden van de communicatie met de patiënt.

Het zal interessant zijn om te zien wat deze ontwikkeling betekent voor de zorgkosten, en het geeft in ieder geval een verbreding van de toegang tot de huisartsenzorg nu, en op termijn een meer efficiënte inzet van mensen en middelen, waardoor het tekort aan huisartsen en hun medewerkers zal afnemen en meer capaciteit beschikbaar is voor verschuiving van zorg vanuit de tweede lijn.

In de volgende paragrafen wordt nog een aantal andere ontwikkelingen in de praktijkvoering van huisartsen onder de loep genomen.

2. Toekomstmuziek

# Ondernemerschap in de huisartsenpraktijk niet meer vanzelfsprekend

Ondernemerschap in de eerste lijn zou niet meer vanzelfsprekend moeten zijn, maar een bewuste positieve keuze, waarbij huisartsen goed worden voorbereid op deze taak door het volgen van aanvullende scholing en begeleiding naast hun geneeskundeopleiding. De verwachting is dat in 2025 het merendeel van de huisartsen als huisarts in dienst van een huisarts (HIDHA) in loondienst, of als zzp'er als waarnemend huisarts werkt. Enerzijds heeft dit te maken met de wens van de medische professionals om te komen tot een betere privé-werkbalans en/of om parttime te werken. Anderzijds zien wij ook een toename in de complexiteit van het ondernemerschap als praktijkhouder. Praktijken worden groter in omvang, hebben meer personeelsleden en zijn kapitaalintensiever. Het ondernemerschap vraagt veel meer tijd om goed in te vullen.

Praktijkhouders laten zich bij hun niet-medische taken steeds vaker ondersteunen door praktijkmanagers. Huisartsen die het ondernemerschap niet (meer) ambiëren, zouden zich moeten kunnen focussen op hun medische taken en de niet-medische taken overdragen aan derden. Van ondernemende huisartsen wordt verwacht dat zij zicht hebben op en kennis van de eigen praktijk wat betreft het 'gezondheidsresultaat' en de financiële situatie. Daarnaast een visie op de onderneming in de toekomst én de ambitie en bereidheid risico's te nemen om hierin te investeren en de praktijk te ontwikkelen. Uit een enquête in 2019 van het Nederlands Instituut voor Onderzoek van de Gezondheidszorg (Nivel) onder 1.104 recent afgestudeerde huisartsen (alumni) kwam een takenlijst naar voren (zie ◘ fig. 1).

Conclusie: voor een optimale uitvoering van de organisatie van de praktijkvoering is de huisarts niet automatisch gekwalificeerd, noch in alle opzichten toegerust door de opleiding tot huisarts.

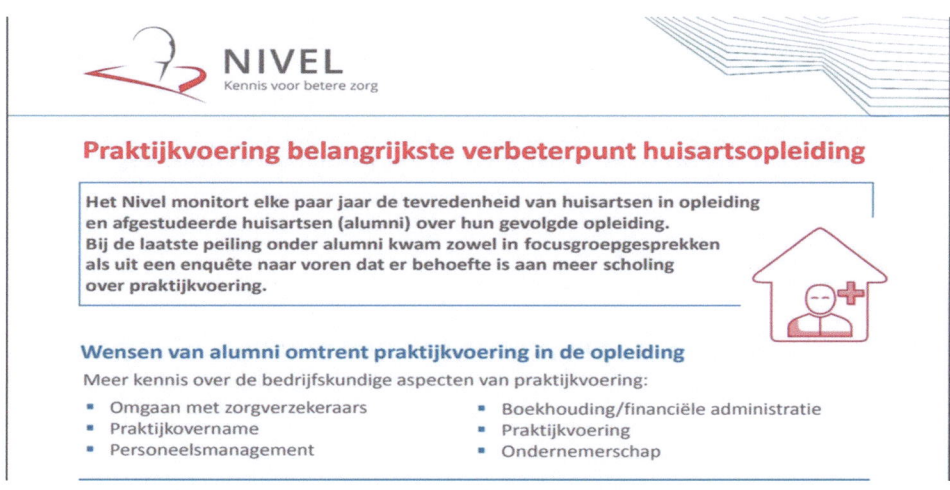

◘ **Figuur 1** Wensen alumni met betrekking tot de opleiding tot huisarts

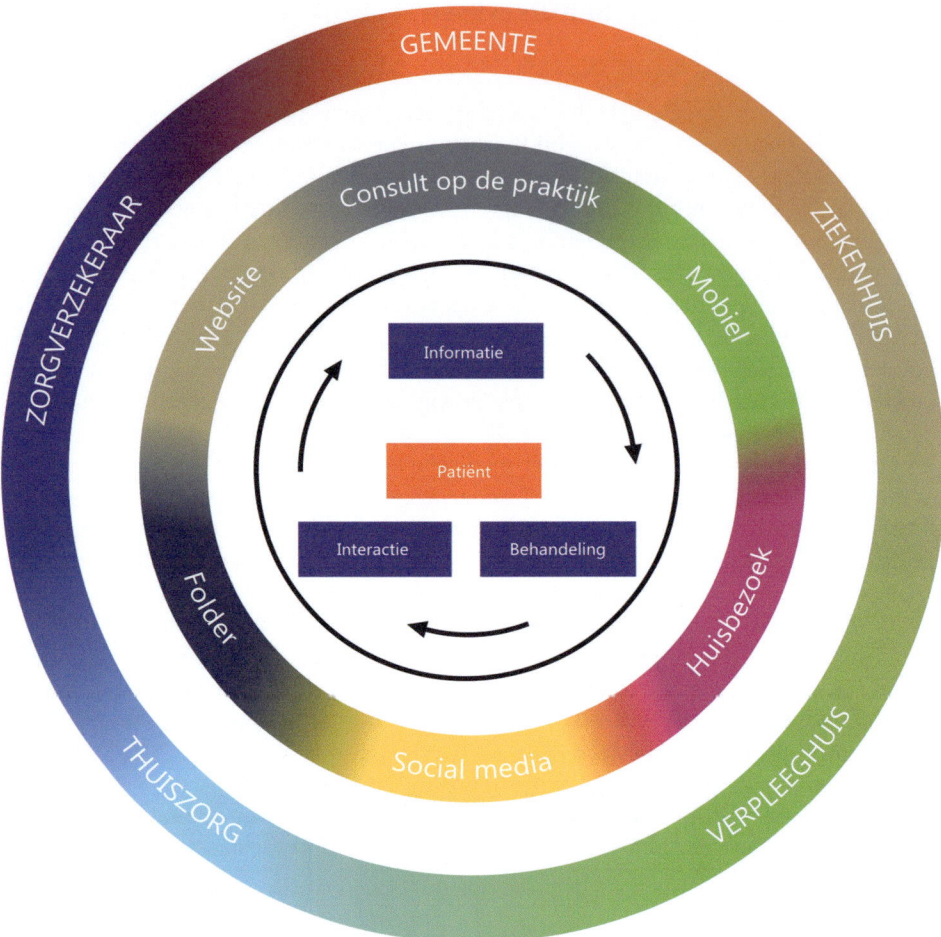

◘ **Figuur 2** Omnichannel-strategie in de gezondheidszorg

Wat achtergrondgegevens: volgens cijfers van de Landelijke Huisartsen Vereniging (LHV), gebaseerd op gegevens van het Nivel, zijn er in 2017 9.039 (declarerende) huisartsen in Nederland. Dit zijn ruim 500 huisartsen meer dan in 2012. Het merendeel (61 %) van de huisartsen is in 2019 actief als ondernemer/praktijkhouder. In 2016 was dit aandeel nog 67 % (► www.lhv.nl).

## Niet-complexe zorg wordt digitaal

De belangrijkste verandering betreft de invoering van het *omnichannel*-bedieningsconcept in de huisartsenzorg (zie ◘ fig. 2). Deze strategie, die al wordt gebruikt in de detailhandel (retail) en de bankensector, heeft als uitgangspunt het verbeteren van de service aan patiënten door het inzetten en combineren van diverse kanalen (praktijk- en/of huisbezoek, contacten via internet, waaronder ook consultatie door de huisarts van medisch specialisten ten behoeve van de patiënten, het gebruik van smartphones, digitale informatie, voorlichting en advisering, en het gebruik van sociale media). Technologie is hierbij ondersteunend. De coronapandemie heeft gezorgd voor een versnelling in de acceptatie, zowel bij patiënten als bij de zorgverleners van deze digitale service- en zorgverlening.

Voor het bepalen van een onlinestrategie moeten er drie keuzes gemaakt worden: wat, waar en hoe. Bij de eerste keuze gaat het om de doelen die je wilt bereiken. De tweede keuze draait om het marktbereik van de onlinestrategie: het eigen adherentiegebied van de praktijk, de wijk, gemeente of regio. Bij de laatste keuze draait het om de manier waarop de strategie gerealiseerd wordt: zelfstandig of door samenwerking.

Een huisarts wil met zijn onlinestrategie de service aan patiënten verbeteren. Dat kan op verschillende niveaus. Het basisniveau is **informeren**, waarbij de onlinekanalen patiënten inzicht geven in openingstijden, mogelijkheden voor het maken van afspraken, het verkrijgen van uitslagen of informatie over diverse ziektebeelden (via bijvoorbeeld ▶ www.thuisarts.nl). **Interactie** betekent een volgende stap, waarbij patiënten informatie geven aan de huisarts en, in sommige gevallen, aan elkaar. Op die manier ontstaat een *community* en een sterkere binding tussen patiënten en de praktijk van de huisarts. Bijvoorbeeld ▶ www.ozoverbindzorg.nl dat inmiddels in meer dan zeventig gemeenten wordt aangeboden (◘ fig. 3). Op die manier wordt geïllustreerd dat ook ouderen via e-mail met hun huisarts en mantelzorger kunnen communiceren. Daarnaast zijn er steeds meer gebieden waar dit communicatieplatform wordt ingezet. Denk hierbij aan de jeugdzorg, de transitie uit het ziekenhuis of de communicatie met het WMO-loket. Een andere website met interactie is ▶ www.moetiknaardedokter.nl. Deze site wordt al gebruikt bij de huisartsenposten om mensen te helpen de juiste keuze te maken bij het wel/niet of wanneer gebruikmaken van de huisartsenzorg.

**Behandelen** is een volgend niveau in de onlinestrategie. De huisarts kan hierbij ook andere zorgaanbieders betrekken, bijvoorbeeld de fysiotherapeut bij vragen over het bewegingsapparaat of de huidspecialist bij vragen over de huid. Dit kan verwijzingen voorkomen of juist gerichte verwijzingen mogelijk maken. Het overgrote deel van de vragen in de huisartsenpraktijk is niet per se medisch complex. Volgens het Nivel hadden in 2018 de meeste contacten in segment 1 in de huisartsenpraktijk betrekking op patiënten met hypertensie zonder orgaanbeschadiging (2,8 %), urineweginfecties (2,6 %) en diabetes mellitus (1,8 %). Dit zijn de gezondheidsproblemen zoals geregistreerd bij de gedeclareerde contacten met de huisarts of praktijkondersteuner GGZ. De top 5 van gezondheidsproblemen is in de periode 2014–2018 ongewijzigd gebleven.

De huisarts is en blijft van toegevoegde waarde in de gezondheidszorg als onafhankelijk vertrouwenspersoon, waarbij de huisarts bij niet uitsluitend medische zorg als vanouds samenwerkt met het sociaal domein. Ook zijn er veel patiënten die zelf niet weten wat ze hebben of die met een fysieke klacht komen die veroorzaakt wordt door een mentaal probleem, bij wie een persoonlijk gesprek belangrijk blijft. De huisarts kan ontlast worden door het inzetten van de verpleegkundig specialist, de specialist ouderenzorg of een basisarts. De huisarts kan de onlinestrategie alléén opzetten, maar beter is het samen te werken in een samenwerkingsverband, zoals de zorggroep, die als serviceorganisatie deze dienstverlening kan inrichten.

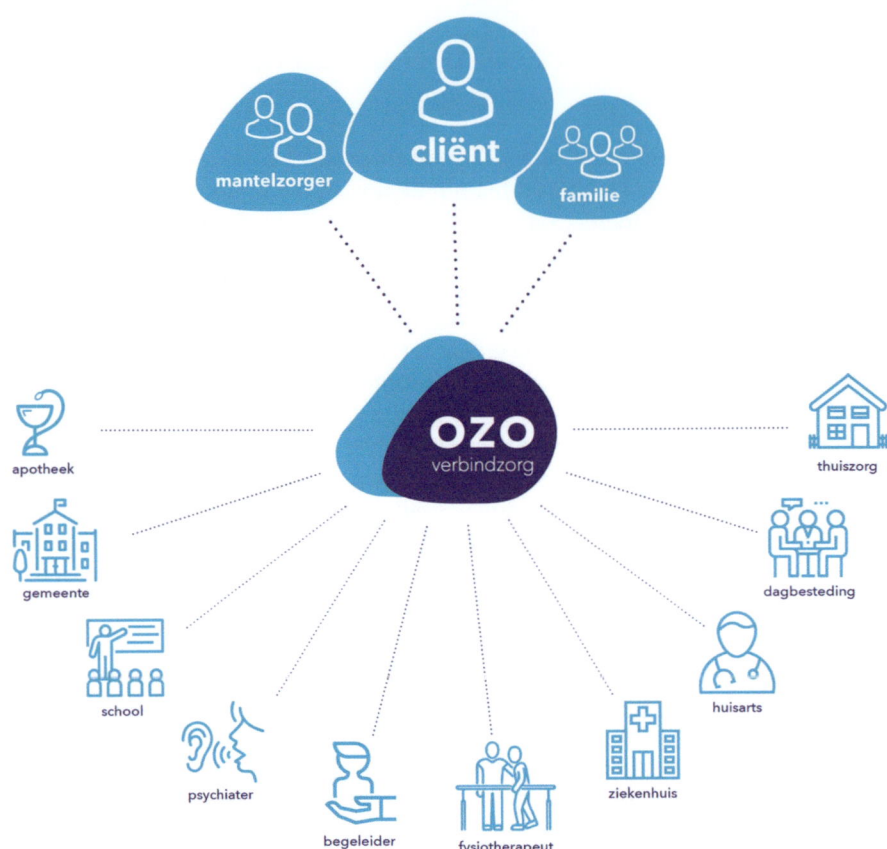

◘ **Figuur 3**  ▶ www.ozoverbindzorg.nl

Diverse aanbieders hebben digitale alternatieven waarbij de consument 24/7 informatie kan krijgen en de huisarts dientengevolge (door het aanbieden van passende kennis) een kleiner aanbod heeft van patiënten. Denk hierbij aan Babylon uit het Verenigd Koninkrijk (▶ www.babylonhealth.com) of Quin uit Nederland (▶ www.quin.md). Deze virtuele dienstverlening zal wellicht kunnen leiden tot minder bezoek aan de huisarts. Aanpassing van het eigen bedieningsconcept zorgt voor aansluiting bij wensen van de patiënten en verbetering van de bedrijfsvoering.

## Samenwerken binnen en buiten de zorg is vanzelfsprekend

Als de meerderheid van de consulten gaat over klachten van het bewegingsapparaat, dan is samenwerking tussen fysiotherapie en huisartsenzorg bijna vanzelfsprekend. Toch is het nog geen gemeengoed om intensief samen te werken met een fysiotherapeut in (de nabijheid van) de praktijk of het gezondheidscentrum, of om een beroep te doen op een kaderhuisarts beweegapparaat of om via een meekijkconsult te werken met een orthopeed. Een zorggroep in Rotterdam, Lijn 2, biedt patiënten die dit nodig

## 2. Toekomstmuziek

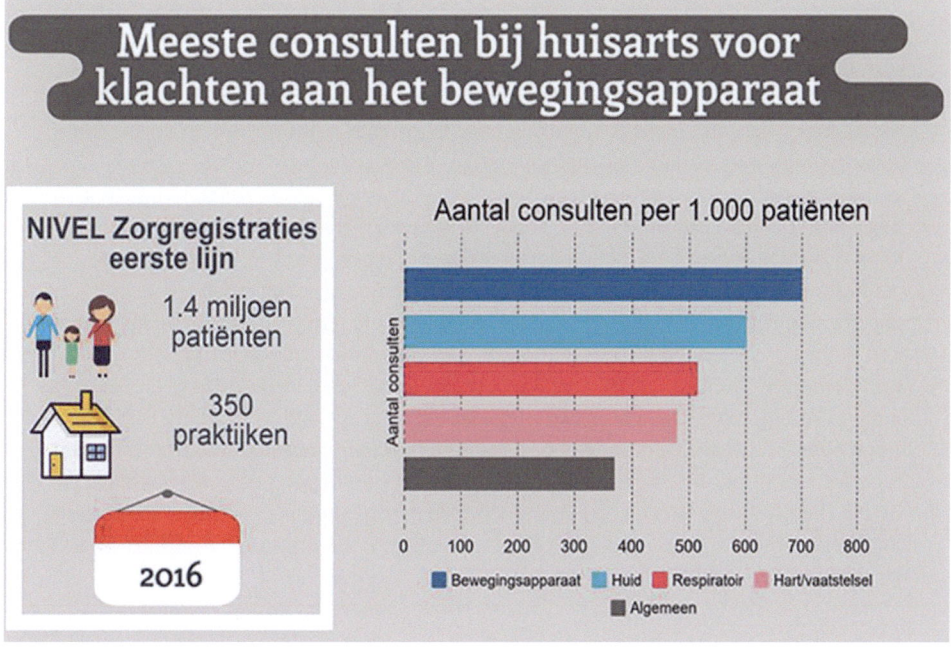

◘ **Figuur 4** Nivel-zorgregistratie: meeste consulten voor klachten van het bewegingsapparaat

hebben een eerste gratis consult aan bij de fysiotherapeut. Voorlichting aan de patiënt over de mogelijkheid van een rechtstreeks bezoek aan de fysiotherapeut, zonder bemiddeling van de huisarts, is nog steeds geen overbodige luxe. Het meer gebruiken van de bestaande betaaltitel 'meekijkconsult' voor huisarts-fysiotherapeut zou de uitvoering vergemakkelijken (◘ fig. 4).

Naast samenwerking in de *cure*sector, zal werken met en voor de *care*sector de komende jaren sterk toenemen. Bijvoorbeeld huisartsen die verantwoordelijk zijn voor de verstandelijk-gehandicaptenzorg, met als back-up een arts voor verstandelijk gehandicapten (AVG), als consulent. Daarnaast zal ook steeds meer samenwerking buiten de zorg plaatsvinden. Denk aan retailers (drogist, optometrist en audiometrist), en aan boeren voor een duurzame gezonde voedselketen. Of denk aan samenwerking met het oog op het versterken van de 'circulaire economie' zoals het delen van ruimtes, het delen van (zorg)apparatuur en het gezamenlijk inkopen van producten.

Omdat inmiddels 95 % van de 75-plussers nog thuis woont, zal de samenwerking met thuiszorg, wijkverpleegkundige en WMO-adviseurs van de gemeente sterk toenemen. Steeds meer zorg wordt dichter in de buurt van patiënten georganiseerd, met de huisarts als spil. Gemeenten spelen een steeds grotere rol in niet-medische zorg en ondersteuning aan burgers, en dat maakt dat huisarts en gemeente elkaar vaker tegenkomen en samenwerken om de cliënt te helpen, ieder binnen hun eigen verantwoordelijkheden. Om de samenwerking in de wijk te bevorderen hebben LHV, NHG en InEen de handreiking voor structurele samenwerking in de wijk ontwikkeld.

> **Organisatie van kwaliteit in de praktijk**
> Huisarts Marcel Kerkhoven: 'Mijn vertrekpunten zijn steeds: lokaal en samen, ik zie rode draden tussen organisaties en tussen patiënten. Bijvoorbeeld tussen de thuiszorg en de verstandelijk-gehandicaptenzorg, hier in Brummen en omgeving. Ik werk graag mee aan een domeinoverstijgende zorg, een gemeenschappelijk verpleegkundig team, samen met Philadelphia (instelling voor mensen met een beperking), Riwis Zorg en Welzijn, Verian (thuiszorg) en het Gelre Ziekenhuis.'
> 'Mijn droom is één generalistisch verpleegkundig team voor Brummen: voor de verstandelijk-gehandicaptenzorg, de verpleegkundige psychogeriatrie en de wijkverpleging, met een huisarts die ziekenhuisverplaatste zorg verleent. Het team kan tijdig signaleren, en ondersteunen bij gedragsmatige begeleiding voor mensen met dementie en lichte verstandelijke beperkingen. Geen zorg door vijf organisaties, maar door één team, dat op de hoogte is van alle ingewikkelde en acute problemen. Geen overdrachtsproblemen, wel continuïteit. Ik wil af van denken in domeinen en functies, doelgroepen en ziektebeelden. Ik zie het namelijk bij hart- en vaatziekten, COPD, diabetes, terminale zorg, dementiezorg: het gaat vaak over dezelfde patiënt, maar de zorg eromheen is versnipperd.' Zie ook: ▶ www.nhg.org, Organisatie van kwaliteit in de praktijk.

## Het personeelsbeleid in de huisartsenpraktijk biedt kansen

In de afgelopen jaren is de huisartsenpraktijk met vier beroepsgroepen uitgebreid. Naast de praktijkassistente en de praktijkondersteuner kunnen nu ook de praktijkmanager, de verpleegkundig specialist, de praktijkverpleegkundige en de basisarts deel uitmaken van het team. De keuze voor de meest passende functionaris in de praktijk dient aan te sluiten bij het soort praktijk en bij de zorgvraag van de populatie in de praktijk. De komende jaren zullen deze beroepsgroepen helpen om de werkdruk in de praktijk te verlagen. Deze grotere praktijkomvang is wel een uitdaging voor de praktijkhoudende huisarts met betrekking tot personeelsmanagement (hr-management).

Op basis van onderzoek van Stichting Het Potentieel Pakken (▶ www.hetpotentieelpakken.nl/) constateren we dat het arbeidspotentieel van vrouwen in de zorg op dit moment niet optimaal wordt ingezet. Uit onderzoek van de stichting is gebleken dat één op de vier zorgmedewerkers het liefst een groter contract wil van gemiddeld zo'n 6 uur meer per week. Dit betreft vooral vrouwen met een contract van 25 uur of minder. In de praktijk is het vergroten van contracten van huidige werknemers echter niet een onderwerp dat structureel en op systematische manier wordt opgepakt. Aandacht en middelen zijn nu vooral gericht op werving en niet op het inzetten op grotere contracten.

Ondersteuning van werknemers vanuit hr-management is beperkt. Dat is zichtbaar op alle gebieden van personeelsbeleid: werving, selectie, ontwikkeling, behoud. Hier liggen dus kansen voor hr-management om het medewerkerspotentieel optimaal te faciliteren. Zo leiden basiszaken als een jaarlijkse beoordeling, loopbaangesprek of opleidingsplan tot grotere tevredenheid van werknemers, waarbij een deel van de mensen ook nog bereid zal zijn meer te gaan werken. Bovendien is de kans groot dat tevreden medewerkers minder snel de zorgsector zullen verlaten. Ook hier zie ik een ondersteunende rol voor de zorggroep.

## Nieuwe dienstverlening voor gezondheidswinst

In oktober 2018 is door ruim zeventig partijen het Preventieakkoord afgesloten met bijpassende regelgeving om een gezonde levensstijl te bevorderen. Er zijn maatregelen genomen om roken en alcoholgebruik te ontmoedigen en een beter gewicht en gezonde slaap te bevorderen. De huisarts is met name betrokken bij de invoering van de *gecombineerde leefstijlinterventie*. Deze interventie wordt gefinancierd vanuit de basisverzekering en is in 2019 1.400 keer en medio 2020 7.000 keer ingezet. Bij de overige doelstellingen wordt de huisarts niet specifiek genoemd. Aandacht geven aan de leefstijl (niet roken, gezonder eten en beperkt alcoholgebruik) door de huisarts en praktijkondersteuner blijft belangrijk voor het voorkomen van onder meer chronische ziektes. Ook blijft het relevant om in samenwerking met andere partijen de doelstellingen in het Preventieakkoord te realiseren.

Om leefstijlmanagement structureel in te voeren in ons zorgsysteem zal een verdienmodel voor de huisartsenpraktijk worden ontwikkeld dat niet afhankelijk is van een sponsor of een subsidie. In de NHG Zorgmodules Leefstijl staan richtlijnen voor huisartsen en andere zorgverleners over leefstijladvisering rondom de thema's roken, alcohol, voeding en bewegen. Uit onderzoek van de Rabobank in samenwerking met Arts & Leefstijl (zie fig. 5) blijkt dat minder dan de helft van de huisartsen deze module kent, en ongeveer een op de zes van de huisartsen deze module gebruikt. De meerderheid van de huisartsen geeft aan in de afgelopen twee jaar vaker leefstijlgerelateerde zaken te bespreken met patiënten. Het verdienmodel is nog niet uitontwikkeld: 31 % van de huisartsen declareert leefstijladvisering niet. Tegelijkertijd blijkt uit het onderzoek dat bestaande declaratiemogelijkheden niet optimaal worden gebruikt en dat nieuwe betaaltitels zoals loop- en groepsconsult in overweging worden genomen.

Het is de vraag hoe de burger na de coronapandemie naar de eigen leefstijl zal kijken. Indien inderdaad blijkt dat overgewicht daadwerkelijk van invloed is op de overlevingskansen van een patiënt met COVID-19, zal dit voor sommige burgers leiden tot een herbezinning op hun leefstijl. Het biedt de huisarts de kans om daarvan gebruik te maken en samen met diëtist, fysiotherapeut, apotheker en leefstijlcoach in te zetten op andere diensten (preventie), waarbij meer nadruk ligt op leefstijl en gezondheidswinst dan voorheen. Denk aan groepsconsulten voor slaapproblemen, omgaan met diabetes mellitus, stoppen met roken, loopgroepen voor chronisch zieken of multidisciplinair leefstijladvies onder coördinatie van de praktijkondersteuner of leefstijlcoach.

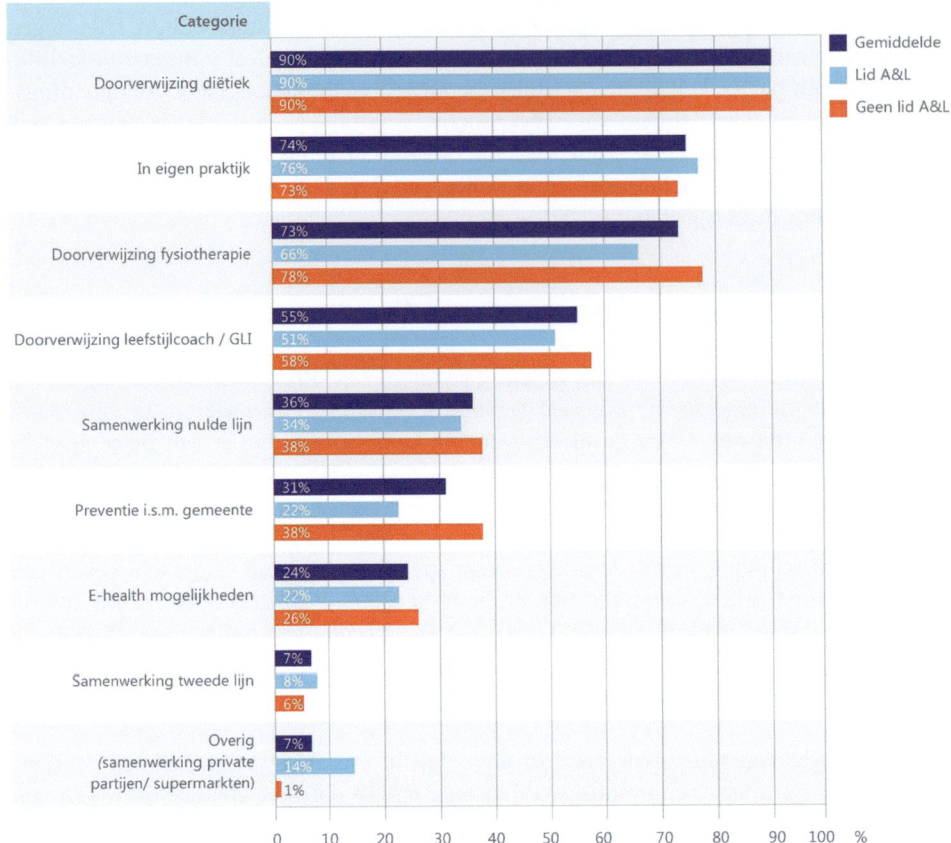

◘ **Figuur 5** Samenwerking in advies voor leefstijl. (Bron: Onderzoek Rabobank – Vereniging Arts & Leefstijl november 2020)

## Conclusies

Door het vormen van grotere ondernemingen zal het aantal ondernemers/praktijkhouders afnemen, terwijl het takenpakket breder wordt, hetgeen bij een gedegen voorbereiding op en een positieve keuze voor het ondernemerschap een goede ontwikkeling is. De belangrijkste verandering is de invoering van het *omnichannel*-bedieningsconcept in de huisartsenzorg.

Het inzetten op alle mogelijkheden van digitalisering kan bijdragen tot een minder snelle groei van de zorgkosten, het verbreden van de toegang tot de zorg en op termijn tot een efficiëntere inzet van de zorgprofessionals, waardoor het tekort aan huisartsen en hun medewerkers zal afnemen en het takenpakket in de huisartsenpraktijk breder kan worden en meer complexe aandoeningen kan omvatten.

## 2. Toekomstmuziek

Huisartsen zullen de komende jaren steeds intensiever samenwerken met andere zorgaanbieders binnen en buiten de zorg. Het beleid rond het werven, opleiden en levenslang leren (de hr-functie) zal steeds verder worden geprofessionaliseerd. De huisartsenpraktijk kan bijdragen aan meer 'gezondheid' door in te zetten op preventie van ziekte, bijvoorbeeld door leefstijlmanagement structureel in te voeren in de praktijk en door mensen te ondersteunen bij het bevorderen van de adaptatie aan veranderingen in de gezondheidssituatie, zoals het geval is bij chronische aandoeningen.

# Inhoud

| | | |
|---|---|---|
| 1 | **De patiënt en de huisartsenpraktijk** | 1 |
| | E. A. M. J. Verkaar | |
| 2 | **Persoonsgerichte zorg bij patiënten met complexe problemen** | 11 |
| | K. Hosper en M. E. T. C. van den Muijsenbergh | |
| 3 | **Visie en strategie** | 23 |
| | M. G. Wats en J. Leferink | |
| 4 | **Governance in de huisartsgeneeskunde** | 35 |
| | R. S. Baanders | |
| 5 | **Rollen en verantwoordelijkheden in het zorgsysteem** | 47 |
| | A. H. Poll | |
| 6 | **Onvrede, klachten en claims** | 53 |
| | A. W. Hielkema en A. Smilde | |
| 7 | **Met het oog op de toekomst** | 65 |
| | C. J. in 't Veld | |
| 8 | **De kunst van kwaliteit** | 71 |
| | L. K. Eekhof, J. Gouma, D. L. M. Zwart en C. J. in 't Veld | |
| 9 | **Personeelsbeleid in de huisartsenzorg** | 81 |
| | A. M. P. Knapen en C. J. in 't Veld | |
| 10 | **Communicatie in de huisartsenpraktijk** | 91 |
| | M. M. de Ridder en W. M. Raadgers | |
| 11 | **Het verdelen van tijd en aandacht in de praktijk** | 101 |
| | E. J. van der Jagt | |
| 12 | **Informatisering huisartsenzorg** | 109 |
| | M. Zonneveld en K. H. Njoo | |
| 13 | **Organisatieaspecten in de huisartsenpraktijk** | 123 |
| | H. P. C. van der Pluijm en S. N. Stam | |
| 14 | **De financiële *tools* voor de huisarts** | 133 |
| | R. H. G. Kok en F. C. G. Stünkel | |

| | | |
|---|---|---|
| 15 | **Toekomstbestendig (ver)bouwen van de praktijk**........................ | 143 |
| | LHV Bouwadvies (G. H. M. Koekkoek, praktijkvoorbeeld) | |
| 16 | **Samenwerking**............................................................. | 159 |
| | M. G. Wats, D. de Jongste, R. Roothans en J. Leferink | |
| 17 | **Onderhandelen**........................................................... | 169 |
| | M. M. de Ridder en W. M. Raadgers | |
| 18 | **Machine learning in de zorg**................................................ | 179 |
| | J. J. Zeeuw | |
| 19 | **Praktijkorganisatie rondom e-Health** ..................................... | 185 |
| | T. N. Bonten en N. H. Chavannes | |
| 20 | **Veranderen in de praktijk** ................................................. | 193 |
| | G. H. Plat, J. Gouma, A. F. Norbart, E. T. I. M. Guldemond-Hecker en J. Leferink | |

**Bijlage**

Register .................................................................. 205

**Intermezzo 1: Met nul op de meter** ........................................ 22
K. el Bouch

**Intermezzo 2: Op onderzoek in de praktijk** ................................ 63
M. C. van der Wel

**Intermezzo 3: Op weg in de praktijk** ....................................... 80
A. Richters

**Intermezzo 4: Praktijkorganisatie, werk in uitvoering** .................... 157
C. Emaus

**Intermezzo 5: Samenwerken in de praktijk** ................................ 202
K. Damen

# Redactie en auteurs

## Redactie

**Dr. Janneke Belo**
huisarts/kaderhuisarts Beleid en Beheer, bestuurskundige

**Dr. Fred Dijkers**
kaderhuisarts Beleid en Beheer/huisarts niet-praktiserend

**Joost Leferink**
huisarts/kaderhuisarts Beleid en Beheer

**Drs. Kees in 't Veld**
huisarts niet-praktiserend/NPA hoofd auditor

## Auteurs

**Drs. Bas Baanders**
Consultant goed toezicht en bestuur, Baanders, consultancy met zorg, ▶ www.basbaanders.nl baanders.consultancy@gmail.com

**Dr. Tobias N. Bonten**
huisarts-epidemioloog, Katwijk, Assistant Professor Leids Universitair Medisch Centrum (LUMC) en National eHealth Living Lab (NeLL)

**Prof. dr. Niels H. Chavannes**
huisarts en hoogleraar afdeling Public Health en Eerstelijns Geneeskunde, LUMC en oprichter National eHealth Living Lab (NeLL)

**Lisa Eekhof MSc**
Directeur integrale zorg Regionale Organisatie Huisartsen West-Nederland (ROHWN), eigenaar Eekhof advisors

**Drs. Hanneke Gouma**
Hoofdauditor NHG-Praktijkaccreditering (NPA) en eigenaar van Gouma supervisie, training en advies

**Yvonne Guldemond-Hecker**
huisarts, programmaleider Stichting PROFclass

**Mr. Agatha Hielkema**
juridisch adviseur VvAA, Utrecht

**Dr. Karen Hosper**
strategisch adviseur/projectleider, Expertisecentrum op het gebied van gezondheidsverschillen Pharos

**Drs. Liesbeth van der Jagt**
andragoloog, Assistant Professor UMC Utrecht supervisie/coaching en senior wetenschappelijk medewerker van het NHG. Tevens: Keijzer en Van der Jagt, coaching en advies

**Marleen Jansen**
Sectorspecialist Gezondheidszorg en Innovatie, Rabobank, Utrecht

**Debby de Jongste**
Bestuurder/directeur Stichting Lijn1 Haaglanden, Voorburg

**Klara Knapen, BBA**
praktijkmanager, docent opleiding Praktijkmanagement

**Gerard Koekkoek**
huisarts/kaderhuisarts Beleid en Beheer, auteur van 'De theorie in praktijk gebracht' over de realisatie van een nieuwe praktijkruimte in Denekamp

**Rudi Kok**
Belastingadviseur Van Helder Acccountancy, Belastingadvies en Consultancy, Nieuwegein, Lisse ▶ www.van-helder.nl

**Joost Leferink**
huisarts/kaderhuisarts Beleid en Beheer Amsterdam

**Prof. dr. Maria van den Muijsenbergh**
huisarts, Bijzonder hoogleraar Gezondheidsverschillen en Persoonsgerichte Integrale EerstelijnsZorg, strategisch adviseur/projectleider, Pharos, expertisecentrum gezondheidsverschillen

**Dr. Khing Njoo**
huisarts niet-praktiserend, expert in digitale dossiervorming in de huisartsenpraktijk

**Adriaan Norbart, MA**
onderwijskundig adviseur LUMC

**Drs. Ger Plat**
adviseur in de eerstelijnszorg, CT-groep

**Irma van der Pluijm MHBA**
Algemeen directeur Huisartsencoöperatie West-Brabant

**Aldien Poll**
strategisch adviseur bij Pharos, landelijk expertise centrum gezondheidsverschillen

**Wout Raadgers**
trainer/coach communicatie en samenwerking, Falga, Training, coaching en advies,
▶ www.falga.net

**Mascha de Ridder**
trainer en procesbegeleider bij VVAA, Academie Medisch Specialisten

**Ronald Roothans**
huisarts/kaderarts Beleid en Beheer Directie Het Huisartsenteam, Breda

**Mr. Annemarie Smilde**
juridisch adviseur VvAA, Utrecht

**Susan Stam**
huisarts, Medisch directeur, Huisartsencoöperatie West-Brabant

**Frits Stünkel AA**
Van Helder Acccountancy, Belastingadvies en Consultancy, Nieuwegein, Lisse
▶ www.van-helder.nl

**Kees in 't Veld**
huisarts niet-praktiserend, Hoofdauditor NHG-Praktijkaccreditering (NPA)

**Dr. Eric Verkaar**
directeur/bestuurder van Zorgbelang Inclusief
▶ www.zorgbelanginclusief.nl

**Margrietha Wats, MBA**
voormalig huisarts/partner De Galan Groep, Organisatie advies, Baarn

**Medewerkers LHV Bouwadvies**

**Joost Zeeuw Ir.**
product owner, Product Development: Primary Care & Emergency, Pacmed, Amsterdam

**Maret Zonneveld**
huisarts, Houten, wetenschappelijk medewerker NHG, programma Informatisering huisartsenzorg, kaderhuisarts Astma en COPD

**Dr. Dorien Zwart**
huisarts, De Bilt, afdelingshoofd afdeling huisartsgeneeskunde, Julius Centrum voor Gezondheidswetenschappen en Eerstelijnsgeneeskunde, UMC Utrecht

## Auteurs intermezzo's

**Karim el Bouch**
huisarts, Huisartsenpraktijk de Makroon, Amsterdam

**Karen Damen**
huisarts, Huisartsenpraktijk Linschoten, Linschoten

## Chantal Emaus
huisarts, Huisartsenpraktijk Sagenhoek,
Medisch directeur Huisartsen Eemland,
Amersfoort

## Anneloes Richters
huisarts, Huisartsenpraktijk Richters, Enschede

## Dr. Mark C. van der Wel
huisarts, Wijkgezondheidscentrum Lindenholt,
Nijmegen

# De patiënt en de huisartsenpraktijk

*E. A. M. J. Verkaar*

1.1 In het kort – 2

1.2 Het wettelijk kader – 3

1.3 De patiëntenbeweging – 4

1.4 Communicatie, informatie, interactie als kern – 5

1.5 Medezeggenschap, participatie – 7

1.6 Tot slot – 8

1.7 Aan de slag – 8

Literatuur – 9

Met dank aan Dianda Veldman, directeur/bestuurder van Patiëntenfederatie Nederland (▶ https://www.patiëntenfederatie.nl) en Aviva Nethe en Mariëlle van Esch, Zorgbelang Inclusief.

© Bohn Stafleu van Loghum is een imprint van Springer Media B.V., onderdeel van Springer Nature 2021
J. N. Belo et al. (Red.), *Handboek praktijkvoering*, https://doi.org/10.1007/978-90-368-2647-1_1

## 1.1 In het kort

Uit de voorbeelden in deze bouwsteen blijkt dat patiënten niet alleen patiënt willen zijn, maar ook een andere rol in de praktijk willen en kunnen spelen. Dat geeft een andere invulling en dynamiek aan 'de patiënt centraal'. Elke huisartsenpraktijk wil de patiënt wel centraal stellen, maar weet dat niet altijd goed in te vullen. 'De' patiënt bestaat immers niet. Hier schiet de patiëntenbeweging in Nederland te hulp. Deze beweging heeft een schat aan kennis en ervaring opgebouwd over goede zorg en over de positie van verschillende groepen patiënten in die (Nederlandse) zorg. Er is een duidelijke visie op gewenste interactie tussen systeem, instellingen, professionals en patiënten om zo tot een betere kwaliteit van leven voor patiënten (het doel) en een betere kwaliteit van zorg (het middel) te komen. Binnen de patiëntenbeweging is ook veel kennis aanwezig over de doelmatigheid waarmee zorgmiddelen benut kunnen worden.

In deze bouwsteen geven wij op hoofdlijnen de visie van de patiëntenbeweging en de hierover opgebouwde kennis weer. Het juridisch kader wordt kort aangestipt. In de bouwsteen Professioneel omgaan met klachten, claims en juridische procedures (▶ H. 6) wordt het juridisch kader uitgebreider beschreven. Ook wordt globaal de organisatie van de patiëntenbeweging in Nederland beschreven. Het zwaartepunt ligt op de patiënt en de huisarts(en)praktijk: informatie over manieren om te communiceren en suggesties voor interactie met patiënten. Daarna gaan we in op medezeggenschap en op participatie in de praktijk, op praktijkniveau (gericht op kwaliteit van zorg) en op regionaal niveau (gericht op het beleid bij een toenemende regionale samenwerking). Tot slot wordt gewezen op het belang om de Algemene verordening gegevensbescherming (AVG) te bespreken met een patiëntenadviesraad: hoe ga je om met privacy wanneer je als zorgverleners informatie over patiënten wil delen?

▶ Casus 1.1 en 1.2 zijn twee voorbeelden uit de praktijk:

> **Casus 1.1 Een patiënt in de rol van coördinator en aanjager**
>
> In de regio Noordwest-Utrecht is in 2018 in acht proeftuinen een project uitgevoerd om de zorg voor mensen met artrose te verbeteren. Betrokken zijn onder andere KetenzorgNU, St. Antoniusziekenhuis, St. Maartenskliniek, Zorgbelang Inclusief, KNGF en Raedelijn. Gezocht is naar antwoord op de volgende vragen:
> — Wat zijn de ervaringen en behoeftes van patiënten?
> — Wat draagt bij aan een verbetering van de kwaliteit van leven van mensen met artrose?
> — Welke rol kunnen zorgverleners spelen?
>
> In de verschillende proeftuinen is een dialoog gevoerd met patiënten, huisartsen, fysiotherapeuten en orthopeden. Uit de gesprekken bleek de behoefte aan contact met andere mensen met artrose. Daar is invulling aan gegeven: in alle proeftuinen worden nu groepsontmoetingen georganiseerd voor én door mensen met artrose, met als doel het uitwisselen van ervaringen en tips en het steun geven aan elkaar. De coördinator, een patiënt met artrose, organiseert samen met huisarts en/of fysiotherapeut de groepsontmoeting voor andere patiënten. Deze herinnert de contactpersoon (huisarts of fysiotherapeut) aan het opmerkzaam maken van dit

initiatief bij daarvoor in aanmerking komende patiënten, kiest de te bespreken onderwerpen en pikt signalen op waar zorgverleners aan kunnen denken.
De patiënten die als coördinator wilden functioneren, zijn hiervoor getraind en zij worden bij de eerste paar groepsontmoetingen ondersteund door Zorgbelang Inclusief. In de toekomst worden de bijeenkomsten geleid door de patiëntcoördinator en de huisarts of fysiotherapeut.

### Casus 1.2 Het opzetten van een patiëntenadviesraad (PAR)

Vanaf 2018 starten steeds meer zorgorganisaties en -groepen met het opzetten van een PAR. Twee voorbeelden: Huisartsenorganisatie Hadoks in Den Haag en Huisartsen Eemland.
Hadoks wil weten hoe het aanbod (directe en indirecte zorg via de eigen zorginstellingen, het ondersteunen van huisartsenpraktijken door het detacheren van onder meer praktijkondersteuners en praktijkmanagers en het organiseren van andere activiteiten zoals nascholing) van waarde kan zijn voor cliënten en patiënten. Het bestuur wil graag met hen via de cliëntenadviesraad (CAR Hadoks) in gesprek vanuit wederzijds respect en waardering. Daarbij willen zij ook verder kijken dan het verplichtende karakter van de Wet medezeggenschap cliënten zorginstellingen (Wmcz), zodat het gesprek ook echt wat kan opleveren. Hadoks wil op deze manier leren van de patiënten en het patiëntenperspectief nadrukkelijk meenemen in het beleid. Naast de CAR adviseert ook de raad van commissarissen het bestuur over maatschappelijke waardecreatie.
Huisartsen Eemland heeft ervoor gekozen om een PAR op te zetten opdat het patiëntenperspectief structureel wordt ingebed bij beleidsontwikkelingen en -beslissingen binnen het samenwerkingsverband van de huisartsen in de regio Eemland. Dit om meer geïntegreerde en persoonsgerichte zorg aan de patiënten te kunnen geven. Ook bij de evaluatie van het beleid is de inbreng van de PAR waardevol.
Sterke intrinsieke motivatie blijkt een belangrijke voorwaarde voor succes. Het werkt beter wanneer het bestuur van een zorginstelling zelf adviezen van patiënten wil krijgen dan wanneer een adviesraad wordt opgericht omdat je niet achter kunt blijven of omdat het verplicht is.

## 1.2 Het wettelijk kader

De politiek heeft de afgelopen dertig jaar gezorgd voor wetgeving die een goede bescherming biedt aan patiënten en cliënten. Grote inspanningen van patiëntenorganisaties, gebundeld in Patiëntenfederatie Nederland, hebben de totstandkoming van deze bescherming gestimuleerd. Voor de huisartsenpraktijk zijn de volgende wetten het belangrijkst.

De **Wet medezeggenschap cliënten zorginstellingen (Wmcz)** [1] ligt aan cliënten- en patiëntenraden ten grondslag. Door wijziging van de wet [2] zijn vanaf 1 juli 2020 ook zorggroepen, gezondheidscentra of huisartsenpraktijken met meer dan 25 natuurlijke personen als hulpverlener, verplicht om een cliënten- of patiëntenraad in te stellen.

Cliëntenraden hebben informatie- en adviesrecht over een breed aantal onderwerpen, zoals het bestuur, de organisatie, de dienstverlening, huisvesting en de financiën. De cliëntenraad legt de eigen werkwijze vast in een reglement waarover met het bestuur van een instelling (bijvoorbeeld een zorggroep) afspraken worden gemaakt. Het is de bedoeling dat ervaringen van patiënten leiden tot betere zorg en daarmee voor patiënten tot een betere kwaliteit van leven. Ook de PAR van Onze Huisartsen in de regio Arnhem [3] is hiervan een illustratie.

De **Wet kwaliteit, klachten en geschillen zorg (Wkkgz)** [4] regelt vanaf 2015 de globale kwaliteitsverplichtingen van zorgverleners en instellingen. Voor patiënten zijn hierin de klachten- en geschillenprocedures opgenomen. Kern daarvan is dat elke zorgverlener moet zijn aangesloten bij een geschilleninstantie die bindende uitspraken kan doen waarbij ook het perspectief van de patiënt is geborgd. Elke zorgverlener moet een onafhankelijke klachtenfunctionaris benoemen die patiënten of cliënten ondersteunt bij het bespreekbaar maken van klachten. De toepassing van deze procedures is overal gerealiseerd. Elke huisartsenpraktijk heeft, als het goed is, een daarbij passend klachtenreglement.

In de **Wet op de geneeskundige behandelingsovereenkomst (Wgbo)** [5] is met name het begrip 'informed consent' geborgd. Dankzij deze wet wordt er door artsen en patiënten(organisaties) steeds meer vorm gegeven aan het goed informeren van patiënten en het 'samen beslissen' in de praktijk [6]. Maar ook zaken als 'toestemming', 'privacy', 'inzage in het dossier' en 'vrije artsenkeuze' zijn voor huisartsen belangrijke elementen uit de Wgbo.

In elke nieuwe zorgwet komt de positie van de patiënt steeds nadrukkelijker naar voren. Maar de wetgever heeft nog enkele onafhankelijke ondersteuningsfuncties ingevoerd, omdat het hebben van een wettelijke positie nog niet betekent dat patiënten of cliënten daarmee ook de zorg krijgen die nodig of gewenst is. Wij noemen hier de *onafhankelijke klachtenfunctionaris* in de **Wkkgz**, de *onafhankelijke cliëntondersteuner* in de **Wet maatschappelijke ondersteuning** (Wmo) en de **Wet langdurige zorg** (Wlz), de *onafhankelijke vertrouwenspersoon* in de **Jeugdwet**, de **Wet zorg en dwang** (Wzd) en in de **Wet verplichte geestelijke gezondheidszorg** (Wvggz). Deze onafhankelijke functionarissen kunnen kosteloos door patiënten of cliënten worden ingeschakeld om hun rechtspositie te bewaken of in te vullen. Patiënten of cliënten worden door hen geïnformeerd en zo nodig ondersteund bij het zoeken van de juiste zorg of bij het omgaan met klachten en problemen rond zorgaanbieders of instellingen.

## 1.3 De patiëntenbeweging

Er is veel (ervarings)kennis bij patiënten aanwezig. Met deze kennis en met de kennis over het zorgsysteem kan de zorg door zorgverleners en hun dienstverlening beter worden gemaakt. Veel mensen met een aandoening worden lid van een patiëntenorganisatie om iets met hun ervaring te doen en de zorg te helpen verbeteren. Meestal gaat het dan om categorale of aandoeninggebonden patiëntenorganisaties. Denk aan de Diabetesvereniging, de Harteraad, de Parkinsonvereniging et cetera. Een overzicht staat op de ledenpagina van de Patiëntenfederatie [7]. Deze categorale patiëntenorganisaties hebben een landelijk bestuur, al dan niet met professionele ondersteuners. Sommige grotere organisaties hebben ook regionale of lokale afdelingen met vrijwilligers. Zij informeren patiënten, organiseren activiteiten en gaan graag met zorgverleners in gesprek over goede kwaliteit van zorg en van leven op het gebied van hun ziekte of beperking.

*Landelijk* kent Nederland drie grote koepelorganisaties voor patiëntenbelangen: de Patiëntenfederatie [8] richt zich op de eerstelijns-, tweedelijns- en langdurige zorg. Ieder(in) [9] richt zich op maatschappelijke participatie door mensen met een levenslange beperking en MIND [10] richt zich op de ggz. Daarnaast zijn er landelijke organisaties zoals de stichting LOC [11] die cliëntenraden ondersteunt, de LSR [12], het landelijk steunpunt op het gebied van (mede)zeggenschap en NCZ [13], het netwerk voor cliëntenraden in de zorg.

*Regionaal* zijn er zorgbelangorganisaties (verenigd in Zorgbelang Nederland [14]). Zorgbelangorganisaties ondersteunen regionaal en lokaal allerlei vormen van patiënten- of cliëntenparticipatie, bijvoorbeeld in de huisartsenzorg, maar ook in het ziekenhuis, in de jeugdzorg, bij gemeenten, in de langdurige zorg. Daarnaast ondersteunen Zorgbelangorganisaties patiënten en cliënten door het beschikbaar stellen van onafhankelijke klachtenfunctionarissen, cliëntondersteuners en vertrouwenspersonen van het Adviespunt Zorgbelang [15].

Alle hierboven genoemde organisaties helpen huisartsen graag wanneer het gaat om kennis over zorginnovatie of om ondersteuning van patiënten of cliënten.

## 1.4 Communicatie, informatie, interactie als kern

Zoals in de Wgbo is vastgelegd, ligt de kern van goede zorg in goede communicatie en interactie tussen zorgverleners en patiënten: goed geïnformeerd zijn en samen beslissen. Het scala aan professionals werkzaam in de huisartsenpraktijk of een gezondheidscentrum maakt deel uit van een breder netwerk van zorgverleners; goede communicatie is een wezenlijk onderdeel van goede zorg. Dat vraagt om vaardigheden op het eigen vakgebied, maar ook om goede communicatie hierover en om inlevingsvermogen in de patiënt. Veel zorgverleners hebben zelf ervaring als patiënt. Het helpt enorm als je jezelf voorstelt hoe je het zelf zou ervaren: wanneer je lang moet wachten, wanneer je geen duidelijke informatie krijgt, of wanneer je een koude hand op je rug voelt bij een onderzoek... De kern van goede communicatie ligt in het leren luisteren naar patiëntervaringen: wat betekent het om aan de andere kant van het bureau te zitten?

Vanaf 2020/21 kan iedere Nederlander zijn medische data, dus ook die uit de huisartsenpraktijk, opnemen in zijn eigen online persoonlijke gezondheidsomgeving (PGO). Patiënten krijgen daardoor meer overzicht en kunnen steeds vaker eigen gegevens toevoegen (▶ http://www.open-eerstelijn.nl). Dat dit iets gaat veranderen in de relatie tussen artsen en (sommige) patiënten zal duidelijk zijn.

Door de Patiëntenfederatie Nederland wordt in samenwerking met artsenorganisaties al een aantal jaren gewerkt aan het toepassen van Samen Beslissen. De 'Drie Goede Vragen' (▶ www.3goedevragen.nl) is een handig instrument bij een gesprek over een komende behandeling.

Om de zorg patiëntgericht te maken is het belangrijk om te luisteren naar ervaringen van patiënten. Daarvoor bestaat een aantal participatiemethodieken:

- *Dialooggesprekken*: patiënten en zorgverleners gaan met elkaar een dialoog aan over vooraf gekozen thema's, onder leiding van een gespreksleider. Belangrijk hierbij is om je te verplaatsen in het perspectief of de beleving van de ander. Deze dialoog is laagdrempelig en informeel. De organiserende zorgorganisatie stelt met de gespreksleider

een aantal vragen op, eventueel aangevuld met stellingen. Deze vormen de gespreksleidraad.
- *Klankbordgesprekken, spiegelgesprekken.* Een onafhankelijke gespreksleider gaat (eventueel met een vragenlijst) in gesprek met patiënten. Deze staan centraal en krijgen alle ruimte om hun mening te geven en ervaringen te delen. De zorgverlener is toehoorder en praat niet mee, maar krijgt als het ware een spiegel voorgehouden.
- *Patiëntreizen, shadowing.* Patiënten beschrijven wat ze meemaken op hun 'reis' door de zorg. Bij 'shadowing' reist iemand anders met de patiënt mee en legt de patiëntbelevingen vast, op papier, foto's of film. Een variant hierop wordt ook wel de 'mystery patiënt' genoemd, waarbij een patiënt uit een andere praktijk een bezoek aflegt voor een echte klacht bij een bepaalde huisarts of praktijk en later 'verhaalt' over deze ervaring.
- *Fotomethode.* Bij de fotomethode vertellen beelden het verhaal. Dit is vooral voor laaggeletterde patiënten een aansprekende methode. Patiënten maken zelf foto's van de zorg die ze meemaken. Daarmee kunnen ze vanuit hun eigen belevingswereld laten zien wat ze als prettig ervaren of wat beter kan. In een interview geven ze een toelichting. Ze kijken ook samen naar elkaars foto's, praten erover en reageren op uitspraken.
- *Levensverhalen.* Mensen vertellen of beschrijven hun levensverhaal in relatie tot de zorg die zij nodig hebben. Zorgverleners lezen dit verhaal of luisteren ernaar. Daarna gaan ze samen in gesprek.
- *Patiëntreviews.* Patiënten geven hun directe feedback op de zorg die zij ervaren. Dat kan op diverse websites, zoals ▶ www.zorgkaartnederland.nl, een initiatief van Patiëntenfederatie Nederland, maar ook via (digitale) gastenboeken. Het is wel van belang dat zorgverleners en organisaties deze reviews regelmatig lezen en er hun eigen verbeteracties van afleiden.
- *(Digitale) vragenlijsten.* Deze meer klassieke vorm van het verzamelen van patiëntervaringen blijft een grote rol spelen in de zorg. Besef wel dat de kwaliteit en de praktische bruikbaarheid van de vragen bepaalt wat de kwaliteit van de feedback is: hoe opener en breder de vraagstelling is, des te meer feedback mogelijk is.
- *Inzet van informele activiteiten.* Moeilijk bereikbare doelgroepen voelen zich vaak niet aangesproken door reguliere bijeenkomsten voor inspraak en medezeggenschap. Het is voor sommige professionals of beleidsmakers ook niet altijd gemakkelijk om met een specifieke doelgroep in contact te komen. Het inzetten van informele activiteiten, zoals met eten, muziek of beweging, levert een organisatie dan vaak weer wel toegang, betrokkenheid en informatie op van een doelgroep die anders buiten beeld blijft.

Dankzij de beschreven participatiemethodieken kunnen huisartsen en huisartsenpraktijken veel leren. Bijvoorbeeld over wat de organisatie van het spreekuur voor de patiënt betekent. Of over hoe patiënten een balie of een wachtkamer ervaren. Of over de ervaringen van patiënten met samenwerking in de zorg, zeker wanneer daar ook ziekenhuizen bij betrokken zijn. Maar ook kunnen praktijken leren over de ideeën van patiënten over verbetering van de zorg voor een specifieke aandoening (zoals diabetes of artrose). Met dat laatste is ervaring opgedaan in Noordwest-Utrecht (zie casus 1.1 in deze bouwsteen).

Het gebruik van deze kwaliteitsinstrumenten leidt tot een beter begrip van patiënten en daarmee tot een betere communicatie en meer kwaliteit van zorg.

## 1.5 Medezeggenschap, participatie

In ▶ par. 1.4 zijn we ingegaan op het leren van patiëntervaringen in relatie tot de directe zorg. De zorg van vandaag vraagt echter meer dan directe patiëntenzorg: er wordt geëvalueerd en vooruitgekeken. Vaak samen met heel veel partners en binnen ingewikkelde 'spelregels' die door overheid, zorgverzekeraars en de eigen beroeps- en belangenorganisaties worden vastgesteld. De Wmcz schrijft voor dat patiënten ook daar meer bij betrokken worden. We hebben het dan wel over formele medezeggenschap. In ▶ par. 1.1 is al aangegeven dat PAR's sterk in ontwikkeling zijn in de huisartsenzorg. Bij formele patiëntenparticipatie komen ook de volgende zaken aan de orde:

- *Informatie voor patiënten.* Welke informatie is beschikbaar en hoe is die informatie toegankelijk? Wordt de informatie in de wachtkamer gewaardeerd? Hoe ziet de website van de praktijk eruit? Maakt een praktijk gebruik van apps? Is het mogelijk digitaal een afspraak te maken? Hoe staat het met de digitalisering van onze zorg? Wordt er gebruikgemaakt van moderne hulpmiddelen, e-healthoplossingen, domotica? Wat werkt goed en wat niet? En wat missen patiënten? Deze vragen zijn onderwerp van gesprek in een PAR.
- *Privacy, AVG.* Het aantal gegevens dat (digitaal) wordt opgeslagen, neemt elke dag toe. Ook in de huisartsenpraktijk. Hoe wordt daarmee omgegaan? Past dat binnen de wetgeving (o.a. AVG)? Wat vinden patiënten belangrijk? Hoe kunnen ze bij hun eigen gegevens? Wat is er mogelijk op dat gebied? Om goede zorg te kunnen leveren moeten zorgverleners veel weten over de gezondheidstoestand en het leven van hun patiënten. Hoe verhoudt dit belang zich tot het belang van privacybescherming? Ook deze vragen worden besproken tussen het bestuur van een huisartsenpraktijk, zorggroep of gezondheidscentrum en patiëntenvertegenwoordigers.
- *Lokale en regionale samenwerkingsverbanden.* Hoe worden patiënten betrokken bij de inrichting van de samenwerking van zorgverleners in een wijk, met ziekenhuizen, verpleeghuizen, de sociale wijkteams, welzijnsinstellingen, thuiszorg? Wat gebeurt er al? Wat wordt gemist? Wat gaat er goed? Wat kan er beter? Welke rol kunnen patiënten zelf spelen om de samenwerking in de wijk te verbeteren?
- *Kwaliteitsinformatie, spiegelinformatie.* Er is steeds meer informatie aanwezig over de zorgverlening: hoe verhoudt de ene praktijk zich tot de andere? Wat staat er in het kwaliteitsjaarverslag? Wat vinden patiënten van deze informatie? Wat vinden ze van het proces van kwaliteitsbewaking in een praktijk?
- *Regiobeelden, analyse van lokale en regionale gezondheidsdata.* Ook op populatieniveau komen steeds meer data beschikbaar. Landelijk is afgesproken dat ook patiëntvertegenwoordigers betrokken worden bij de gezamenlijke analyse van deze data: hoe richten wij de zorg zo goed mogelijk in voor de inwoners van onze wijk, stad of dorp? Welke interventies hebben wel (snel) effect en welke niet?
- *Klachten en geschillen.* Elke zorgpraktijk kent klachten en geschillen. Wat leren we daarvan? Waar ging het fout, wat was de oorzaak? Hoe voorkomen we problemen? Dat is niet alleen een vraag voor zorgverleners, maar ook een vraag voor patiënten. Het is gebruikelijk dat ten minste eenmaal per jaar patiëntenraden met bestuurders het overzicht van klachten en geschillen bespreken.

## 1.6 Tot slot

De huisartsenpraktijk staat midden in de samenleving. Voor een goede kwaliteit van zorg is transparantie over de geboden zorg en een goede dialoog met patiënten essentieel. Dat gaat niet alleen over wat er gebeurt in de spreekkamer, maar ook over kwaliteitsbewaking. En het gaat over formele regels. Patiënten en hun (soms professionele) vertegenwoordigers bezitten veel (ervarings)kennis en kennis van het zorgsysteem en zijn daarmee goede gesprekspartners voor bestuurders en zorgverleners. Door deze gesprekken over alle aspecten van huisartsenzorg kan deze zorg zich handhaven op een hoog niveau, passend bij onze samenleving waarin transparantie, medezeggenschap, eigen regie en zelfs 'mede-eigenaarschap' belangrijke waarden zijn. Een succesvolle dialoog en medezeggenschap zijn belangrijke factoren voor de verdere ontwikkeling van de kwaliteit van zorg.

## 1.7 Aan de slag

- Op welke manier wil je de betrokkenheid van patiënten bij de praktijk vergroten?
- Hoe denk je over een adviesraad van patiënten? Zijn in jouw praktijk of gezondheidscentrum meer dan 25 medewerkers bij de zorg voor patiënten betrokken?
- Aan welke onderwerpen denk je als je overweegt om met vertegenwoordigers van patiënten het gesprek aan te gaan?

> **Tips bij het organiseren van een adviesraad van patiënten**
> - Motivatie blijkt belangrijk voor het succes, en voor geïnteresseerden een reden om in te gaan op een uitnodiging zitting te nemen in een patiëntenadviesraad. Het bestuur maakt – samen met interne en/of externe adviseurs – een houtskoolschets van een PAR: wat voor soort adviezen willen we als bestuur? Welke vorm van een PAR is voor onze organisatie interessant? Het maken van een profielschets van een PAR en de beoogde leden is behulpzaam.
> - Er zijn verschillende modellen of werkvormen beschikbaar, zoals die er ook zijn voor ondernemingsraden of raden van toezicht. De trend is om steeds meer informele vormen van patiëntbetrokkenheid te organiseren, betrokkenheid kan ook op ad-hocbasis.
> - Het is fijn om een kerngroep van patiënten te hebben die zich voor langere tijd (één of twee jaar minimaal) committeren.
> - Het is belangrijk een zo representatief mogelijke afspiegeling van patiënten bij elkaar te krijgen en te streven naar een mix van ervaring, visie en karakters.
> - Werving van PAR-leden kan via allerlei kanalen: via lokale kranten, flyers, teksten op het scherm in de wachtkamer of online (bijvoorbeeld via de website, Facebook, Twitter, LinkedIn). In het geval van grotere samenwerkingsverbanden, zoals zorggroepen, kunnen de deelnemende praktijken bij de werving worden betrokken.
> - Bij Hadoks is ervoor gekozen om Zorgbelang Inclusief te vragen om als onafhankelijke partij de werving en selectie te verzorgen en tevens de CAR gedurende het eerste jaar te begeleiden.

- Het is erg belangrijk te 'doen wat je zegt' en te 'zeggen wat je doet' in de procedure en om de afspraken na te komen. Als er eenmaal mensen gevonden en geselecteerd zijn, is het belangrijk om praktische werkafspraken en een huishoudelijk reglement te maken.
- Het kost tijd voor leden en bestuur om elkaar te leren kennen. In de eerste paar vergaderingen, maar ook op bijvoorbeeld een 'heidag', wordt hier aandacht aan besteed. Een goede procesbegeleiding vanaf de start is belangrijk voor het vertrouwen en voor onderling respect.

## Literatuur

1. ▶ https://wetten.overheid.nl/BWBR0007920/2016-01-01.
2. ▶ https://www.eerstekamer.nl/wetsvoorstel/34858_wet_medezeggenschap_clienten.
3. ▶ https://www.onzehuisartsen.nl/zorgprofessionals/organisatie/organisatie/jaarmagazine-2018/patienten-adviesraad/.
4. ▶ https://wetten.overheid.nl/BWBR0037173/2019-05-01.
5. ▶ https://www.dwangindezorg.nl/.
6. ▶ https://www.zorginstituutnederland.nl/publicaties/publicatie/2019/01/31/overzicht-gesubsidieerde-projecten-samen-beslissen---transparantie-over-de-kwaliteit-van-zorg.
7. ▶ https://www.patientenfederatie.nl/over-ons/onze-leden.
8. ▶ https://www.patientenfederatie.nl/.
9. ▶ https://iederin.nl/.
10. ▶ https://wijzijnmind.nl/.
11. ▶ https://www.loc.nl/.
12. ▶ www.hetlsr.nl.
13. ▶ www.ncz.nl.
14. ▶ https://www.zorgbelang-nederland.nl/.
15. ▶ https://adviespuntzorgbelang.nl/.

# Persoonsgerichte zorg bij patiënten met complexe problemen

*K. Hosper en M. E. T. C. van den Muijsenbergh*

2.1 In het kort – 12

2.2 Uitgangspunten – 12

2.3 Gezondheidsverschillen – 13

2.4 Persoonsgerichte zorg voor patiënten in kwetsbare situaties – 13

2.5 Adviezen voor de praktijk – 14
2.5.1 Maak jouw praktijk toegankelijk voor iedereen – 14
2.5.2 Communiceer begrijpelijk – 15

2.6 Verdiep je in het leven en de achtergrond van de patiënt – 16
2.6.1 Bouw aan een vertrouwensrelatie en betrek de context bij de klacht – 17
2.6.2 Ontrafel complexe problemen – 17
2.6.3 Aandacht voor de impact van chronische stress: voeg geen stress toe – 18

2.7 Versterk kennis en vaardigheden bij de patiënt – 18
2.7.1 Gebruik eenvoudig beeld- en informatiemateriaal – 19
2.7.2 Volg een training coachende vaardigheden – 19

2.8 Werk samen met andere zorgverleners en organisaties – 19

2.9 Aan de slag – 19

Literatuur – 20

© Bohn Stafleu van Loghum is een imprint van Springer Media B.V., onderdeel van Springer Nature 2021
J. N. Belo et al. (Red.), *Handboek praktijkvoering*, https://doi.org/10.1007/978-90-368-2647-1_2

## 2.1 In het kort

Patiënten met beperkte gezondheidsvaardigheden en complexe zorgvragen hebben extra baat bij persoonsgerichte zorg waarin aandacht is voor de context, de vaardigheden, omstandigheden en wensen van de patiënt. Als huisarts kan je daar op verschillende manieren aan bijdragen. Door goed te luisteren, begrijpelijk te communiceren, aandacht te hebben voor de dagelijkse leefomstandigheden en door samen te werken met andere hulpverleners in de gezondheidszorg en in het sociale domein.

## 2.2 Uitgangspunten

- Patiënten met beperkte gezondheidsvaardigheden en problemen op meerdere leefgebieden hebben extra baat bij persoonsgerichte zorg waarbij niet de klacht of aandoening centraal staat maar de persoon en zijn/haar context, wensen en mogelijkheden.
- Een toegankelijke praktijk met begrijpelijke informatie en (empathische) communicatie die aansluit bij het taal- en kennisniveau van de patiënt draagt bij aan effectievere zorg voor patiënten met beperkte gezondheidsvaardigheden.
- Ontrafelen van complexe problematiek helpt om eerder en beter te bepalen welke zorg of ondersteuning een patiënt nodig heeft van de huisarts en welke zorg of ondersteuning van andere professionals in zorg en welzijn.
- Samenwerking met professionals in de wijk is cruciaal om patiënten met complexe problematiek adequate zorg en ondersteuning te kunnen bieden.

> **Casus 2.1 Twee voorbeelden uit de praktijk**
>
> 1. In de praktijk is het alleen mogelijk om een afspraak voor het spreekuur te maken via de nieuw ingerichte digitale praktijkomgeving. Ondanks uitgebreide voorlichting aan de patiënten, blijven een paar patiënten hardnekkig binnenlopen voor het maken van een afspraak. De assistentes raken geïrriteerd, omdat het drukte voor de balie geeft en hen van hun werk houdt. Ze geven de afspraak op een briefje mee en leggen nog een keer uit dat de afspraak via de website gemaakt moet worden. Vervolgens komen deze patiënten ook elke keer veel te vroeg of te laat. Naar aanleiding van een gerichte scholing gaat er bij een van de teamleden een belletje rinkelen: zou er misschien sprake zijn van analfabetisme of dyslexie, of wellicht een laag IQ?
> 2. De POH ziet al langere tijd een jongere Hindoestaanse patiënt met diabetes die ondanks uitgebreide leefstijladviezen geen verbetering van de suikerwaarden en gewicht laat zien. Ook de diëtiste lukt het niet om hem op gewicht te krijgen. Haar collega, zelf van Hindoestaanse afkomst heeft het antwoord: wie kookt er thuis, is dat bijvoorbeeld oma?

## 2.3 Gezondheidsverschillen

Mensen in sociaal kwetsbare situaties, bijvoorbeeld mensen die langdurig in armoede leven, laaggeletterd zijn of mensen met een migratieachtergrond hebben een groter risico op een slechte gezondheid [1]. Zo hebben zij een verhoogd risico op chronische aandoeningen als diabetes, hart- en vaatziekten, longaandoeningen, depressies en dementie. Tegelijkertijd zijn dit de mensen die vaak moeite hebben met het vinden van hun weg binnen de gezondheidszorg, ervaren zij meer problemen met medicatiegebruik en hebben ze meer moeite met zelfzorg bij chronische aandoeningen [2]. Deels kan dit verklaard worden door de mate waarin mensen gezondheidsvaardig zijn. In Nederland heeft 1 op de 3 volwassenen beperkte gezondheidsvaardigheden. Dit betekent dat zij moeite hebben met het vinden of opzoeken van informatie over gezondheid, en om die informatie vervolgens te begrijpen en tot slot toe te passen op hun eigen situatie [3]. Een deel van deze mensen heeft altijd moeite met schriftelijke informatie: 18 % van de bevolking in Nederland heeft zodanig moeite met lezen en schrijven dat het hun functioneren sterk belemmert; zij zijn laaggeletterd [3, 4]. Daarnaast hebben de leefomstandigheden van mensen grote invloed op hun gezondheid en de manier waarop zij daarmee omgaan. Denk aan geldzorgen, geen werk hebben of slechte werkomstandigheden, wonen in een wijk met veel overlast of luchtvervuiling. Kortom: de medische problematiek is nauw verweven met sociale en financiële problemen. Voor veel huisartsen is het dan ook een grote uitdaging om passende zorg te verlenen aan deze mensen met complexe problematiek.

## 2.4 Persoonsgerichte zorg voor patiënten in kwetsbare situaties

Zeker bij patiënten met complexe problematiek en minder goede gezondheidsvaardigheden is het van belang om de zorg te laten aansluiten bij hun wensen, mogelijkheden en omstandigheden [5]. Kortom: het is extra belangrijk ervoor te zorgen dat de zorg persoonsgericht is. Empathische, begrijpelijke en cultureel acceptabele communicatie, persoonlijke continuïteit van zorg, kennis van de patiënt en de leefomgeving zijn essentiële kenmerken van persoonsgerichte zorg. Een compleet beeld van de patiënt – verdergaand dan alleen de biomedische aspecten – is nodig om te bepalen welke type zorg of ondersteuning optimaal is [6]. Persoonsgerichte zorg leidt niet alleen tot meer tevredenheid van de patiënt en de arts, maar heeft een direct gunstige invloed op de gezondheid en zelfredzaamheid van patiënten [6–10]. Door een goede aansluiting bij de kennis en vaardigheden van patiënten kunnen adviezen, verwijzingen en medicatievoorschriften beter begrepen worden en is de patiënt beter in staat samen met de arts te beslissen over het beleid.

Huisartsenzorg is van oudsher gericht op de persoon en diens context, maar voor mensen met beperkte gezondheidsvaardigheden of complexe sociale problematiek is er een aantal specifieke aandachtspunten en hulpmiddelen die we in dit hoofdstuk bespreken.

## 2.5 Adviezen voor de praktijk

Hieronder volgt een aantal adviezen waarmee je op praktijk- en individueel niveau de zorg beter kunt afstemmen op de gezondheidsvaardigheden, de leefomstandigheden en de behoeften en waarden van je patiënten. Zie voor verdere informatie ook ▶ H. 13, 15 en 18 (bouwstenen Toekomstbestendig (ver)bouwen in de praktijk, Organisatieaspecten in de huisartsenpraktijk en Machine learning in de zorg).

### 2.5.1 Maak jouw praktijk toegankelijk voor iedereen

Om laagdrempelige zorg te bieden aan iedereen is het van belang dat je aansluit bij de gezondheidsvaardigheden en geletterdheid van jouw patiëntenpopulatie. Dat begint met een praktijk die makkelijk vindbaar is (duidelijke aanwijsborden) en heldere bewegwijzering heeft in de ruimte zelf. Het maken van een afspraak dient eenvoudig te zijn, door een goede telefonische bereikbaarheid en een doorkiesmenu waarbij je automatisch bij de assistente uitkomt als je niks kiest. Bied in de wachtkamer niet te veel folders en informatie aan en let op de begrijpelijkheid van de informatie die op het wachtkamerscherm getoond wordt. Uit reacties van laaggeletterden met wie praktijken zijn beoordeeld, blijkt dat er vaak te veel en te ingewikkelde informatie beschikbaar is die niet aankomt bij deze mensen. De beste manier om je praktijk te toetsen op toegankelijkheid is om samen met taalambassadeurs (voormalig laaggeletterden) de praktijk te doorlopen met behulp van een checklist. De zogenoemde 'Praktijkcheck' kan door de zorggroep of het achterstandsfonds geregeld worden.

Er zijn aanwijzingen dat patiënten met complexe problemen en beperkte gezondheidsvaardigheden vaker bij de huisartsenpost of spoedeisende hulp komen met problemen die hadden kunnen wachten tot de volgende dag. Een van de redenen hiervoor is dat zij geen afspraak op korte termijn bij hun eigen huisarts konden maken terwijl zij zelf moeilijk kunnen inschatten hoe spoedeisend hun klacht is. Een goede telefonische triage is overigens ook extra lastig bij mensen met een beperkt uitdrukkingsvermogen of met complexe problemen. Het instellen van een inloopspreekuur aan het eind van de middag kan ongerustheid en onnodig gebruik van avond- en nachtdiensten verminderen.

> **Handige instrumenten en informatie**
> - ▶ stappenplan voor een toegankelijke praktijk (▶ www.pharos.nl)
> - checklist voor uitvoering van een ▶ praktijkcheck (▶ www.lhv.nl)
> - ▶ handreiking 'Aandacht voor zelfmanagement en gezondheidsvaardigheden' (▶ www.vilans.nl)

## 2.5.2 Communiceer begrijpelijk

> **Kader 2.1 Communicatie**
> Communicatie is de basis voor goede kwaliteit en effectiviteit van de huisartsenzorg. Wanneer de mondelinge communicatie aansluit bij de mate van geletterdheid en het begripsniveau van de patiënt, zullen patiënten zich beter begrepen voelen. Wanneer arts en patiënt elkaar beter begrijpen, ontstaat er ruimte om beter in te spelen op de behoeften, prioriteiten en wensen van patiënten. Culturele verschillen en laaggeletterdheid zijn aspecten die extra aandacht vragen, omdat 'elkaar verstaan' dan een extra uitdaging is. Los van een taalbarrière spelen bij patiënten met een migratieachtergrond ook de andere wijze van praten over ziekte (niet altijd direct) en de verschillen in ziekteverklaringen een rol [11].

Het is belangrijk de signalen te herkennen van laaggeletterdheid en in het Huisarts Informatie Systeem (HIS) te registreren of iemand laaggeletterd is (ICPC-code Z07.1) of dat er sprake is van een taalbarrière (ICPC-code Z04). Als het eenmaal bespreekbaar is gemaakt, zijn patiënten vaak opgelucht en hoeven zij geen energie meer te steken in het verbergen van hun laaggeletterdheid. Mogelijke signalen van laaggeletterdheid zijn: iemand komt vaak te laat op een afspraak, stelt nooit vragen, vertelt geen chronologisch verhaal, heeft moeite om de hulpvraag te formuleren, medicatie slaat niet aan (en wordt misschien op een verkeerde manier ingenomen). Het is bekend dat een empathische wijze van communicatie met een positieve benadering en aandacht voor de emoties van de patiënt bijdraagt aan meer tevredenheid en hogere ervaren kwaliteit van zorg [9], maar juist bij patiënten die in sociale klasse of opleiding sterk verschillen van de huisarts, vinden huisartsen het lastiger om empathisch te zijn. Probeer hier dus extra op te letten bij deze patiënten, om ook bij hen te laten merken dat je je in hun situatie probeert in te leven.

De inzet van een professionele tolk draagt enorm bij aan wederzijds begrip, en is zeker nodig als het gaat om schaamtevolle of intieme onderwerpen of ingrijpende behandelingen. Er is een handig beslisschema dat kan helpen te bepalen of de inzet van een professionele tolk nodig is (KNMG-publicatie *Tolken in de zorg*, ▶ www.knmg.nl).

Via het Tolk- en Vertaalcentrum Nederland (TVCN) is binnen enkele minuten een telefonische tolk in de meeste talen beschikbaar; je kunt ook een tolk reserveren en dan is het mogelijk te kiezen voor een mannelijke of vrouwelijke tolk. De meeste achterstandsfondsen vergoeden een (deel van) de tolkenkosten.

> **Tips en materialen**
> - Leer signalen herkennen van laaggeletterdheid (gebruik de ▶ checklist van Expertisecentrum Pharos).
> - Pas je taalgebruik aan aan het niveau van de patiënt.
> - Gebruik de terugvraagmethode: hiermee ga je na wat de patiënt van jouw uitleg heeft begrepen en wat de patiënt daarmee gaat doen. Je vraagt de patiënt in eigen woorden te vertellen wat je hebt uitgelegd.
>   ▶ https://tinyurl.com/terugvraagmethode

- Registreer in het HIS laaggeletterdheid (ICPC-code Z07.1) en anderstaligheid (ICPC-code Z04).
- Gebruik begrijpelijk beeldmateriaal van Expertisecentrum Pharos, zoals: Ik heb diabetes-Wat kan ik doen? ▶ https://tinyurl.com/uitleg-diabetes en Ik heb COPD-Wat kan ik doen? ▶ https://tinyurl.com/handboek-COPD
- Denk aan de inzet van een professionele (telefonische) tolk.
- Zie ook de link naar gratis e-learning over Gezondheidsvaardigheden en effectief communiceren in de zorg: ▶ https://pharosleerplatform.nl/.

## 2.6 Verdiep je in het leven en de achtergrond van de patiënt

Persoonsgerichte zorg impliceert dat je je verdiept in de context van de patiënt: het dagelijks leven, de zorgen en behoeften van patiënten. Veel gezondheidsproblemen van inwoners in achterstandswijken zijn nauw verweven met sociale, maatschappelijke en financiële problemen. Medische besluitvorming waarbij geen rekening is gehouden met deze contextuele factoren kan verkeerd uitpakken [12]. Deze informatie is vooral belangrijk bij patiënten met complexe zorgvragen, omdat zij op meerdere vlakken problemen ervaren die vervolgens ook invloed hebben op het zorggebruik en het opvolgen van adviezen en verwijzingen. Kortom: hoe beter de context in beeld is, hoe persoonsgerichter de zorg [2].

Vaak komen inwoners als eerste naar de huisarts en soms is de huisarts zelfs de enige die zij spreken.

Huisartsen voelen zich vaak overbelast door de niet-medische vragen van patiënten, die zij vaak als oneigenlijk beschouwen. Mede om deze redenen is in de nieuwste beschrijving van de kernwaarden van de huisarts de term 'generalistisch' ingeperkt tot 'medisch generalistisch' (Toekomst Huisartsenzorg 2019, ▶ http://www.toekomsthuisartsenzorg.nl). Maar juist om je als huisarts te kunnen beperken tot je medische expertise is het van belang om samen met de patiënt te ontrafelen welke problemen op welk terrein liggen, om vervolgens samen te bepalen welke zorg en ondersteuning het beste is voor elk van deze problemen. Samenwerking en kennis van de andere professionals binnen de zorg maar ook van het sociale domein helpen om effectief te verwijzen en zo sneller adequate zorg te verlenen. Uiteindelijk verlicht dit het werk van de huisarts en ontvangt de patiënt eerder de juiste zorg en ondersteuning op de juiste plek.

> **Casus 2.2 Twee voorbeelden van initiatieven in het land**
>
> Er zijn steeds meer aanwijzingen dat tijd investeren in het beter leren kennen van de patiënt, diens dagelijks leven, motivatie en prioriteiten kan bijdragen aan onnodige doorverwijzing naar specialistische zorg.
>
> 1. Huisarts Jung uit Afferden werkt volgens het concept 'positieve gezondheid'; met financiering van zorgverzekeraar VGZ heeft de huisarts een langere consultduur van 15 minuten per patiënt beschikbaar. Dat stelt hem in staat meer aandacht te geven aan het sociale leven van de patiënt. In de pilot leidde deze manier van werken tot 25 % minder verwijzingen naar de tweedelijnszorg en bovendien tot meer voldoening bij de huisarts [13].

2. Vergelijkbaar is het project Krachtige Basiszorg dat op dit moment in de vier grote steden wordt uitgerold in wijken met achterstandsproblematiek, gefinancierd door zorgverzekeraar Zilveren Kruis Achmea. Huisartsen kunnen gebruikmaken van een langere consultduur en extra inzet van praktijkondersteuners die werken met het 4 Domeinen (4D-)model, ontwikkeld door huisartsen in de Utrechtse wijk Overvecht (▶ http://www.overvechtgezond.nl).

## 2.6.1 Bouw aan een vertrouwensrelatie en betrek de context bij de klacht

Investeer in een vertrouwensrelatie met de patiënt. Continuïteit van zorg (een vaste huisarts en praktijkondersteuner (POH)) is een belangrijke voorwaarde voor het opbouwen van vertrouwen tussen arts en patiënt. Om de patiënt te leren kennen kan het nodig zijn een dubbelconsult in te plannen. Bij nieuwe patiënten kan gewerkt worden met de door het Nederlands Huisartsen Genootschap (NHG) en Pharos ontwikkelde uitgebreide intake om een compleet beeld van de patiënt te krijgen. Hierin is extra aandacht voor patienten met een migratie achtergrond (▶ https://www.artsportaal.nl/wp-content/uploads/Persoonsgerichte-Intake.pdf).

Daarnaast is het handig om goed te letten op zogenoemde contextuele signalen: informatie over het dagelijks leven die door de patiënt terloops genoemd wordt tijdens het consult. Deze signalen bieden aanknopingspunten om de context van de patiënt beter te leren kennen en te ontdekken wat belangrijk is voor de klacht en de behandeling en begeleiding [14, 15].

## 2.6.2 Ontrafel complexe problemen

Pharos heeft een gesprekskaart (▶ https://www.pharos.nl›Gesprekskaart_bewerkt) ontwikkeld met eenvoudige afbeeldingen van verschillende aspecten van gezondheid. Deze kaart kan gebruikt worden tijdens het consult, om vragen en problemen makkelijker bespreekbaar te maken. Aan de hand van de gesprekskaart kan ook de onderlinge samenhang tussen verschillende problemen worden besproken: denk aan geldzorgen, slechter slapen, alcoholgebruik, en als overmatig ervaren stress.

Vooral patiënten met beperkte gezondheidsvaardigheden kunnen hier baat bij hebben. De eenvoudige afbeeldingen en korte teksten zijn begrijpelijk voor bijna iedereen. Op basis van het gesprek over deze onderwerpen kan de huisarts uitleg geven over de samenhang tussen de problemen op verschillende leefgebieden en vervolgens bepalen welke ondersteuning iemand nodig heeft voor elk domein en verwijzen naar de juiste professionals (wijk- of buurtteam, sociaal makelaar, schuldhulpverlening, welzijn etc.).

Het 4D-model is behulpzaam bij het ontrafelen van de complexe problemen en het ontdekken van onderliggende oorzaken op vier domeinen: sociaal, maatschappelijk, lichamelijk en geestelijk.

Bij patiënten met een migratieachtergrond kan het cultureel interview (▶ https://www.pharos.nl›Infosheets) een hulpmiddel zijn om de culturele verklaringen voor ziekte en andere cultuurspecifieke factoren te achterhalen.

Zie ook ▶ https://tinyurl.com/interventiepakket-schulden. Op deze site wordt verwezen naar praktisch materiaal om schulden bespreekbaar te maken in de huisartsenpraktijk. Dit materiaal is ontwikkeld door de Hogeschool Utrecht en Pharos heeft meegewerkt aan de gratis e-learning voor huisartsen.

### 2.6.3 Aandacht voor de impact van chronische stress: voeg geen stress toe

Inwoners met meerdere sociale en financiële problemen ervaren vaker chronische stress. Vooral schulden en langdurig leven in armoede verhogen het risico op chronische stress. Dit heeft grote gevolgen voor zowel de mentale als de fysieke gezondheid. Chronische stress beïnvloedt de cognitieve vermogens van mensen: het wordt moeilijker om langetermijnbeslissingen te nemen, impulsief gedrag overheerst, waardoor de problemen vaak groter worden. Het vermindert het vermogen om informatie van zorg- en hulpverleners te begrijpen en adviezen op te volgen. Daarnaast heeft stress een directe invloed op de hormoonhuishouding, waardoor het allostatische systeem overbelast raakt en het risico op hart- en vaatziekten, diabetes en depressie vergroot is [16–18].

Het is belangrijk dat huisartsen zich dit realiseren en extra aandacht besteden aan een begrijpelijke uitleg en dat ze proberen te voorkomen dat het consult leidt tot meer stress in plaats van minder. Ook verwijzing naar stressreducerende behandelingen of activiteiten kan helpen, denk aan welzijn op recept of cursussen waarin gewerkt wordt met de principes van mindfulness, maar dan aangepast aan het taal- en begripsniveau van mensen met beperktere gezondheidsvaardigheden. Voor meer praktische adviezen in de zorg aan patiënten met chronische stress, zie de publicatie van Pharos: Leven met ongezonde stress. Aandacht voor chronische stress in de aanpak van gezondheidsverschillen. ▶ https://www.pharos.nl/kennisbank/leven-met-ongezonde-stress/. Hier is ook een eenvoudige animatie te vinden om aan patiënten uit te leggen hoe stress doorwerkt op gezondheid. Zie de video: ▶ https://www.youtube.com/watch?v=mc385206QuI.

### 2.7 Versterk kennis en vaardigheden bij de patiënt

Zoals beschreven in ▶ par. 2.6.3, worden bij mensen in kwetsbare omstandigheden de gezondheidsvaardigheden vaak extra beperkt door de stress die zij ervaren als gevolg van sociale en financiële problemen. Zelfmanagement en zelfzorg zijn voor deze groepen een extra uitdaging. Toch blijkt dat veel patiënten tot op bepaalde hoogte vaardigheden kunnen aanleren. Met de juiste ondersteuning door de huisarts en praktijkondersteuner kunnen patiënten hun vaardigheden versterken. Het is daarbij van groot belang aan te sluiten bij het kennis- en taalniveau en het verklaringsmodel van individuele patiënten. *Hoe beter de adviezen aansluiten bij de oorzaken en gevolgen van de aandoening die de patiënt zelf waarneemt, hoe groter de kans dat de patiënt gemotiveerd is tot gedragsverandering en adviezen zal opvolgen* [19].

Daarnaast is zelfvertrouwen (het geloof in eigen kunnen) cruciaal voor het versterken van de zelfmanagementvaardigheden. Veel mensen met beperkte vaardigheden hebben de ervaring dat zij in het leven maar weinig invloed kunnen uitoefenen op hun situatie. Vaak zijn zij meerdere malen teleurgesteld en hebben ze weinig invloed gehad op werk, wonen en leefomstandigheden. Het is daarom belangrijk om met kleine

Persoonsgerichte zorg bij patiënten met complexe problemen

haalbare doelen te werken en kleine succesjes te behalen die het zelfvertrouwen van de patiënt versterken. Positieve bekrachtiging en het benadrukken van de dingen die wél lukken zijn extra belangrijk. Om de kennis en vaardigheden van patiënten te versterken is er een aantal middelen die hierbij kunnen helpen (zie ▶ par. 2.7.1).

### 2.7.1 Gebruik eenvoudig beeld- en informatiemateriaal

Inzicht in de eigen aandoening draagt bij aan grotere motivatie om gedrag te veranderen. Goed te begrijpen materiaal kan door de huisarts en POH gebruikt worden bij de uitleg over de ziekte of aandoening en wat de patiënt daar zelf aan kan doen. Voor patiënten met diabetes of COPD is er geschikt materiaal beschikbaar via de website van expertisecentrum Pharos:

- ▶ Ik heb diabetes – Wat kan ik doen? ▶ https://tinyurl.com/uitleg-diabetes
- ▶ Ik heb COPD- Wat kan ik doen? ▶ https://tinyurl.com/handboek-COPD
- ▶ Supermarktsafari ▶ https://tinyurl.com/wegwijzer-supermarkt

### 2.7.2 Volg een training coachende vaardigheden

Zorgverleners kunnen getraind worden in het aanleren en verder perfectioneren van hun eigen coachende vaardigheden. Op die manier leren zorgverleners om beter aan te sluiten bij de motivatie en mogelijkheden van de patiënt, wat onder meer helpt bij het samen beslissen over de te volgen behandeling. Onder andere de LHV, het NHG en de VvAA (▶ www.vvva.nl) bieden dergelijke trainingen aan.

## 2.8 Werk samen met andere zorgverleners en organisaties

Zie ook ▶ H. 16 (bouwsteen Samenwerking). Een sterke eerstelijnszorg die samenwerkt met partners, waar mogelijk in dezelfde wijk, zoals buurt- of wijkteams, de GGD, Centra voor Jeugd en Gezin, welzijnsorganisaties, schulddienstverlening, of sportaanbieders kan bijdragen aan effectieve zorg voor mensen met complexe problemen. Als er goede afspraken zijn over verwijzing en terugkoppeling, kan dit tijdwinst opleveren voor de huisarts en krijgen inwoners eerder de hulp die zij nodig hebben. Ook kan dit dubbel werk voorkomen. Het verbeteren van onderlinge communicatie en samenwerking worden ook in de literatuur als werkzame elementen voor geïntegreerde zorg aangemerkt [20]. Over het maken van afspraken en de eventuele mogelijkheden voor (deel)financiering kan het netwerk Regionale Ondersteuningsstructuren (ROS), de zorggroep of huisartsenkring je informeren.

## 2.9 Aan de slag

- Ken je de medewerkers van het wijkteam en/of de andere samenwerkingspartners? Het is waardevol, zo blijkt uit onderzoek, om te zorgen voor korte lijnen en een vast aanspreekpunt naar wie je kunt verwijzen en met wie je persoonlijk hebt kennisgemaakt!

- Werk aan een gezamenlijke sociale kaart met alle aanbod in de wijk.
- Informeer bij de zorggroep en/of gemeente over het beschikbare (preventieve) aanbod, zoals Welzijn-op-Recept, de Gecombineerde Leefstijl Interventie (GLI), Diabetes Challenge of Herstelcirkel in de wijk of andere initiatieven.
- Ontwikkel gezamenlijk een effectief systeem voor de uitwisseling van gegevens, waarbij ook de patiënt en diens naaste familieleden of ondersteuners betrokken zijn.
- Zorg voor een 'warme' overdracht als je iemand verwijst naar het buurt- of wijkteam: bel de organisatie waarnaar je verwijst.

Een overzicht van praktische tips en adviezen is te vinden via: ▶ www.pharos.nl/persoonsgerichtezorg/.

## Literatuur

1. Haker, F., Hosper, K., & Van Loenen, T. (2019). *Gezondheidsverschillen duurzaam aanpakken. Negen principes voor een duurzame strategie*. Utrecht: Pharos. ▶ www.pharos.nl.
2. Van den Muijsenbergh, M., Oosterberg, E., & Houwen, J. (2019). Complexe zorg: Wat werkt in de praktijk? *Nederlands Tijdschrift voor Geneeskunde, 163*, D4508.
3. Heijmans, M., Brabers, A., et al. (2018). *Health literacy in Nederland*. Utrecht: NIVEL. ▶ www.nivel.nl.
4. Stichting Lezen en Schrijven (2016). *Feiten & cijfers laaggeletterdheid*. Den Haag: Stichting Lezen en Schrijven. ▶ www.lezenenschrijven.nl.
5. Van den Muijsenbergh, M. (2018). *Verschil moet er zijn! Inaugurale rede*. Nijmegen: Radboud Universiteit/Radboudumc.
6. O'Brien, R., Wyke, S., Guthrie, B., Watt, G., & Mercer, S. (2011). An 'endless struggle': A qualitative study of general practitioners' and practice nurses' experiences of managing multimorbidity in socio-economically deprived areas of Scotland. *Chronic Illness, 7*(1), 45–59.
7. Rathert, C., Wyriwich, M., & Boren, S. (2013). Patient-centered care and outcomes: A systematic review of the literature. *Medical Care Research and Review, 70*(4), 351–379.
8. Olsson, L. (2012). Efficacy of person-centred care as an intervention in controlled trials – A systematic review. *Journal of Clinical Nursing, 22*, 456–465.
9. Derksen, F., et al. (2013). Effectiveness of empathy in general practice: A systematic review. *British Journal of General Practice, 63*(606), e76–e84.
10. Håkansson Eklund, J., Holmström, I. K., Kumlin, T., et al. (2019). 'Same same or different?' A review of reviews of person-centered and patient centered care. *Patient Education and Counseling, 102*, 3–11. ▶ https://doi.org/10.1016/j.pec.2018.08.029. Medline.
11. Hemke, F., & Van den Muijsenbergh, M. (2016). Migratie. In: *Zorg voor laaggeletterden, migranten en sociaal kwetsbaren in de huisartsenpraktijk*. Utrecht: NHG/Pharos.
12. Weiner S. J., & Schwartz A. (20160. Contextual errors in medical decision making: Overlooked and understudied. *Academic Medicine, 91*(5), 657–662.
13. Jung, H. P., Jung, T., Liebrand, S., Huber, M., Stupar-Rutenfrans S., & Wensing M. (2018). Meer tijd voor patiënten, minder verwijzingen? *Huisarts en Wetenschap, 61*. ▶ https://doi.org/10.1007/s12445-018-0062-y.
14. Friedberg, F., Sohl, S. J., & Halperin, P. J. (2008). Teaching medical students about medically unexplained illnesses: A preliminary study. *Medical Teacher, 30*, 618–621. ▶ https://doi.org/10.1080/01421590801946970.
15. Schwartz, A., Weiner, S. J., Harris, I. B., & Binns-Calvey, A. (2010). An educational intervention for contextualizing patient care and medical students' abilities to probe for contextual issues in simulated patients. *Journal of the American Medical Association, 304*, 1191–1197. ▶ https://doi.org/10.1001/jama.2010.1297.
16. Pykkönen, A. J., Räikkönen, K., et al. (2010). Stressful life events and the metabolic syndrome. *Diabetes Care, 133*(2), 378–384.

17. Agyemang, C., Goosen S., et al. (2012). Relationship between post-traumatic stress disorder and diabetes among 105,180 asylum seekers in the Netherlands. *European Journal of Public Health, 22*(5), 658–662.
18. Mullainathan, S., & Shafir, S. S. (2013). *Hoe gebrek aan tijd en geld ons gedrag bepalen.* Amsterdam: Maven Publishing.
19. Van den Muijsenbergh, M., & Oosterberg, E. (Red.). (2016). *Zorg voor laaggeletterden, migranten en sociaal kwetsbaren in de huisartsenpraktijk.* Utrecht: NHG/Pharos.
20. Leemrijse, C., & De Bakker, D., et al. (2016). *Overvecht Gezond! Theoretische onderbouwing van de integrale aanpak 'krachtige basiszorg' in de Utrechtse wijk Overvecht.* Utrecht: NIVEL. ► www.nivel.nl.

## Website
21. ► https://www.pharos.nl/kennisbank/.

## Intermezzo 1: Met nul op de meter

*K. el Bouch, huisarts, Huisartsenpraktijk De Makroon, Amsterdam*

Het begint natuurlijk altijd bij een idee, een eigen visie op hoe het anders moet en kan, de wens om te ondernemen, maar dan!? Tijdens onze studie, zowel in de basisopleiding als tijdens de huisartsopleiding, is er weinig tot geen aandacht voor het ondernemen en dat terwijl velen van ons, soms tegen wil en dank, uiteindelijk toch ondernemer willen worden of zullen zijn.

Voordat ik zelf het besluit nam om 'vanaf nul' met een praktijk te starten, of beter nog met een medisch centrum met een huisartsenpraktijk, een praktijk voor medische zorg aan toeristen én een reisvaccinatiekliniek, had ik verschillende praktijkhoudende collegae zien worstelen met allerlei aspecten van de praktijkvoering. Zij liepen vast in het zo efficiënt mogelijk organiseren van spreekuren, het personeelsbeleid, toepassen van ICT-voorzieningen, of een van de vele andere aspecten die bijdragen aan een goed geoliede en efficiënte praktijkvoering.

Voor mij was het duidelijk: er is meer dan alleen een goede visie en hard werken voor nodig om zo'n project te laten slagen. Het begint al met een solide ondernemingsplan waarin de visie praktische uitvoering en financiële onderbouwing moet krijgen.

Visie: in dit geval meer tijd voor de patiënt, brede openingstijden en gebruikmaken van e-healthtoepassingen. Het is makkelijk bedacht, maar de praktische en financieel haalbare uitvoering blijkt knap lastig!

De zoektocht naar een geschikte locatie en de onderhandelingen hierover verlopen soepel, de bank gaat, na wat aarzeling, uiteindelijk ook akkoord. Het echte werk kan beginnen!

Het zo efficiënt en patiëntvriendelijk mogelijk inrichten van de praktijkruimte is een uitdaging. De hulp van een architect, met affiniteit met zorg, is geen overbodige luxe.

Het laten bouwen van een website en het vervolgens opstellen van duidelijke, pakkende en 'verwelkomende' teksten voor de website, neemt veel meer tijd in beslag dan je lief is.

Bij het opstellen van een plan voor het zo efficiënt mogelijk organiseren van spreekuren, was de visie leidend maar de praktijk soms erg weerbarstig. Personeelsbeleid lijkt in deze fase geen prioriteit te hebben, maar de ervaring leert dat het 'toch wel handig' is om daar op tijd mee te beginnen.

Uiteindelijk blijkt het organiseren van een goede ICT-structuur erg tijdrovend te zijn en de communicatie tussen de verschillende leveranciers verloopt niet altijd soepel; het voeren van een strakke regie hierop is een les achteraf.

Door de mogelijkheid terug te kunnen vallen op de plannen die vooraf zijn gemaakt, de reële professionele en financiële prognoses, heb ik de eerste moeilijke periode – want dat was het – overleefd. Inmiddels zijn we, want je doet het nooit alleen, een florerende praktijk waar de visie uit het begin nog altijd leidend is.

Als je mij nu vraagt of ik dit avontuur, met de wijsheid achteraf, opnieuw zou aandurven? Het antwoord is volmondig ja! Wel zou ik nu toch meer tijd nemen voor de voorbereiding. Als ik één ding heb geleerd van dit alles, dan is het wel dat praktijkvoering niet alleen ons werk efficiënt maakt, maar ook bijdraagt aan datgene waarvoor wij heel graag elke ochtend ons bed uitkomen: goede patiëntenzorg!

# Visie en strategie

M. G. Wats en J. Leferink

3.1 In het kort – 24

3.2 Missie, visie en strategie – 24

3.3 Wat is een missie, een visie en een strategie? Wat zijn kernwaarden? – 24
3.3.1 Missie – 24
3.3.2 Kernwaarden – 25

3.4 Externe ontwikkelingen, het primair proces en de visie op de ambities van de praktijk – 26

3.5 Strategie – 27
3.5.1 Consequenties voor de organisatie en de jaarplannen – 28

3.6 Visie en strategie in deze tijd – 28

3.7 Hoe maak je een visie en strategie? – 28

3.8 Aan de slag – 30

3.9 Twee uitgewerkte voorbeelden – 30
3.9.1 Het medisch model – 30
3.9.2 Het preventiemodel – 32

Literatuur – 33

## 3.1 In het kort

De huisarts heeft een centrale rol in de gezondheidszorg in Nederland. De wijze waarop een huisarts of een samenwerkingsverband van huisartsen die rol invult, verschilt echter sterk. Immers, hoe je als huisarts de centrale rol wilt invullen, kun je binnen de kaders van het vak zelf bepalen. En dat geldt ook voor een samenwerkingsverband van huisartsen. Om succesvol te zijn is het wel belangrijk duidelijk en consequent te zijn in je keuze. Een manier om die duidelijkheid en consequentheid te realiseren is om na te denken over de missie, de visie en de strategische keuzes die je als huisarts of als samenwerkende huisartsen wilt maken.

## 3.2 Missie, visie en strategie

Missie, visie, strategie. Het zijn veelgebruikte en soms ook misbruikte termen. Elke zichzelf respecterende organisatie heeft een missie, visie, strategie. Vaak zijn het mooie documenten die in lades liggen of in een gunstig geval op websites terechtkomen. Een duidelijke missie, visie en een heldere strategie kunnen echter heel sterke instrumenten zijn. Instrumenten die bruikbaar zijn voor scherpe besluitvorming, die helpen om keuzes te maken in de zichtbaarheid van jezelf en je organisatie (zowel intern als extern) en in de communicatie. Dat lukt alleen maar onder twee voorwaarden. Ten eerste 'houd het simpel en herkenbaar' en ten tweede 'breng in praktijk wat je bedacht had'. Hieronder volgen eerst handvatten om onderscheid te maken tussen de begrippen. Daarna volgt een korte handleiding om een eigen missie, visie en strategie te maken. Uiteraard worden de beschrijving en de handleiding geïllustreerd met herkenbare praktische voorbeelden.

## 3.3 Wat is een missie, een visie en een strategie? Wat zijn kernwaarden?

Het model in ◘ fig. 3.1, ook wel het tempelmodel genoemd, laat zien hoe de begrippen zich tot elkaar verhouden en dat zij een coherent en samenhangend geheel vormen.

### 3.3.1 Missie

De missie is het hogere doel van de organisatie. Waar staat de organisatie voor? De missie definieert de waarde die de organisatie aan haar klanten en aan de maatschappij wil toevoegen.

*Toelichting*:
Een missie staat voor lange tijd vast. Immers, het bestaansrecht van een organisatie verandert niet op korte termijn. Voorbeelden van missies zijn:
- Philips Healthcare: *het leven van mensen verbeteren met zinvolle innovaties*
- Organisatie die zich richt op het bestrijden van de ziekte van Alzheimer: *het bestrijden van Alzheimer door het doen van onderzoek* (Daarnaast probeert de organisatie de zorg voor patiënten met deze ziekte en hun naasten te verbeteren)

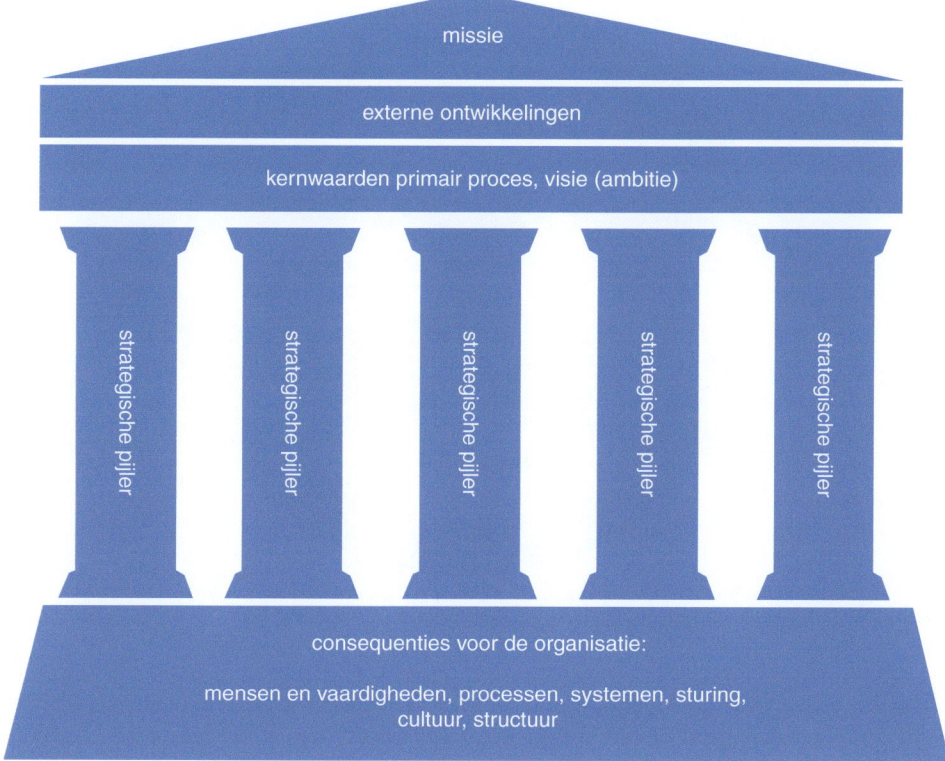

◘ **Figuur 3.1** Het tempelmodel

— Een academisch ziekenhuis: *patiëntenzorg, het opzetten van onderzoek rond ziektebeelden, het geven van onderwijs en het verzorgen van de opleiding ten behoeve van verbetering van gezondheidzorg en preventie*

De missie verandert alleen bij zogenoemde disruptieve veranderingen in de omgeving. Zo heeft Philips tijdig gesignaleerd dat het maken van gloeilampen niet toekomstbestendig was (eerdere missie luidde ongeveer: *wij verlichten de wereld*) en zijn innovatiekracht gericht op gezondheidszorg. Dat had consequenties voor de missie.

### 3.3.2 Kernwaarden

De kernwaarden zijn nauw verbonden met de missie van een organisatie. Ook hier zit de kracht in de beperking.

*Toelichting:*
Kernwaarden hebben de meeste waarde als zij relevant en herkenbaar zijn. Voor een accountantskantoor is de kernwaarde 'creatief' niet logisch, voor een marketingbureau ligt het niet voor de hand de waarde 'gedegen en precies' te gebruiken. Containerbegrippen als professioneel, open en toegankelijk zijn mooi, maar werken alleen als ze

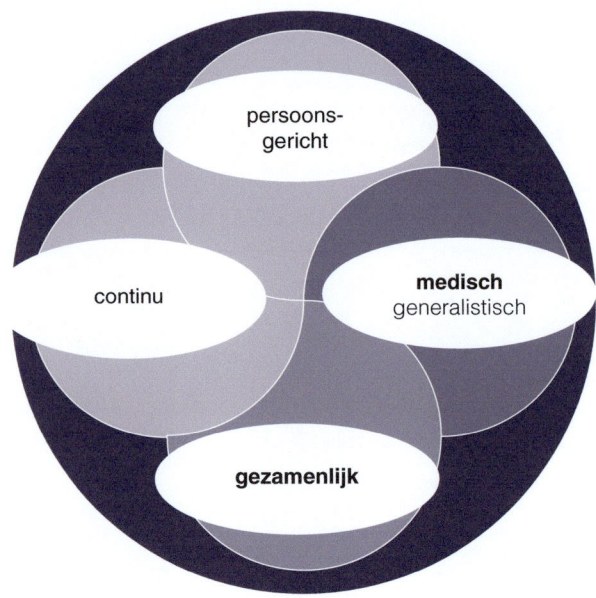

◘ **Figuur 3.2** Kernwaarden van de huisartsgeneeskunde

vertaald worden naar de dagelijkse praktijk. Als de huisarts zelf slecht beschikbaar is en altijd een vervanger heeft of een heel grote praktijk heeft, dan is het tegenstrijdig om als kernwaarde 'toegankelijk' te kiezen. Kernwaarden moeten dus worden vertaald naar concrete gedragsafspraken, zodat duidelijk is voor iedereen in een organisatie wat er van hen wordt verwacht. De cliënten moeten voelen dat de kernwaarden nageleefd worden. Deze twee waarden bepalen de cultuur in de organisatie en zijn als het ware een morele toetssteen. Zij kunnen bijvoorbeeld ook bepalen welk gedrag gewaardeerd wordt en welk gedrag niet. Dus: waar worden mensen op beoordeeld?

De kernwaarden van de huisartsgeneeskunde zijn in 2019 geactualiseerd (◘ fig. 3.2). Bedenk dat het doorvoeren van de kernwaarden in het dagelijks werk grote consequenties kan hebben. Straal je die kernwaarden uit en zijn ze bekend bij je patiënten en je samenwerkingspartners? En durf je als huisarts/huisartsvoorziening aan deze kernwaarden vast te houden? Belangrijk is ook dat de overige zorg- en welzijnsverleners de taken die niet bij de huisarts horen daadwerkelijk oppakken.

## 3.4 Externe ontwikkelingen, het primair proces en de visie op de ambities van de praktijk

In de visie legt de organisatie de ambities vast. Een bruikbare visie bestaat uit een aantal concrete en – als het even kan – meetbare doelen die de organisatie zich stelt voor de komende periode. Die doelen mogen ambitieus zijn en ze geven richting.

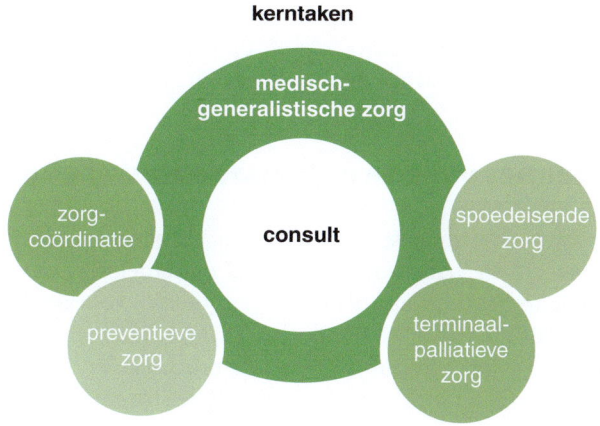

 Figuur 3.3   Kerntaken van de huisartsenpraktijk

*Toelichting:*
Een visie kan een organisatie helpen om prioriteiten te stellen, de juiste samenwerkingsverbanden aan te gaan en goede investeringsbesluiten te nemen. Een visie (ambitie) is altijd afhankelijk van een aantal zaken:
1. de missie (Wat willen we onze klanten en de maatschappij brengen?)
2. de externe ontwikkelingen (Wat gebeurt er in onze omgeving; wat zijn kansen en bedreigingen?)
3. het primair proces, de kerntaken (zie  fig. 3.3) of hoofdactiviteit (Waar zijn we goed in en waarin zijn we minder?)

De visie is daarmee eigenlijk het antwoord dat de organisatie (op basis van haar bestaansrecht) wil geven op de externe ontwikkelingen. Dus eigenlijk: de ambitie, de 'dromen'.

Een goede visie zegt iets over: op welke klanten de organisatie zich wil richten, welke innovaties de organisatie wil doorvoeren, wat de organisatie wil ontwikkelen voor zijn medewerkers, welke samenwerkingsrelaties de organisatie wil aangaan en wat de financiele doelen zijn. Liefst zo concreet en meetbaar mogelijk.

## 3.5  Strategie

Met strategie wordt het samenstel van acties bedoeld, dat een organisatie kan helpen om de ambities te realiseren. Meestal gaat het om een set van niet meer dan vijf grote programma's of projecten.

*Toelichting:*
De kracht van een goede strategie zit in de selectie van een aantal belangrijke projecten (strategische pijlers) die de organisatie helpen om het doel (de doelen) te bereiken. Meestal zijn de grote ontwikkelingen en vraagstukken in de omgeving (landelijk en lokaal) terug te vinden in de strategische pijlers. In deze tijd zijn deze projecten

bijvoorbeeld vaak gericht op de opvang van substitutie van zorg vanuit de tweede lijn, het aantrekken en behouden van bevoegde en bekwame medewerkers, samenwerking met andere aanbieders en inzet van ICT en automatisering.

### 3.5.1 Consequenties voor de organisatie en de jaarplannen

De strategische projecten (strategische pijlers) zijn de basis van de jaarplannen in de looptijd van de strategie. Per jaar wordt een aantal onderdelen van de strategische projecten gerealiseerd en in het jaarplan staan de consequenties voor de organisatie beschreven. Wat wil de organisatie in het komende jaar realiseren en wat betekent dat voor de kennis en vaardigheden, wat betekent dit voor de processen en samenwerkingsverbanden, de systemen, de sturing, de cultuur en eventueel de structuren?

## 3.6 Visie en strategie in deze tijd

De huidige tijd kenmerkt zich door snelle veranderingen en behoorlijke onzekerheid. De tijd van ontwerpen, plannen en gecontroleerd uitvoeren is voorbij. Het voelt daarom soms tegenstrijdig om toch een ambitie te formuleren en een aantal strategische projecten te kiezen en uit te gaan voeren. Toch is dit nu misschien meer dan ooit van belang. Immers, in tijden van turbulentie en onzekerheid moet een organisatie goed weten waar ze voor staat en waar ze naartoe wil. De manier waarop de strategie kan worden uitgevoerd is minder duidelijk. De vergelijking met een golfsurfer past hier goed. De surfer weet wat hij kan en dat hij naar het strand wil. Hij kijkt bij elke golf of die hem helpt om de goede kant uit te gaan of dat hij hem zal ontwijken en een andere golf zal proberen te benutten. Zo kan de organisatie omgaan met alle veranderingen in haar omgeving. Past iets bij de ambitie en de strategie? Doe eraan mee, gebruik het. Past iets niet? Laat het passeren. Als de omgeving ineens ingrijpend verandert is het uiteraard zaak om de ambitie en de strategie bij te stellen of te heroverwegen [1]. In ◘ fig. 3.4 wordt de samenhang verbeeld tussen de missie (weinig veranderlijk), de visie hoe je de missie vorm wilt geven en de strategie om het doel te bereiken.

## 3.7 Hoe maak je een visie en strategie?

Het opstellen van een missie, het formuleren van een visie en het kiezen van een strategie is een gezamenlijk proces. Tegelijkertijd kun je het ook niet met te veel mensen doen. Het is meestal het handigst om voorwerk te doen in een kleine groep waarin alle disciplines zijn vertegenwoordigd en met hen een concept te maken. Daarna kan dit verder worden getoetst en daarna uitgewerkt.

Onderstaand visie-en-actiedocument kan gebruikt worden voor het formuleren van je visie en de daaruit volgende acties (◘ fig. 3.5).

Voor het invullen begin je met de visie: de 'foto' hoe het er over drie tot vijf jaar uitziet (gezien de volatiliteit van het huidige tijdsgewricht is het zinniger een iets kortere horizon te kiezen). Vanuit de visie ga je terug naar de huidige situatie, die geanalyseerd

## Visie en Strategie

missie: met emoties, normen, waarden (weinig veranderlijk)
visie: het toekomstplaatje met context

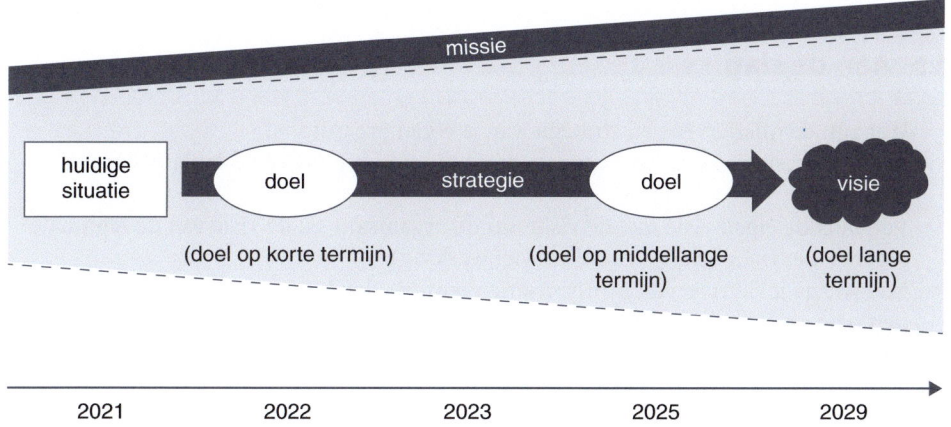

**Figuur 3.4**  Missie, visie en strategie, de samenhang. (Bron: Strategy Works)

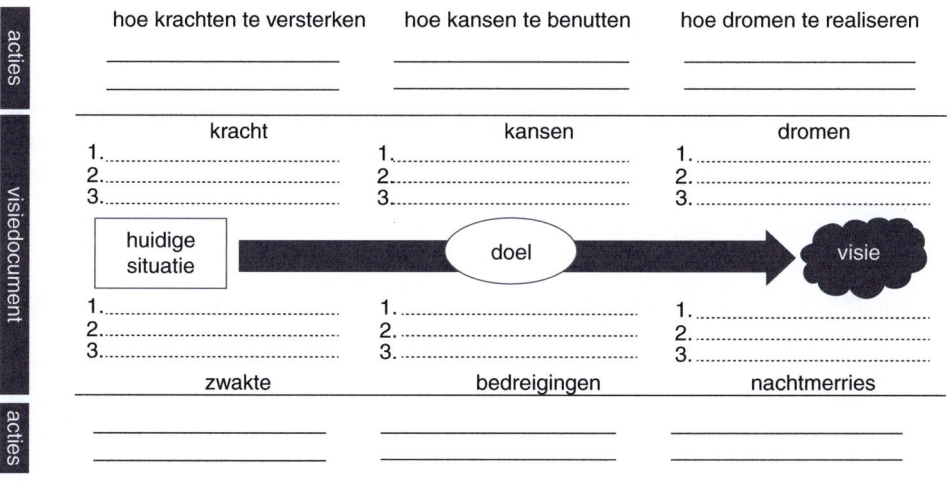

**Figuur 3.5**  Visie-en-actiedocument. (Bron: Strategy Works)

kan worden met behulp van een SWOT-analyse. *Strengths* en *Weaknesses* hebben vooral met je interne eigen organisatie te maken, terwijl de *Opportunities* en *Threats* de externe analyse betreffen.

Vanuit de huidige analyse en een helder geformuleerde visie bepaal je welke acties wel, maar ook welke niet ingezet worden (welke acties dragen wel en niet bij aan het bereiken van je doel). Deze selectie van acties vormt de strategie die je wilt volgen om de visie te realiseren.

Let op: een goed proces heeft behalve aandacht voor de harde kanten (feiten, doelen en resultaten) ook aandacht voor de zachte kanten (inspiratie en draagvlak). Zorg dat de balans tussen beide kanten steeds goed wordt geadresseerd.

## 3.8 Aan de slag

- Wat zijn de missie/visie en strategie van je eigen organisatie?
- Ken je de visie van jouw collega's op grote thema's, bijvoorbeeld ouderenzorg en spoedzorg?
- Vergelijk de eigen visie met de visie van de organisatie en de visie van de regionale organisaties (van belang voor de samenwerking).
- Met wie ga je de visie van je organisatie voorbereiden? En waarom met deze personen (specifieke kwaliteiten)?
- Gebruik het visie-en-actiedocument als hulpmiddel om de visie, strategie en SWOT-analyse van je organisatie op te stellen.
- Kijk eens naar je lopende projecten. Passen deze binnen je visie?

## 3.9 Twee uitgewerkte voorbeelden

### 3.9.1 Het medisch model

Missie:
Huisarts Van der Berg voelt het als haar persoonlijke missie om de patiënten de beste medische zorg te bieden. Triage, diagnostiek en medische behandeling staan bij haar hoog in het vaandel. Zij werkt in een samenwerkingsverband met andere huisartsen, die dezelfde missie hebben.

Ontwikkelingen:
Zij vindt vooral ontwikkelingen op het gebied van diagnostiek en behandeling relevant. Dat zet haar en haar collega's aan tot actie. Daar willen zij graag op inspelen.

Kernwaarden:
Zij kan prima uit de voeten met de kernwaarden zoals die voor de huisarts zijn geformuleerd, maar geeft daar wel haar eigen interpretatie aan.
  'Medisch generalistisch' betekent voor haar vooral dat zij de kwaliteit van haar medisch handelen voorop stelt. Zij zal ervoor zorgen dat alles in haar praktijk doordrongen is van goed en toetsbaar zorg verlenen.
  'Persoonlijk' zal zij interpreteren als gericht op de medische behoefte van de individuele patiënt en zijn aandoeningen.
  'Gezamenlijk' zal voor haar betekenen dat zij nauw samenwerkt met haar collega's die allemaal eigen specialisaties hebben, en met de tweede lijn.
  'Continu' betekent dat zij goed bereikbaar is en dat zij de kwaliteit van haar waarnemers altijd zorgvuldig toetst.

## Visie en Strategie

Primair proces:
Van der Berg en haar collega's vinden dat medische zorg (triage, diagnostiek en behandeling) de kerntaak is. Zij vullen de kerntaken zoals hierboven gedefinieerd vooral medisch in.

Visie:
Deze groep huisartsen zal een visie (lees: ambitie) hebben die gericht is op het verder verbeteren en ontwikkelen van de medische zorg. Zij zou zich bijvoorbeeld tot doel kunnen stellen om:
1. de (medische) zorg aan ouderen state of the art uit te voeren door:
    - het medicatiegebruik van alle ouderen viermaal per jaar te screenen;
    - 90 % van de patiënten met chronische aandoeningen zelf te kunnen behandelen en begeleiden (dus ook de complexe Parkinsonpatiënten, COPD en hartfalen etc.);
    - alle aspecten van palliatieve zorg thuis uit te voeren.
2. spoedzorg zo veel mogelijk in de eerste lijn op te vangen door:
    - zo veel mogelijk diensten zelf in te vullen;
    - alle kleine verwondingen op de praktijk te behandelen;
    - spoedvisites te maken (naast het in voorkomende gevallen sturen van een ambulance).
3. verwijzingen naar de tweede lijn zo veel mogelijk te beperken door:
    - verwijzingen naar de dermatologie te reduceren met bijvoorbeeld 90 % door gebruik te maken van teledermatologie;
    - het bieden van aanvullende onderzoeks- en laboratoriumfaciliteiten en echografie.

Strategie om de visie (ambitie) te realiseren:
Om deze visie, deze ambities, te realiseren moet deze huisarts met haar collega's een aantal strategische projecten starten. Het kan bijvoorbeeld gaan om:

Pijler 1: Kwaliteit ouderenzorg verbeteren (Acties hierbij zijn bijvoorbeeld het volgen van een kaderopleiding ouderenzorg, meer inzet POH, analyses HIS en instellen oproepsysteem, FTO met apothekers, opzetten overleg met een collega van de afdeling geriatrie over de behandeling van complexe chronische aandoeningen).

Pijler 2: Kwaliteit spoedzorg verbeteren.

Pijler 3: Maximaliseren behandelmogelijkheden en diagnostiek op de praktijk.

Pijler 4: Opzetten continue verbeterstructuur met praktijkassistentes, POH'ers en huisartsen.

Pijler 5: ICT-infrastructuur geschikt maken om zorg op afstand mogelijk te maken.

## 3.9.2 Het preventiemodel

Missie:
Huisarts De Graaf voelt het als zijn persoonlijke missie om vooral te voorkomen dat zijn patiënten ziek worden. Preventie, vroegdiagnostiek en voorkómen van complicaties staan bij hem hoog in het vaandel. Hij werkt in een samenwerkingsverband met andere huisartsen die dezelfde missie hebben.

Ontwikkelingen:
Hij ziet vooral kansen en ontwikkelingen op het terrein van de gezondheidsbevordering. Hij houdt goed bij welke vormen van bekostiging zich ontwikkelen om preventieve maatregelen in te zetten in de huisartsenpraktijk. Dat zet hem en zijn collega's aan tot actie. Daar willen zij graag op inspelen.

Kernwaarden:
De Graaf kan prima uit de voeten met de kernwaarden zoals die voor de huisarts zijn geformuleerd, maar hij geeft daar wel zijn eigen interpretatie aan.
'Medisch generalistisch' betekent vooral dat hij de kwaliteit van zijn medisch handelen vooropstelt, maar hij richt zich daarbij met name op preventie en vroegdiagnostiek.
'Persoonlijk' interpreteert hij als gericht op de risicofactoren van de individuele patiënt en hij kijkt ook naar risicofactoren van zijn gehele populatie.
'Gezamenlijk' betekent voor hem dat hij nauw samenwerkt met de collega's en andere zorgverleners die bijdragen aan preventie. Zo is het aannemelijk dat hij nauw samenwerkt met een fysiotherapeut en een diëtiste. Mogelijk onderhoudt deze praktijk een samenwerkingsrelatie met de schuldhulpverlening en wellicht ook met de GGD.
'Continu' betekent voor De Graaf dat hij de risicofactoren al signaleert vanaf de vroege jeugd en probeert daarop in te spelen. Ook zal hij bij alle klachten steeds inzetten op reductie van risicogedrag.

Primair proces:
Deze huisarts vindt dat preventie voor alle leeftijdscategorieën de belangrijkste kerntaak is. De andere drie taken zal hij zo veel mogelijk vanuit die optiek invullen.

Visie:
De Graaf zal een visie (lees ambitie) hebben die gericht is op het verder verbeteren en ontwikkelen van preventie in de eerste lijn. Hij zou zich bijvoorbeeld tot doel kunnen stellen om:
1. de zorg aan ouderen zo veel mogelijk te richten op behoud van adaptief vermogen door:
    - identificatie van alle kwetsbare ouderen in de praktijk en het aanbieden van goede screening door een POH-ouderenzorg en/of wijkverpleegkundige;
    - alle ouderen met chronische aandoeningen zo veel mogelijk protocollair te behandelen;
    - alle ouderen een op hun situatie toegesneden preventief aanbod te doen, bijvoorbeeld gericht op valpreventie, bestrijding van eenzaamheid et cetera.

2. maximaal in te zetten op het voorkomen van exacerbaties en complicaties van chronische aandoeningen door:
   - 50 % van alle patiënten met risicogedrag (roken, obesitas, alcohol, maar ook eenzaamheid, slaapmedicatie etc.) passende begeleiding aan te bieden.
3. Minder prioriteit te geven aan spoedzorg, de praktijk zal sneller doorverwijzen naar gespecialiseerde spoedzorg als het om spoedmeldingen gaat.

Deze huisarts en de collega's kunnen een aantal strategische projecten starten om de visie (ambitie) te realiseren. Het kan bijvoorbeeld gaan om:

Pijler 1: Maximaal inzetten op adaptatievermogen ouderen (Acties hierbij zijn bijvoorbeeld het volgen van een kaderopleiding ouderenzorg, jaarlijkse screening, een proactief aanbod van gerichte preventieve begeleiding).

Pijler 2: Opzetten screening populatie (Acties hierbij zijn het inrichten van de selectie van gemotiveerde patiënten, ontwerpen van een aanbod in samenwerking met andere zorgaanbieders en bijv. de GGD (praktisch voorbeeld: 100 50+ vrouwen laten instromen in bewegingsprogramma).

Pijler 3: Opzetten programma resultaatgericht coachen met POH'ers en huisartsen.

Pijler 4: ICT-infrastructuur geschikt maken voor analyse van de gegevens in het HIS.

Pijler 5: Realisatie projectfinanciering voor twee preventieprojecten.

## Literatuur

1. Peters, F. (2016). Een nieuwe generatie leiderschap: Veerkracht in een complexe wereld. *Holland Management Review: Best of Business Schools, 168*, 14–23.

# Governance in de huisartsgeneeskunde

**Zorg dat je er wat aan hebt!**

*R. S. Baanders*

4.1 In het kort – 36

4.2 Inleiding – 36

4.3 Verschillende typen governance – 37
4.3.1 Instruerend bestuur – 37
4.3.2 Toezichthoudend bestuur – 38
4.3.3 RvT-model – 39

4.4 Kerntaken van bestuur en toezicht – 40

4.5 Governancecode Zorg – 40

4.6 Toegevoegde waarde van een RvT – 41

4.7 Samenstelling RvT – 41

4.8 Informatieverstrekking en -vergaring – 42

4.9 Coöperaties en BV's – 42

4.10 Op afstand nauw betrokken zijn – 44

4.11 Tot slot – 44

4.12 Aan de slag – 45

4.13 Informatiebronnen – 45

4.14 Leren en lezen – 46

© Bohn Stafleu van Loghum is een imprint van Springer Media B.V., onderdeel van Springer Nature 2021
J. N. Belo et al. (Red.), *Handboek praktijkvoering*, https://doi.org/10.1007/978-90-368-2647-1_4

## 4.1 In het kort

*Governance* is in huisartsenkringen een relatief nieuw maar in toenemende mate belangrijk onderwerp. Daarom wordt hierover in deze editie van het *Handboek praktijkvoering* een apart hoofdstuk opgenomen. Huisartsen hebben er dagelijks mee te maken en dat zal de komende tijd alleen maar meer worden.

## 4.2 Inleiding

Wat is governance? Concreet gezien[1] gaat governance over de manier waarop een organisatie is ingericht: het gaat om heldere afspraken over taken, rollen, bevoegd- en verantwoordelijkheden en de toedeling daarvan aan verschillende betrokkenen. De organisatie is open over wat zij doet en legt daarover verantwoording af aan de samenleving. Daarnaast worden zowel inhoudelijk als qua bedrijfsvoering *checks* en *balances* ingebouwd, zodat gevolgd kan worden of de organisatie waarmaakt waarvoor ze staat.

Governance is dus veel méér dan een bureaucratische hobbel waarvoor hij soms gehouden wordt. Het gaat over de kwaliteit van zorg en dienstverlening, met als ijkpunten: 'Krijgen burgers en krijgt de samenleving wat ze van ons mogen verwachten? Maken we onze ambities waar? En hebben we de randvoorwaarden (zoals kwaliteitsbeleid, financiën, vastgoed, kwaliteitssystemen, informatievoorziening) professioneel ingericht en ervoor gezorgd dat die dienstbaar zijn aan de goede zorg?'

In zekere zin is van governance al sprake in de werkwijze van de huisartsvoorziening, maar dat is zo vanzelfsprekend dat huisartsen het niet als zodanig ervaren.

Explicieter komt het – mede in het kader van 'De juiste zorg op de juiste plek' – op de agenda van grootschaliger organisatievormen van samenwerkende partijen in de zorg binnen en rondom de huisartsgeneeskunde.[2]

Regionalisering, regiofinanciering en afspraken in het kader van organisatie en infrastructuur (O&I) leiden tot een schaalvergroting. Die vergt een passende manier van samenwerken, organiseren en (in)formele inbedding. Er is sprake van een andere dynamiek dan die in de eigen praktijk of voorziening.

In deze ontwikkelingen wordt nadrukkelijk ruimte gegeven aan regio's om zelf samenwerking van de grond te krijgen die past bij wat een regio specifiek nodig heeft. Omdat iedere context anders is, kunnen regio's hun eigen keuzes maken, zodat ze hun werk zo goed mogelijk kunnen uitvoeren. Dat geldt dus ook voor de inrichting, het bestuur en het toezicht in saenwerkingsverbanden.

Kortom: governance is óók een zorginhoudelijk issue.

---

1 Een veel aangehaalde formele definitie van governance luidt: 'het waarborgen van de onderlinge samenhang in de wijze van *sturen, beheersen en toezicht houden* op een organisatie, gericht op een efficiënte en effectieve *realisatie van doelstellingen*, alsmede het daarover op een open *wijze communiceren en verantwoording afleggen* ten behoeve van belanghebbenden.'
2 Zoals: georganiseerde eerstelijnsorganisatie, de HAP, de zorggroep, andere ketensamenwerkingsverbanden met een multidisciplinaire en domeinoverstijgende werkwijze, waaraan vaak ook aanpalende sectoren van het maatschappelijk leven een bijdrage leveren. Voor dit soort grootschaliger organisatievormen gebruik ik de term samenwerkingsverband. Daarnaast gebruik ik de term organisatie ter aanduiding van de werkorganisatie van het samenwerkingsverband.

In dit hoofdstuk gaat het met name over de *bedoeling*, houding en werkwijze van goed bestuur en toezicht (governance) met als paragrafen:
- Verschillende typen governance
- Kerntaken van het bestuur en toezicht daarop
- Governancecode Zorg
- Toegevoegde waarde van een Raad van Toezicht (RvT)
- Samenstelling RvT
- Informatieverstrekking en -vergaring
- Coöperaties en BV's
- Op afstand nauw betrokken zijn
- Tot slot
- Aan de slag
- Informatiebronnen
- Leren en lezen

Op de website bij het boek is aanvullende informatie te vinden over meer formele aspecten van de verschillende rechtsvormen die in de zorg bestaan. Deze worden dus in dit hoofdstuk niet nader beschreven.

## 4.3 Verschillende typen governance

In grote lijnen zijn er vier modellen te onderscheiden (zie ◘ fig. 4.1) waarvan er op dit moment drie toepasbaar zijn in de zorg. Deze modellen hangen mede samen met de levensfase en/of de groei en ontwikkeling van de organisatie. Het spreekt immers voor zich dat een huisartsenpost met honderden huisartsen en medewerkers, die voor grote aantallen patiënten zorgt, een andere organisatie en inbedding vraagt dan voor de inrichting van werkprocessen in de eigen huisartsvoorziening.

### 4.3.1 Instruerend bestuur[3]

In de opstartfase van een organisatie is er in beginsel sprake van een instruerend bestuur: de bestuursleden – vaak pioniers van het eerste uur – zijn eindverantwoordelijk voor het reilen en zeilen van de organisatie. Het Nederlands Huisartsen Genootschap (NHG) is ooit zo begonnen, en hetzelfde geldt voor voorlopers van gezondheidscentra of HAP's. Bestuurders nemen zelf een belangrijk deel van de werkzaamheden op zich; de organisatie ondersteunt hen, in het algemeen eerder onder leiding van een coördinator dan van een directeur. Zo'n organisatie is plat; er is sprake van speciale bevlogenheid.

Het grote voordeel van een instruerend bestuur is dat er aangesloten kan worden bij wat leeft in huisartsenland, waarbij het ook zo kan zijn dat het instruerend bestuur collega's op sleeptouw neemt om vernieuwingen te realiseren. De randvoorwaarden, zoals financiering, zijn nog te overzien en worden door het bestuur opgepakt.

---

3  Ik gebruik in deze bouwsteen de term bestuur. In praktijk kan het bestuur verschillende invullingen en functiebenamingen hebben. Ik gebruik in dit artikel de termen bestuur en RvB als synoniemen.

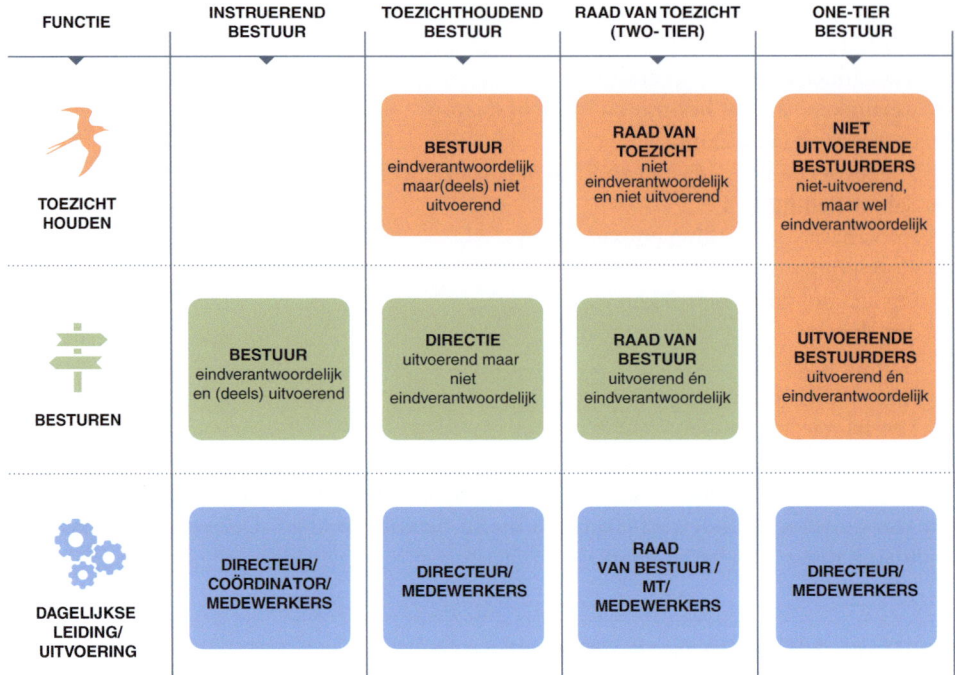

□ Figuur 4.1  Overzicht Governancemodellen (Illustratie: Studio Wiegers)

## 4.3.2 Toezichthoudend bestuur

In de loop van de tijd worden het takenpakket en de omvang van de organisatie omvangrijker, zowel kwantitatief als inhoudelijk, en wordt de bedrijfsvoering complexer. De organisatie kan dan op een punt komen dat ze zich afvraagt of de bestaande constellatie nog wel voldoet. Hier is ruimte voor een eigen keuze; huisartsen kunnen ervoor kiezen over te stappen op het raad van toezicht (RvT)-model. Bijvoorbeeld omdat expertise nodig is vanuit andere disciplines dan alleen de huisartsgeneeskunde, niet in de laatste plaats op het gebied van bedrijfsvoering.

Wat betreft het toezichthoudend bestuur geldt dat dit eindverantwoordelijk blijft, zowel inhoudelijk als qua bedrijfsvoering. Het toezichthoudend bestuur heeft inhoudelijk en strategisch een flinke vinger in de pap, volgt de organisatie op de voet en staat de organisatie bij met raad en daad. Verschil is dat het bestuur minder betrokken is bij de uitvoerende werkzaamheden. Het bestuur kijkt in algemene zin vanuit een bestuurlijke invalshoek en met een zekere afstand naar de organisatie. Dit brengt met zich mee: delegeren en loslaten, bij tijd en wijle op je handen zitten, terwijl je handen jeuken.

Een ander punt van aandacht is dat de huisarts-bestuursleden niet alleen over de inhoud gaan, maar ook verantwoordelijk zijn voor de *gehele* bedrijfsvoering, dus naast de inhoud ook verantwoordelijk voor financiën, ICT, wet- en regelgeving. Die kan met het groeien van de organisatie complexer worden. In zo'n geval kunnen huisarts-bestuurders ervoor kiezen de governance op te schalen naar een model met een onafhankelijke RvT of Raad van Commissarissen (RvC).[4]

### 4.3.3 RvT-model

Als een organisatie zich verder ontwikkelt, professionaliseert en zowel inhoudelijk als qua in- en externe beleidsprocessen haar eigen rol kan spelen, kan het gebeuren dat het toezichthoudende bestuur overvleugeld wordt. Dat kan het moment zijn om de bestuurlijke eindverantwoordelijkheid in handen te leggen van een raad van bestuur (RvB). Deze RvB draagt eindverantwoordelijkheid voor het algehele functioneren van de organisatie. Er komt dan een onafhankelijke RvT die toezicht houdt op het functioneren van het bestuur en de organisatie.

Kenmerkend voor dit model is de scheiding van taken, verantwoordelijkheden en bemensing tussen bestuur en toezicht. De RvT (bij BV's: de RvC, zie ▶ par. 4.9) houdt als onafhankelijk *intern* orgaan toezicht op het functioneren van het bestuur en de werkorganisatie. Bestuur en toezicht zijn gescheiden, hebben geen personele overlap en de RvT functioneert onafhankelijk. Daarom wordt deze manier van werken two-tier genoemd.[5]

Belangrijk voordeel hiervan is een nog helderder verantwoordelijkheidsverdeling, met duidelijker omschreven bevoegdheden.

Een ander voordeel is dat een RvT multidisciplinair is samengesteld, waardoor dieper op verschillende aspecten van het functioneren van de organisatie ingegaan kan worden.

De RvT houdt toezicht op de organisatie vanuit het perspectief van de maatschappelijke opdracht: 'Handelt de organisatie conform haar opdracht? Maakt ze waar wat zij belooft en doet ze waaraan burgers en de samenleving behoefte hebben?'

In beginsel staan RvB en RvT voor dezelfde missie: goede zorg verlenen. Ze richten zich op hetzelfde doel, maar bereiken het beste resultaat als ze complementair zijn. Het zijn *countervailing powers* (◘ fig. 4.2).

---

4   Bij zorginstellingen is nu vaak sprake van een raad van toezicht als intern toezichthoudend orgaan. Binnenkort geldt nieuwe wet- en regelgeving (WBTR: Wet bestuur en toezicht rechtspersonen) en daarin wordt uitsluitend gesproken over een raad van commissarissen, óók voor verenigingen en stichtingen. Gezien het huidige gebruik in de zorg hanteer ik de bestaande term RvT. De termen RvT en RvC zijn te beschouwen als synoniemen.
5   In de Angelsaksische context kan er ook nog sprake zijn van one-tier: het uitvoerend bestuur (executive board) en het toezichthoudend orgaan (supervisory board) gaan veel intensiever met elkaar om. Hierdoor vervaagt het onderscheid tussen bestuur en toezicht. Dit model komt meer in het (Angelsaksische) bedrijfsleven voor, is in Nederland überhaupt minder gebruikelijk en is in de zorg niet mogelijk (o.a. op grond van de Wet toelating zorginstellingen (WTZi), binnenkort: Wet toetreding zorgaanbieders (WTZa)).

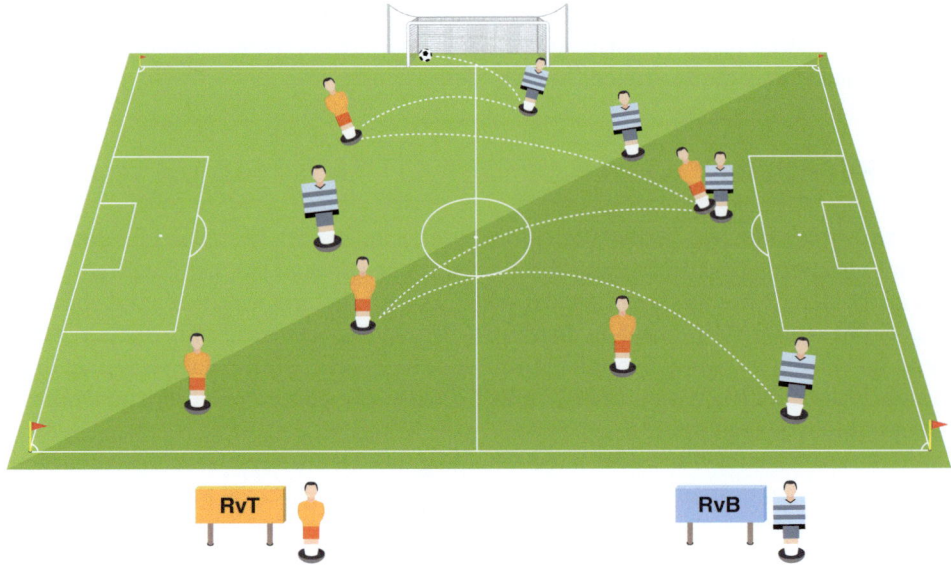

◘ Figuur 4.2  Het samenspel tussen RvB en RvT (Illustratie: Studio Wiegers)

## 4.4 Kerntaken van bestuur en toezicht

De RvB is:
— eindverantwoordelijk voor de werkorganisatie: onder andere het uitstippelen van het strategisch beleid en de uitvoering daarvan;
— verantwoordelijk voor innovatie en bijbehorend risicomanagement;
— bevoegd gezag, werkgever, aanspreekpunt voor belanghebbenden, en vertegenwoordiger van de organisatie in de maatschappelijke omgeving.
De RvB legt intern rekenschap af aan de RvT.

De RvT:
— treedt op als werkgever van de RvB. Dat is de belangrijkste taak van de RvT: ervoor zorgen dat de organisatie een goed bestuur heeft;
— houdt toezicht op het algehele reilen en zeilen van de organisatie;
— is adviseur/sparring partner voor het bestuur (maar het bestuur besluit); en
— verleent toestemming aan het bestuur om bepaalde, in de statuten genoemde stukken formeel vast te stellen.

## 4.5 Governancecode Zorg

Voor de samenwerking en interactie tussen bestuur en intern toezicht zijn governancecodes opgesteld. In de zorg is dat de Governancecode Zorg 2017.[6] Voor organisaties in de zorg, die een WTZi-toelating (WTZi: Wet toelating zorginstellingen, binnenkort

---

6  De Governancecode Zorg is te downloaden via: ► https://www.governancecodezorg.nl.

vervangen door de WTZa: Wet toelating zorgaanbieders) hebben, is naleving van deze code verplicht.

De Governancecode Zorg formuleert kort maar krachtig de uitgangspunten voor goed bestuur en toezicht. Bestuur en toezicht vertalen die principes (in samenspraak met de verschillende betrokkenen) naar hun eigen situatie. De Governancecode Zorg geeft dus nadrukkelijk ruimte voor governance-op-maat.

## 4.6 Toegevoegde waarde van een RvT

De RvT heeft meerwaarde door op de drempel van samenleving en organisatie onafhankelijk toe te zien of de organisatie de maatschappelijke opdracht waarmaakt. De RvT vormt een generalistisch team dat gezamenlijk integraal toezicht houdt. Verstandige bestuurders of aandeelhouders zorgen voor een stevige en deskundige RvT: dat versterkt het fundament onder de organisatie. Veel bestuurders vinden dat ze baat hebben bij de gesprekken met de toezichthouders als sparring partners.

Een organisatie die niet zorgt voor een stevige RvT doet zichzelf tekort, omdat in de RvT veel kennis en ervaring zit waarmee de organisatie haar voordeel kan doen. Het is dan wel zaak om van het toezichthouden op de organisatie ook serieus werk te maken; de raad kan hierbij een toegevoegde waarde hebben, denk bijvoorbeeld aan netwerkvorming.

## 4.7 Samenstelling RvT

De bemensing van RvT's is maatwerk. RvT's maken daarin hun eigen keuzes. In het algemeen bestrijkt een RvT de volgende competenties:
- inhoudelijke kennis en affiniteit met de kerntaken van de organisatie;
- kennis van en ervaring met kwaliteit en veiligheid, zowel professioneel-inhoudelijk als organisatiebreed;
- kennis van bedrijfsvoering, waaronder financiën, vastgoed, administratieve organisatie, compliance (de ordentelijke toepassing van wet- en regelgeving) en ICT;
- kennis en ervaring met strategisch relevante beleidsontwikkelingen voor de organisatie (zowel inhoudelijk als qua bedrijfsvoering);
- in opkomst: strategisch humanresourcesmanagement (hrm)-beleid en organisatiekunde: 'Hoe zorgt de organisatie ervoor dat medewerkers over vijf jaar de zorginhoudelijke ambities van de organisatie daadwerkelijk kunnen uitvoeren?';
- in opkomst: de invalshoek van het vastgoed (hoewel dat in de huisartsenzorg meestal minder prominent is, vergeleken met bijvoorbeeld de ouderenzorg);
- kennis van juridische aangelegenheden (Van oudsher is een jurist lid van de RvT, maar dat is niet meer van deze tijd: de bestuurder gaat over juridische aangelegenheden en de RvT kan desgewenst onafhankelijk advies inwinnen).

RvT's zijn integraal verantwoordelijk voor het interne toezicht. Veel RvT's werken met commissies, wat als voordeel heeft dat er dieper ingegaan kan worden op bepaalde beleidsonderwerpen én dat de RvT de mensen rondom het bestuur ziet en meemaakt.

De meeste RvT's hebben een commissie kwaliteit en veiligheid, een auditcommissie (financiering, bedrijfsvoering, administratieve organisatie, compliance, risicomanagement, vastgoed), en een remuneratiecommissie (die de werkgeversrol ten aanzien van het bestuur op zich neemt). In het algemeen heeft de voorzitter van de RvT daarin zitting, maar ligt het voorzitterschap van de commissie bij een ander lid van de RvT). Maar er zijn ook RvT's die ervoor kiezen alles plenair te bespreken, bijvoorbeeld omdat het gesprek tussen alle toezichthouders erdoor gestimuleerd wordt. Dat kan de teamvorming ten goede komen. De behoefte hieraan kan fluctueren.

Al deze taken hoeven niet exclusief aan één van de leden van de RvT verbonden te zijn. Het gaat erom dat een RvT het gehele functioneren van een organisatie kan bestrijken. Het mooiste is als de kennis en expertise, de perspectieven en temperamenten van de leden van de raad gezamenlijk een mooi mozaïek vormen.

## 4.8 Informatieverstrekking en -vergaring

Om toezicht te houden hebben RvT's informatie nodig. Tot voor kort was de RvT afhankelijk van de informatie die het bestuur verstrekt. Eigenlijk raar: hoe kun je het functioneren van een RvB beoordelen als je dat moet baseren op uitsluitend informatie van diezelfde RvB? Voor goed toezicht is meer informatie nodig. Daarom hebben RvT's een actieve rol, onder andere door met de RvB afspraken te maken over inhoud en kwaliteit van de informatie van de RvB.[7]

Daarnaast vergaart de RvT zelf ook informatie, bijvoorbeeld bij mensen die van een organisatie gebruikmaken en hun naasten, en de mensen die er werken.

In dat kader spreken RvT's met de cliëntenraad en de ondernemingsraad en legt de RvC/RvT werkbezoeken af. Het kan voorkomen dat de raad ook met externe belanghebbenden spreekt, zoals de Inspectie Gezondheidszorg en Jeugd (IGJ), gemeenten, banken, financiers. Vanzelfsprekend wordt dit in samenspraak met het bestuur gedaan en is het streven gericht op complementaire rollen van RvB en RvT.

Momenteel in opkomst is de rol van ervaringsdeskundigen. In heel wat organisaties werken in allerlei geledingen ervaringsdeskundigen/ervaringswerkers. Dat is in de meeste RvT's nog niet het geval. Er zijn inspirerende voorbeelden, maar er zijn ook nog veel onontgonnen mogelijkheden.[8] Een volwaardige plek van ervaringsdeskundigen in de organisatie, dus ook in de RvT, zou goed kunnen passen bij de aard van de huisartsgeneeskunde.

## 4.9 Coöperaties en BV's

De Governancecode Zorg gaat er in beginsel van uit dat de zorginstelling een stichting is. Met de opkomst van grotere samenwerkingsverbanden zijn in de huisartsgeneeskunde ook rechtsvormen als de besloten vennootschap (BV) en de coöperatieve vereniging

---

[7] Een informatieprotocol uitwerken kan heel zinvol zijn, zeker in de opstartfase. Maar zorg ervoor dat met een protocol niet formeel of formalistisch omgegaan wordt! In beginsel heeft de RvB de taak om alle informatie te verstrekken die redelijkerwijs relevant is voor goed toezicht.
[8] Zie bijvoorbeeld: Bas Baanders: 'Raden van Toezicht op zoek naar ervaringsdeskundigheid: blind zien en doof horen' in: ▶ https://tinyurl.com/gezocht-ervaringsdeskundigen.

met leden in zwang gekomen. De coöperatie[9] heeft leden die tot bepaalde vormen van samenwerking willen komen. De coöperatie kan functioneren als uitvoeringsorganisatie, maar vaak richten coöperaties BV's op als uitvoeringsorganisatie. De leden van de coöperatie zijn dan aandeelhouders in de BV.

Een aandachtspunt is dat voor de rechtsvormen BV en coöperatie deels andere wet- en regelgeving van toepassing is. Op zich is de coöperatie een vorm die goed bij huisartsen zou kunnen passen als coöperatie 'van, voor en door huisartsen'. Uitgangspunt van de coöperatieve gedachte is dat het primaat ligt bij – in dit geval – de huisartsen als leden. De verschillende gremia worden in beginsel bemenst met leden.

In de setting van coöperaties en BV's is sprake van drie partijen, te weten:
— de aandeelhouders (huisartsen) verenigd in een algemene vergadering van aandeelhouders (AVA), of Aandeelhoudersvergadering (AV);
— het bestuur (RvB/directeur/bestuurder); en
— het interne toezicht (RvC).

In tegenstelling tot het in ▶ par. 4.3 besproken two-tiermodel zijn in de BV de aandeelhouders eindverantwoordelijk. De aandeelhouders nemen in uiterste instantie wezenlijke besluiten, zoals vaststelling van de jaarrekening en de begroting, het werkplan, het strategisch meerjarenbeleid en de uitvoering daarvan. Hiërarchisch gezien staan de aandeelhouders boven RvB en RvC. De aandeelhouders benoemen, schorsen en ontslaan het bestuur én de RvC. Daarmee is de onafhankelijke functie van een RvT in gevaar. Een ander aandachtspunt is dat het bij BV's veel voorkomt dat de persoon van de aandeelhouder ook lid van het bestuur is. Ook hier is dus functiescheiding niet vanzelfsprekend. Er zijn praktische oplossingen op maat voor dit probleem; te verwachten valt dat de governance bij coöperaties en BV's zich nader uitkristalliseert.

Veel coöperaties en BV's richten een RvC in die de taak krijgt van intern onafhankelijk toezichthouder.

Los van de vraag of het *moet*, doen organisaties er goed aan om te bekijken hoe ze ervoor kunnen zorgen dat het interne toezicht meerwaarde oplevert. Een mooi voorbeeld zag ik bij een coöperatie van regionale huisartsenorganisaties die met zorg een RvT ingericht, stevig en deskundig, bij wie men het interne toezicht in vertrouwde handen weet. Dat vergemakkelijkt het werk voor de aandeelhouders – zo zeggen ze – aanzienlijk: 'Door die stevige RvT kunnen wij ons als aandeelhouders richten op de inhoud. Dat is wel zo prettig, want in de eerste plaats zijn we *inhoudelijke* aandeelhouders.'

Er zijn allerlei opties om dit uit te werken en handen en voeten te geven; dat allemaal opsommen gaat het bestek van deze bouwsteen te boven. Geadviseerd wordt – in samenwerking met ter zake deskundigen – om op basis van de *bedoeling* van een organisatie te zoeken naar een passende bestuurlijke constellatie.

---

9  Voor informatie over besturingsmodellen bij coöperatie. zie: ▶ https://www.cooperatie.nl/informatie/besturingsmodellen-in-eennotendop/.

## 4.10 Op afstand nauw betrokken zijn

Huisarts zijn, besturen en toezichthouden betekent balanceren tussen een zekere afstandelijkheid en de inhoudelijke betrokkenheid. Voor kennisprofessionals als huisartsen kan rolvastheid in bestuurlijke zin lastig zijn. Huisartsen identificeren zich immers primair met hun patiëntenzorg, de inhoud en de collega's met wie wordt samengewerkt.

Als bestuurder of toezichthouder kijk je vanuit een ander perspectief naar het dagelijkse werk. Je staat bewust wat op afstand, bent eerder generalistisch dan gedetailleerd inhoudelijk bezig, je let op het *gehele* functioneren van de organisatie, terwijl je in bestuurlijke zin niet rechtstreeks kan ingrijpen bij de operationele processen in een grootschaliger organisatie. Dat kan knap lastig zijn als je op je handen moet zitten, terwijl je hart ligt bij de dagelijkse praktijk als huisarts.

## 4.11 Tot slot

Als huisarts vervul je allerlei rollen en kom je elkaar in verschillende rollen tegen:
- als praktiserend huisarts in de eigen voorziening;
- als lid/eigenaar van de rechtspersoon van waaruit (een deel van de) huisartsgeneeskundige zorg wordt gerealiseerd, en waar je als huisarts een eigen uitvoerende rol hebt;
- als bestuurder;
- als toezichthouder.

Voor wie wordt gepolst voor een bestuurlijke of toezichthoudende functie kunnen de volgende overwegingen nuttig zijn:
- Huisarts-zijn op zich kwalificeert niet zonder meer voor bestuurlijke en toezichthoudende functies: besturen en toezicht houden zijn twee andere disciplines. Er zijn wel huisartsen die er talent voor en interesse in hebben: ben jij zo'n huisarts?
- Je beziet het functioneren van een organisatie op grote lijnen. Voel je je er senang bij dat je vanaf een afstand toe moet kijken hoe andere mensen werken aan huisartsgeneeskunde, zonder dat jij zelf de mouwen kunt opstropen?
- Als toezichthouder/bestuurder houd je je meer met de grote lijnen bezig, en alleen in afgeleide zin met de (geaggregeerde) inhoud: kan je dat hanteren?
- Bestuur en toezicht betreffen alle aspecten van het functioneren van een organisatie, dus ook onderwerpen als financiering of een adequaat functionerende administratieve organisatie. Ben je bereid moeite te doen om jezelf als generalist op de verschillende aandachtsvelden nader in te werken?
- Als huisarts heb je elke tien minuten een succes te vieren. Als bestuurder of toezichthouder bezie je het algemene functioneren van een organisatie van afstand en met tussenpozen. Kun je daarmee omgaan?

## 4.12 Aan de slag

Huisartsen kunnen hun eigen situatie in kaart brengen door reflectie op vragen als:
- Welke rollen heb je nu al als huisarts? Kun je die benoemen?
- Hoe zien de organisaties waarmee je te maken hebt er qua governance uit?
- Welke structuur is gekozen en wat waren daarvoor de overwegingen?
- Levert de organisatie wat ermee beoogd werd?
- Past deze structuur nog bij de organisatie?
- Op welke manier heb je als huisarts invloed op samenwerkingsverbanden?

### Aandachtspunten en adviezen
- Werk serieus aan de inrichting van de samenwerking tussen een RvT en het bestuur van de organisatie.
- Bezie in het licht van de inhoudelijke doelstellingen van het samenwerkingsverband welke stijl en welk model van besturen en toezichthouden daar het beste bij passen.
- Geef serieuze aandacht aan de uitwerking van statuten en reglementen, op basis van de inhoudelijke doelen die je als samenwerkingsverband wilt bereiken.
- Voorkom dat verschillende betrokkenen elkaar alleen maar in formele zin treffen. Zorg voor voldoende momenten van ook informeel contact.
- Om te voorkomen dat gremia langs elkaar heen werken is het verstandig in te regelen dat de verschillende betrokkenen elkaar jaarlijks spreken over het functioneren nu en in de toekomst van het samenwerkingsverband.
- Zorg ervoor dat je als bestuurder of toezichthouder je gezicht laat zien in de organisatie (werkbezoeken, vergaderen op locatie en evenementen zoals de nieuwjaarsreceptie). Je kunt nooit overschatten hoeveel belang mensen op de werkvloer hechten aan je aandacht!

## 4.13 Informatiebronnen

- Websites van InEen (▶ www.ineen.nl), de LHV (▶ www.lhv.nl) en de NVTZ (de Nederlandse Vereniging van Toezichthouders in Zorg en Welzijn, ▶ www.NVTZ.nl).
- Nationale Coöperatieve Raad (NCR) is de vereniging van en voor coöperaties in Nederland (▶ www.cooperatie.nl).
- De NVTZ heeft een brancheambassadeur die zich speciaal richt op de eerste lijn.
- De NVTZ heeft praktijkgerichte informatie en modelreglementen en statuten (voor leden vaak gratis) over allerlei aspecten van de rol als toezichthouder.
- De Governancecode Zorg, die een bijlage over BV's en coöperaties bevat, is te downloaden op ▶ www.governancecodezorg.nl.

## 4.14 Leren en lezen

- De NVTZ Academie (▶ https://tinyurl.com/nvtz-academie) organiseert een keur aan cursussen voor toezichthouders, onder andere een oriëntatiecursus en een speciale leergang voor net aangetreden toezichthouders.
NB: Er zijn natuurlijk ook andere aanbieders van goede scholing. Voordeel van de NVTZ is dat zij georiënteerd is op zorg en welzijn.
- Voor meer zicht op de uitgangspunten voor de praktijk van het toezichthouden: Bas Baanders en Ton van Zonneveld: *Atlas van het toezicht*.[10]

---

10 Baanders B., & Van Zonneveld, T. (2017). *Atlas van het toezicht*. Utrecht: NVTZ toezichthouders in zorg en welzijn. ▶ www.nvtz.nl.

# Rollen en verantwoordelijkheden in het zorgsysteem

A. H. Poll

5.1 In het kort – 48

5.2 Rollen en verantwoordelijkheden – 48

5.3 Financiering huisartsenzorg – 49

5.4 Het Achterstandsfonds – 50

5.5 O&I-tarieven – 50
5.5.1 Praktijkmanagement – 51
5.5.2 Wijkmanagement – 51
5.5.3 Ketenzorg – 52
5.5.4 Regiomanagement (plus innovatie) – 52

5.6 Aan de slag – 52

Literatuur – 52

© Bohn Stafleu van Loghum is een imprint van Springer Media B.V., onderdeel van Springer Nature 2021
J. N. Belo et al. (Red.), *Handboek praktijkvoering*, https://doi.org/10.1007/978-90-368-2647-1_5

## 5.1 In het kort

Het Nederlandse zorgsysteem is gebaseerd op het solidariteitsprincipe: we betalen met elkaar de zorgkosten van iedereen. Om dat goed te laten verlopen zijn er afspraken gemaakt over rollen en verantwoordelijkheden. In deze bouwsteen komen de rollen en verantwoordelijkheden van de verschillende partijen in het zorgsysteem aan de orde [1].

## 5.2 Rollen en verantwoordelijkheden

1. Ministerie van Financiën. Dit ministerie bepaalt hoeveel geld er aan gezondheidszorg uitgegeven kan worden en welk gedeelte aan bijvoorbeeld huisartsenzorg of ziekenhuiszorg kan worden besteed: het stelt het zogenoemde 'makrokader' van de gezondheidszorg vast.
2. Ministerie van Volksgezondheid, Welzijn en Sport (VWS). VWS bepaalt het beleid in de gezondheidszorg, bijvoorbeeld of er een eigen risico voor de burgers is en hoe hoog dat moet zijn en hoe de kosten in toom gehouden kunnen worden. Dit gaat bijna altijd in overleg met de beroepsgroepen en wordt vastgelegd in zogenoemde hoofdlijnenakkoorden.
Maar ook beleid rondom 'winstuitkeringen' door intramurale of extramurale zorgaanbieders of verzekeraars wordt op het ministerie bepaald. Het is tot op heden niet mogelijk voor intramurale zorgaanbieders (ziekenhuizen, ggz-instellingen, medisch specialisten) en voor verzekeraars om winst uit te keren. Voor extramurale zorgverleners zoals zelfstandige behandelklinieken, is dit wel mogelijk, al is hierover nog niet het laatste woord gezegd.
3. Zorginstituut Nederland (ZIN). Dit instituut bepaalt de inhoud van het pakket aan zorg dat vergoed mag worden door verzekeraars; het zogenoemde basispakket. Het betreft alle reguliere zorg, zoals ziekenhuiszorg, paramedische zorg, verpleegkundige zorg, huisartsgeneeskundige zorg, tandzorg tot 18 jaar, farmaceutische zorg et cetera. ZIN doet dit in nauw overleg met de beroepsgroepen en wetenschappelijk onderzoekers. Alleen wetenschappelijk onderbouwde zorg kan in het basispakket en wordt vergoed via de basisverzekering.
4. Nederlandse Zorgautoriteit (NZa). De NZa 'reguleert' de zorg en houdt 'toezicht'. Met regulering worden alle 'beleidsregels' bedoeld die de tarieven en wijze van bekostiging van de zorg in het basispakket bepalen. De verzekeraars en zorgaanbieders zijn verplicht de regulering van de NZa te volgen.
Het toezicht betreft zowel controle van de afspraken als controle van de kwaliteit van de zorg. Dit laatste gebeurt in nauwe samenwerking met de Inspectie Gezondheidszorg en Jeugd (IGJ).
5. De zorgverzekeraars hebben een centrale rol bij het verzekeren van de zorg (a), de inkoop bij en het contracteren van de zorgaanbieders (b) en het betalen van de declaraties (c).
    a. De verzekering betreft de polis voor de basisverzekering, waarvan de inhoud dus door het ZIN is bepaald; er mag niets meer en niets minder in de verzekering dan het basispakket. De verzekeraar mag er dus niets bij stoppen of uithalen.
    Iedere Nederlander moet verplicht een basisverzekering kiezen en moet worden geaccepteerd door de verzekeraar. Niemand mag geweigerd worden. De premie is voor iedereen bij dezelfde verzekeraar even hoog: ziek of gezond; we betalen

allemaal hetzelfde bij dezelfde verzekeraar. Alle verzekerden van verzekeraar A betalen dezelfde premie, alle verzekerden van verzekeraar B betalen dezelfde premie, al kan die verschillen van verzekeraar A.

Er kan ook een aanvullende verzekering gekozen worden. Dit is voor zaken die niet in de basisverzekering zitten, bijvoorbeeld extra fysiotherapie, vergoedingen voor duurdere tandheelkundige zorg, maar ook talloze andere vergoedingen, zoals extra hulp van een lactatieverpleegkundige of plaswekker.
 b. Voor het contracteren van de zorg volgen de verzekeraars de regels van de NZa. Alleen de zorg uit de basisverzekering of uit de aanvullende verzekering mag gecontracteerd worden. Verzekeraars mogen zelf bepalen bij welke zorgaanbieders de zorg wordt gecontracteerd, zolang zij maar voldoende zorg inkopen voor hun verzekerden. Verzekeraars hebben hiermee de verantwoordelijkheid gekregen om zorg van goede kwaliteit tegen een verantwoorde prijs in te kopen. In sommige gevallen willen de verzekeraars bijvoorbeeld dat een verzekerde voor een heupoperatie naar ziekenhuis A gaat en niet naar ziekenhuis B, omdat er in A minder infecties en minder heropnames zijn dan in ziekenhuis B. Dat is veel beter voor de verzekerde en scheelt aanzienlijk in extra kosten.
 c. De professionals en zorgaanbieders declareren volgens de regels van de NZa bij de verzekeraar. De verzekeraar betaalt alle zorg.
6. De zorgkosten worden gedekt met de premies van de verzekerden. Deze premies worden voor de helft betaald door de verzekerden en voor de andere helft door de werkgever, uitkeringsinstantie of zelfstandige ondernemer. Hoe hoger de uitgaven van een verzekeraar, hoe hoger de premie. Deze zijn echter niet oneindig, ze behoren altijd binnen het makrokader van het ministerie van Financiën te vallen.

## 5.3 Financiering huisartsenzorg

De basisfinanciering bestaat uit drie segmenten, van boven naar beneden: geld voor innovatie, het tarief voor chronische geprotocolleerde zorg en eventuele regionale afspraken en het inschrijftarief voor de basiszorg.

In het inschrijftarief per verzekerde voor de basiszorg zijn opgenomen: de tarieven voor consulten, enkele tarieven voor medische handelingen en vergoedingen voor de inzet van een praktijkondersteuner GGZ (POH-GGZ). Dit segment dekt over het algemeen 75 % van de huisartsenbegroting.

In het tweede segment zijn de tarieven voor multidisciplinaire zorg opgenomen: de tarieven voor de ondersteuningsstructuur in de praktijk, onder andere ten behoeve van samenwerking met andere professionals. De tarieven voor multidisciplinaire zorg betreffen de vergoedingen voor de 'keten diagnose-behandelcombinaties (DBC's)'. Het betreft diabetes, cardiovasculair risicomanagement (CVRM), astma en COPD. Sinds 2017 zijn diabetes/CVRM en COPD/astma samengenomen. De tarieven in dit segment betreffen soms een tarief per ingeschreven verzekerde (voor de ondersteuningsstructuur) en soms per patiënt (keten-DBC). Dit segment dekt over het algemeen 20 % van de begroting. In deze tarieven is ook de vergoeding voor de praktijkondersteuner somatiek (POH-S) opgenomen.

Het is ook mogelijk om afspraken te maken over andere programmatische zorg, zoals voor mensen met depressie of voor kwetsbare ouderen. De programma's moeten gebaseerd zijn op richtlijnen, zoals de NHG-Standaarden. Er zijn door de NZa nog geen prestaties met tarieven geformuleerd voor deze laatste programma's.

In het derde segment is ruimte voor innovatieve afspraken met vrije tarieven. Het betreft afspraken over e-health, meekijkconsulten, substitutie uit ziekenhuizen, doelmatig voorschrijven en verwijzen, service en bereikbaarheid en stimulering van huisartsenzorg in krimpgebieden. Het betreft afspraken over 5 % van de begroting.

## 5.4 Het Achterstandsfonds

Huisartsen in achterstandsgebieden ('opslagwijken') kunnen ook een beroep doen op de 'module achterstandsfonds'. Het betreft een bedrag per project per kwartaal en per ingeschreven verzekerde. Bijvoorbeeld een bedrag voor welzijn op recept. Het budget voor deze 'module achterstandsfonds' wordt door verzekeraars afgedragen aan het achterstandsfonds, niet rechtstreeks aan de huisarts. Het fonds heeft een bestuur en bepaalt het jaarlijkse programma. Er zijn in Nederland 21 fondsen die met elkaar zo'n 5,5 miljoen euro beheren. De wijken waar de gelden uit de fondsen ingezet kunnen worden, komen niet altijd overeen met de wijken waar veel problemen zijn. Ook hier speelt de indeling naar postcodegebieden een rol. De fondsen in de grote steden hebben meer geld tot hun beschikking dan de fondsen in de rest van Nederland. Dit kan tot problemen leiden bij het uitvoeren van projecten in achterstandswijken buiten de grote steden.

## 5.5 O&I-tarieven

De NZa heeft in 2018 nieuwe prestaties (tarieven) voor 'huisartsen- en multidisciplinaire zorg' gedefinieerd. Het betreft de bekostiging van samenwerking in de eerste lijn. Deze nieuwe tarieven, de zogenoemde O&I-tarieven (organisatie en infrastructuur) komen bovenop de bestaande tarieven en zijn gekoppeld aan samenwerking tussen professionals en/of organisaties in de wijk of in de regio. Samenwerking met de gemeente is in een aantal gevallen voorwaarde voor het kunnen declareren van deze nieuwe tarieven. Met de introductie van de O&I-prestaties vervallen de zogenoemde 'GEZ-gelden' voor gestructureerde samenwerking in de eerste lijn, die vooral gezondheidscentra konden declareren.

De NZa heeft vastgelegd wie de tarieven mag gaan declareren en wie niet. Zo zal een individuele huisarts of een huisartsenpraktijk *geen* tarief voor 'regionale samenwerking' kunnen declareren, dat is voorbehouden aan bredere organisaties van professionals in de eerste lijn. Er is in 2018 voorzichtig gestart met contracteren van de nieuwe tarieven tussen verzekeraars en (groepen van) huisartsen/professionals, in de loop der jaren zal er meer en meer O&I worden gecontracteerd. Er zijn in het hele land initiatieven om te komen tot nieuwe juridische entiteiten (organisaties of samenwerkingsverbanden) die deze tarieven kunnen gaan declareren.

Deze nieuwe tarieven zouden aangewend kunnen worden voor het organiseren van zorg voor kwetsbare groepen en voor het terugdringen van gezondheidsachterstanden.

## Tabel 5.1 O&I-prestaties, verdeeld in vier kwadranten

|  | monodisciplinair | multidisciplinair |
|---|---|---|
| Wijkniveau 10.000 – 20.000 | praktijkmanagement | wijkmanagement |
| Regio 100.000 – 200.000 | | ondersteuning ketenzorg |
| | | regiomanagement |

De O&I-prestaties zijn verdeeld in vier kwadranten en hebben als doel de eerste lijn te versterken (tab. 5.1). Het betreft betaaltitels voor praktijkmanagement, wijkmanagement, ondersteuning ketenzorg en regiomanagement.

Toelichting: de tabel bevat vier betaaltitels ter ondersteuning van de integrale aanpak in de wijk of in de regio. Voor het eerste en tweede kwadrant wordt gesproken over wijken van ten minste 10.000 inwoners. Voor het derde en vierde kwadrant wordt gesproken over samenwerking rondom ten minste 100.000 inwoners, maar sommige verzekeraars spreken ook al over veel grotere regio's: van honderdduizenden tot miljoenen. De regio's worden daarmee erg groot en de organisatie die voor zo'n grote regio de O&I-gelden zal ontvangen, kan een machtige speler in de regio worden.

### 5.5.1 Praktijkmanagement

Dit is een tarief voor de inzet van een praktijkmanager. Deze richt zich vooral op de praktijkorganisatie en op de samenwerking met lokale ketenpartners. Daarmee kan de huisarts zich meer kan concentreren op de directe patiëntenzorg. Om voor deze vergoeding in aanmerking te komen stelt de zorgverzekeraar als regel wel eisen aan de opleiding en/of competenties van de praktijkmanager en aan het takenpakket en de omvang van het dienstverband.

### 5.5.2 Wijkmanagement

Dit betreft een tarief voor een groep huisartsen (solo- en duo- of groepspraktijken) om in een netwerk of in een groepspraktijk te gaan samenwerken en zich daarbij te laten ondersteunen door een praktijkmanager die niet-zorggerelateerde werkzaamheden uit kan voeren. De huisartsen krijgen daarmee meer tijd voor patiënten en meer tijd voor samenwerking.

Het contract voor dit tarief per ingeschreven verzekerde wordt gesloten met de huisartsen. Het betreft een samenwerking voor ten minste 10.000 verzekerden. Het is een vrij tarief en wordt door de meeste verzekeraars ingekocht.

Het multidisciplinair samenwerkingsverband maakt hierbij adequate samenwerkingsafspraken tussen de deelnemende zorgprofessionals en het sociale domein. Het samenwerkingsverband is hierbij een gemandateerd aanspreekpunt voor en namens de aangesloten zorgaanbieders met andere stakeholders, zoals gemeenten, ziekenhuizen, Verpleeg-, Verzorgingshuizen en Thuiszorg (VVT)-instellingen, ggz-instellingen et cetera.

## 5.5.3 Ketenzorg

Dit betreft een tarief voor de opzet en uitvoering van de landelijke ketenzorgprogramma's voor diabetes, COPD en hart- en vaatziekten. In ontwikkeling zijn programma's voor ouderenzorg en dementiezorg. De afspraken worden gemaakt met een regio-organisatie en betreffen ten minste 100.000 ingeschreven verzekerden. Het betreft een gedeeltelijke vergoeding per patiënt in de keten en een gedeeltelijke vergoeding per ingeschreven verzekerde. Er worden afspraken gemaakt over kwaliteitsmanagement en spiegelinformatie.

## 5.5.4 Regiomanagement (plus innovatie)

Dit betreft een tarief als in regiomanagement voor ketenzorg. Er kunnen extra afspraken gemaakt worden over ICT-ontwikkeling en beheer en over '(deel)populatiemanagement'.

Gemeenten zouden met professionals en verzekeraars in gesprek kunnen gaan om te adviseren over de inzet van deze nieuwe tarieven voor het terugdringen van gezondheidsachterstanden. Dit kan door de inkoopvoorwaarden van verzekeraars voor deze vergoedingen te verbinden aan specifieke adviezen over de integrale aanpak bij gezondheidsachterstanden. Ook kan de gemeente haar aanbestedingsbeleid verbinden aan deze voorwaarden.

## 5.6 Aan de slag

— Kun je een overzicht maken van geldstromen buiten de verrichtingen en inschrijfgelden om?
— Heeft jouw praktijk recht op vergoeding uit het achterstandsfonds?
— Hoe worden de O&I-gelden van jouw zorggroep ingezet?
— Zijn er samenwerkingsverbanden met niet-medische financiering (bijv. sociaal domein)?

## Literatuur

1. Hoe is de zorgverzekering in Nederland geregeld? ▶ www.rijksoverheid.nl.

# Onvrede, klachten en claims

A. W. Hielkema en A. Smilde

6.1 In het kort – 54

6.2 Inleiding; aandacht voor risicofactoren – 54

6.3 Aandacht voor risicofactoren – 55

6.4 Professioneel handelen als er iets is misgegaan – 55

6.5 Communicatie rondom een incident – 56

6.6 Gevolgen voor de behandelrelatie – 56

6.7 Impact op de huisarts – 57

6.8 Beleid bij een dreigende klacht of claim – 57

6.9 Juridische acties bij onvrede of incidenten – 57

6.10 Rol en werkwijze van de IGJ – 59

6.11 Nieuwe ontwikkelingen – 60

6.12 Aan de slag – 61

Literatuur – 62

© Bohn Stafleu van Loghum is een imprint van Springer Media B.V., onderdeel van Springer Nature 2021
J. N. Belo et al. (Red.), *Handboek praktijkvoering*, https://doi.org/10.1007/978-90-368-2647-1_6

## 6.1 In het kort

Geen enkele huisarts wil graag te maken krijgen met klachten, claims of juridische trajecten. Dat lukt niet altijd. In dit hoofdstuk geven we inzicht in de regels en procedures van het juridisch domein. Die kennis kan helpen om goed om te gaan met problemen en in bepaalde gevallen zelfs om problemen te voorkomen.

> **Enkele** praktijkvoorbeelden **die eerder hebben geleid tot** klachten en claims
> - Een patiënt houdt de huisarts aansprakelijk voor schade die hij lijdt ten gevolge van een netvliesloslating, omdat de huisarts hem ten onrechte niet met spoed had verwezen naar de oogarts.
> - Omdat een assistente bij de triage tekortschiet, heeft de huisarts een patiënt te laat gezien.
> - Een patiënt beklaagt zich bij de praktijkhouder over het feit dat de waarnemend huisarts haar de les zou hebben gelezen over de risico's van het gebruik van slaapmedicatie.
> - Een patiënt spreekt de huisarts erop aan dat hij informatie over zijn alcoholgebruik heeft genoteerd in zijn dossier.
> - Een patiënt verwijt de huisarts dat hij geen duidelijke instructies had gegeven over hetgeen hij moest doen bij het voortduren van de klachten.
> - Door de gebrekkige dossiervoering van een huisarts maakt een collega een inschattingsfout.
> - Een nabestaande van een patiënt dient een schadeclaim in tegen de huisarts, omdat deze onvoldoende zou hebben gedaan om de internist ervan te overtuigen dat de patiënt direct gezien moest worden.
> - Een patiënt verwijt de huisarts dat deze zonder zijn toestemming vertrouwelijke informatie heeft gedeeld met zijn psychiater.

## 6.2 Inleiding; aandacht voor risicofactoren

Voor praktijkhouders biedt de Wet kwaliteit, klachten en geschillen zorg (Wkkgz) [1] handvatten voor het voorkomen van problemen met de patiënt. Het gaat dan over de organisatie van de praktijk, over interne processen voor het omgaan met incidenten/onvrede en over samenwerking met zorgverleners buiten de praktijk. Voor waarnemers en dienstdoende artsen is vooral de communicatie met de patiënt een belangrijk aandachtspunt. Bij patiënten uit een andere praktijk is de kans op misverstanden groter; ook zijn zij bij onvrede eerder geneigd actie te ondernemen.

Klachten over de naleving van patiëntenrechten hebben nogal eens te maken met een gebrek aan kennis en/of met een complexe situatie, zoals een vechtscheiding. Het is dan ook aan te bevelen om hierover tijdig advies in te winnen bij een jurist van de Landelijke Huisartsen Vereniging (LHV), Artsenfederatie KNMG of de VvAA.

## 6.3 Aandacht voor risicofactoren

Zoals uit de gegeven voorbeelden blijkt, is het medisch handelen van de huisarts niet de enige aanleiding voor onvrede van een patiënt of nabestaande. Om onvrede of zelfs een klacht of claim te voorkomen is het belangrijk om ook aandacht te hebben voor andere risicofactoren, zoals:
- gebrekkige communicatie met de patiënt;
- het ontbreken van een vertrouwensrelatie;
- organisatie van de praktijk;
- samenwerking met collega's en andere zorgverleners in de praktijk;
- de naleving van patiëntenrechten;
- overdracht naar huisartsenpost (HAP) en waarnemers;
- samenwerking met medisch specialisten en ketenzorg.

## 6.4 Professioneel handelen als er iets is misgegaan

Van huisartsen wordt verwacht dat zij professioneel omgaan met (al dan niet terechte) kritiek en met klachten van patiënten over (al dan niet verwijtbare) incidenten.[1] In de gedragsregels voor artsen staat dat een arts bereid is zich te verantwoorden en zich toetsbaar op te stellen. Dit sluit aan bij de eed: '*ik zal mij open en toetsbaar opstellen*'. Ook de Tuchtcolleges voor de Gezondheidszorg nemen deze norm als uitgangspunt bij de toetsing van het handelen van artsen. De KNMG werkt in diverse documenten deze norm verder uit [2].

Voor de communicatie na een incident dat merkbare gevolgen heeft (of kan hebben) voor een patiënt, bevat de Wkkgz een expliciete informatieplicht. Deze komt er kort gezegd op neer dat de huisarts de patiënt, of diens vertegenwoordiger of nabestaande, direct moet informeren over de aard en toedracht van een incident en de maatregelen om de gevolgen van het incident weg te nemen of te beperken. Ook op grond van de Wet op de geneeskundige behandelingsovereenkomst (WGBO) bestaat de verplichting om een patiënt te informeren bij onverwachte of onvoorziene gebeurtenissen, zelfs als deze niets met de kwaliteit van de geleverde zorg te maken hebben, zoals bij complicaties. Op de website van de Inspectie Gezondheidszorg en Jeugd (IGJ) is informatie te vinden over het verschil tussen een incident en een complicatie.

Voor patiënten is het niet alleen belangrijk dát zij inhoudelijke uitleg van de arts krijgen bij onvrede, een incident of complicaties. Uitspraken van tuchtcolleges maken duidelijk dat patiënten ook behoefte hebben aan een *snelle* reactie, aan het serieus nemen van onvrede en aan aandacht voor de impact van een medische misser of complicatie. Zij willen ook graag weten of er verbetermaatregelen zijn of worden genomen. En in enkele gevallen willen patiënten excuses.

---

1 Een incident is volgens de Wet kwaliteit klachten en geschillen zorg een onverwachte of onbedoelde gebeurtenis, die betrekking heeft op de kwaliteit van de zorg met al dan niet (mogelijk) merkbare gevolgen voor de patiënt.

## 6.5 Communicatie rondom een incident

Realiseer je dat gebrekkige communicatie naar aanleiding van een gebeurtenis met een onverwachte uitkomst heel vaak de reden is voor het indienen van een tuchtklacht, niet de gebeurtenis zelf.

Er staat een huisarts niets in de weg om tegenover de patiënt open kaart te spelen. Ook niet de polis van de aansprakelijkheidsverzekering. Deze verbiedt artsen zelfs niet om toe te geven dat er iets fout is gegaan of om spijt te betuigen. Alleen het erkennen van aansprakelijkheid en het toezeggen van een schadevergoeding is niet toegestaan. Toch is het voeren van een open gesprek niet gemakkelijk. Dit heeft onder meer te maken met emoties aan beide kanten en met communicatievaardigheden die nodig zijn voor zo'n gesprek. Daarbij zijn artsen soms onzeker over wat zij mogen zeggen, vanwege juridische gevolgen, zoals een tuchtklacht of een schadeclaim.

Hieronder staat een aantal tips en aandachtspunten voor de communicatie in geval van een klacht of incident.
- **Zorg voor snel contact en een open en toetsbare opstelling tegenover de patiënt.**
- **Bied onder alle omstandigheden een gesprek aan.**
  *Het komt nogal eens voor dat een patiënt zegt geen prijs te stellen op contact. Dit ontslaat een huisarts niet van de verplichting een gesprek aan te bieden en dit te blijven doen. Een huisarts doet er goed aan in beeld te blijven bij de patiënt, ook als de communicatie in eerste instantie via een ander verloopt, bijvoorbeeld een praktijkhouder of de huisartsenpost. Zo laat de huisarts zien dat hij de patiënt serieus neemt en betrokken is.*
- **Luister in het gesprek altijd eerst en heb aandacht voor emoties, pas daarna komt de inhoud (soms pas in het tweede contact).**
  *Neem het signaal van de patiënt altijd serieus en heb daarbij aandacht voor emoties en vragen. Toon betrokkenheid. Wees open over feiten en benoem wat er niet goed gegaan is. Bij fouten is het goed om deze te erkennen en zo nodig excuses aan te bieden. Vermijd defensieve reacties en draai niet om de feiten heen. Houd geen informatie achter en wees niet te veel gericht op de zogeheten 'medische puzzel'. En vergeet niet om altijd bereidheid tot een vervolggesprek te tonen.*
- **Andere aandachtspunten.**
  *Laat het contact en daarmee de regie nooit volledig over aan de opleider, werkgever of opdrachtgever. Maak afspraken over wie wat communiceert met de patiënt.*

Ook de KNMG geeft tips voor een open gesprek over incidenten en fouten [3].

## 6.6 Gevolgen voor de behandelrelatie

De behandelrelatie staat nogal eens onder druk als er iets is misgegaan. Zeker als een patiënt boos is of een klacht dreigt in te dienen. Het is de verantwoordelijkheid van de huisarts om na te gaan of zij of hij nog goede zorg kan verlenen aan een patiënt. Hiervoor is het cruciaal dat de patiënt nog voldoende vertrouwen in de huisarts heeft en dat er sprake is van een 'werkbare' relatie. Van de huisarts wordt verwacht dat deze het gesprek hierover aangaat. Mocht de huisarts de behandelrelatie zelf willen beëindigen, dan kan dat alleen wanneer wordt voldaan aan strikte voorwaarden en zorgvuldigheidseisen [4]. Het enkele feit dat een patiënt een klacht heeft ingediend, is onvoldoende om een behandelingsovereenkomst eenzijdig te beëindigen.

Onvrede, klachten en claims

## 6.7 Impact op de huisarts

De impact van een klacht op de huisarts is groot. Het is in de eerste plaats al erg vervelend dat er iets niet goed is gegaan. Verder kunnen onzekerheid over het medisch handelen, angst voor juridische gevolgen, en andere emoties de huisarts belemmeren bij het voeren van een open gesprek. Het advies is dan ook om ondersteuning te regelen. Bijvoorbeeld steun van een directe collega van de intervisie- of huisartsengroep, *peer support*, juridisch en praktisch advies van de rechtsbijstandsverzekeraar of (bij een dreigende schadeclaim) van de aansprakelijkheidsverzekeraar.

## 6.8 Beleid bij een dreigende klacht of claim

Als gesprekken met een patiënt de onvrede niet wegnemen of als de patiënt wil dat er een onafhankelijke klachtenfunctionaris bij de behandeling van de klacht wordt betrokken of als de patiënt een bindend oordeel van een onafhankelijke geschillencommissie over een klacht of een claim wenst, dan is het verstandig om de patiënt te wijzen op de klachtenregeling waarbij de huisartsenpraktijk is aangesloten. Dit klachtrecht wordt in ▶ par. 6.8 toegelicht. Overigens verplichten de polisvoorwaarden van je aansprakelijkheidsverzekering je om altijd direct de schadeclaim door te sturen aan je beroepsaansprakelijkheidsverzekeraar.

## 6.9 Juridische acties bij onvrede of incidenten

Wanneer een patiënt of diens wettelijke vertegenwoordiger of nabestaande niet tevreden is over het handelen van een huisarts of een medewerker in de praktijk, kan hij of zij verschillende (juridische) acties ondernemen. Ook de IGJ kan maatregelen treffen na een melding. De huisarts kan dan te maken krijgen met:
- klachtrecht – schriftelijke klacht op grond van Wkkgz-klachtenregeling;
- tuchtrecht – klacht bij het Regionaal Tuchtcollege voor de Gezondheidszorg;
- strafrecht – aangifte strafbaar feit;
- schadeclaim;
- handhavingsmaatregelen door de IGJ.

Om te zorgen dat mensen laagdrempelig klachten over de kwaliteit van zorg kunnen melden is door de overheid in ons land het Landelijk Meldpunt Zorg (LMZ) opgericht. (Meer informatie over het LMZ op ▶ www.igj.nl).

> **Kader 6.1 Klachtrecht, hoofdlijnen**
> Het *klachtrecht* in de zorg wordt geregeld in de Wet kwaliteit, klachten en geschillen zorg (Wkkgz). In die wet is vastgelegd hoe huisartsen het voor patiënten mogelijk kunnen en moeten maken om te klagen over de (niet) geleverde zorg. Volgens de Wkkgz moeten alle zorgverleners beschikken over een klachtenregeling. Daarnaast moeten zij kunnen beschikken over een onafhankelijke klachtenfunctionaris en aangesloten zijn bij een door de overheid erkende geschilleninstantie. De wet is bedoeld om zorg van goede kwaliteit te waarborgen, om de positie van de patiënt te

versterken, onder meer door klachten op een laagdrempelige manier te behandelen, door openheid in de zorg te bevorderen en door te leren van ongewenste gebeurtenissen. Wanneer er problemen zijn tussen de huisarts en/of medewerkers van de praktijk en de patiënt, dan proberen zij in eerste instantie er samen uit te komen. De patiënt mag daarbij gebruikmaken van de ondersteuning of het advies van de klachtenfunctionaris. In veel gevallen kan de klachtenfunctionaris een goed gesprek tussen patiënt en huisarts eerder op gang brengen.

De Wkkgz biedt ook een laagdrempelige procedure voor het behandelen van geschillen door een onafhankelijke geschilleninstantie (ook wel aangeduid als geschillencommissie) met als doel er samen uit te komen. Deze instantie geeft binnen zes maanden een bindend oordeel over de klacht en desgevraagd ook over een vordering tot schadevergoeding van in ieder geval € 25.000.

Meer informatie over het klachtrecht is te vinden op ▶ www.vvaa.nl.

**Kader 6.2 Tuchtrecht, hoofdlijnen**
Het *tuchtrecht* geldt voor alle BIG-geregistreerde hulpverleners.
Als BIG-geregistreerde hulpverlener valt een huisarts onder het wettelijk tuchtrecht van de Wet op de beroepen in de individuele gezondheidszorg (Wet BIG).
Een tuchtklacht is een intense ervaring die bij iedere hulpverlener emoties teweegbrengt. Na ontvangst van de klacht mag een arts altijd in gesprek gaan met de patiënt. Een zorgvuldige reactie op de klacht is belangrijk. Om al deze redenen is goede ondersteuning voor de arts van belang.
De Wet BIG is bedoeld om de kwaliteit van de beroepsuitoefening te bewaken en te bevorderen. Er zijn vijf regionale tuchtcolleges. Deze tuchtcolleges bestaan uit juristen en beroepsgenoten van de aangeklaagde zorgverlener. Elk college wordt ondersteund door een secretaris. Wanneer een zorgverlener het niet eens is met de uitspraak, kan hij of zij in beroep gaan bij het centraal tuchtcollege. Een klager kan alleen beroep instellen voor zover de klacht is afgewezen of voor zover hij niet ontvankelijk is verklaard. Een klager kan dus geen beroep instellen tegen een al gegrond verklaarde (deel van de) klacht of tegen de hoogte van een opgelegde maatregel.
Iedere uitspraak wordt verzonden aan de Inspectie voor de Gezondheidszorg en Jeugd (IGJ). De Inspecteur kan ook altijd beroep instellen bij het Centraal Tuchtcollege.
Meer informatie over het tuchtrecht is te vinden op ▶ www.vvaa.nl.

**Kader 6.3 Strafrecht, hoofdlijnen**
Het *strafrecht* is niet aan een beroep gebonden; het geldt voor iedereen. De huisarts kan ermee in aanraking komen als verdachte, maar vaker zal aan de huisarts worden gevraagd om op te treden als informant. Het strafrecht is bedoeld voor mensen die worden verdacht van een strafbaar feit zoals omschreven in het Wetboek van Strafrecht en in andere wetten. Het strafrechtelijk onderzoek is in handen van de politie en het Openbaar Ministerie. Omdat de huisarts ook aan tuchtrechtspraak

> is onderworpen, komt het niet vaak voor dat een huisarts voor zijn beroepswerkzaamheden strafrechtelijk wordt vervolgd. Wanneer een uitspraak wordt gedaan, bestaat de mogelijkheid tot beroep hiertegen.

Een *schadeclaim* is een uiting van onvrede met een verzoek tot een schadevergoeding. Daarbij zijn de volgende twee vragen relevant:
- Heeft de huisarts gehandeld zoals van een redelijk bekwaam en redelijk handelend huisarts onder gelijke omstandigheden verwacht mag worden?
- En zo nee, heeft dit tot (gezondheids)schade bij de patiënt geleid en zo ja welke?

Dit zijn juridische vragen. Een huisarts beschikt in het algemeen niet over deskundigheid om hierover een oordeel te geven. Volgens de polisvoorwaarden van de meeste beroepsaansprakelijkheidsverzekeraars mag de huisarts dan ook geen aansprakelijkheid erkennen of uitspraken doen over een uitkering door de verzekeraar. In de polisvoorwaarden staat aangegeven welke acties de huisarts moet ondernemen wanneer een schadeclaim wordt ingediend.

En tot slot, na melding van een calamiteit of na een andere melding, zoals een klacht bij het tuchtcollege, kan de IGJ handhavingsmaatregelen opleggen. Dat kan een boete zijn, een bevel tot het treffen van maatregelen of zelfs het sluiten van de praktijk.

## 6.10 Rol en werkwijze van de IGJ

De IGJ is belast met toezicht op de kwaliteit van zorg. Toezicht vindt plaats naar aanleiding van meldingen op grond van de Wkkgz, maar kan ook op basis van beleid plaatsvinden (thematisch toezicht). Meldingen over problemen in de zorg komen binnen via het eerdergenoemde Landelijk Meldpunt Zorg (een aparte afdeling van de IGJ). De IGJ ontvangt alle uitspraken van tuchtcolleges.

De IGJ kan naar aanleiding van een uitspraak van het tuchtcollege een aangeklaagde uitnodigen voor een gesprek, om te onderzoeken in hoeverre maatregelen nodig zijn in het belang van de patiëntveiligheid of de kwaliteit van de zorg. Bijvoorbeeld bij herhaling van fouten of bij gebrek aan reflectie.

Huisartsen moeten in de volgende situaties zelf melding doen bij de IGJ:
- bij calamiteiten;
- bij geweld in de zorgverlening;
- bij vertrek van zorgverleners of collega's uit de waarneemgroep/maatschap wegens ernstig disfunctioneren.

Zie ook: ▶ https://tinyurl.com/klachten-melden.

Bij een melding van een *calamiteit* doet de zorgaanbieder na de melding zelf onderzoek. Daarvoor bestaan verschillende methodieken. De PRISMA-methode of de SIRE-methode zijn bekende manieren om de situatie systematisch te analyseren en ze kunnen bijvoorbeeld ook worden toegepast in de praktijk, bij het analyseren van incidenten en gebeurtenissen met een onbedoelde uitkomst in het kader van kwaliteitsverbetering

(Veilig Incident Melden, VIM). Daarbij gaat het er niet om schuldigen te zoeken. Met een *oorzakenboom* worden faalfactoren verzameld en worden de basisoorzaken onderzocht. De analyse van oorzaken kan tot verbetermaatregelen leiden [5].

Zoals hierboven aangegeven, is naast de externe calamiteitenmelding een vermelding in de praktijk in het 'Veilig Incident Melden'-systeem nodig en moet je de patiënt direct informeren over de situatie en de gevolgen daarvan voor de behandeling. Bovendien moet je de patiënt (of diens vertegenwoordigers of nabestaanden) op de hoogte brengen van de calamiteitenmelding zelf.

De IGJ beoordeelt de kwaliteit van het onderzoek en de genomen verbetermaatregelen en gaat na of sprake is van een bedreiging van de kwaliteit van zorg of de patiëntveiligheid. Op basis hiervan beslist zij of er nadere maatregelen genomen moeten worden, bijvoorbeeld gericht op de organisatie van de zorg in de praktijk.

De IGJ houdt van tijd tot tijd specifiek toezicht op afzonderlijke aspecten van de zorg. Dit valt onder de noemer *thematisch toezicht* en wordt vaak aangekondigd. Zo is in het verleden, door de Inspectie Gezondheidszorg en Jeugd (IGJ), bij huisartsenpraktijken onderzocht of de responstijd voor het opnemen van de telefoon binnen de gestelde norm viel.

## 6.11 Nieuwe ontwikkelingen

Tijdens de COVID-19-pandemie kreeg de zorg een ander gezicht. Zo verleenden huisartsen vooral zorg op afstand en werd reguliere zorg uitgesteld. De zorg voor corona(verdachte) patiënten werd vaak in samenwerking met andere huisartsen geleverd op een afzonderlijke locatie en in beschermende uitrusting. Veel zorgcontacten werden telefonisch gedaan, al dan niet met videobeeld.

Vaak werd niet-spoedeisende zorg uitgesteld. Daarbij is van belang dat de patiënt zich realiseert wat de risico's zijn van uitgestelde zorg. En van belang is dat voor de patiënt duidelijk is wanneer hij of zij weer contact moet opnemen met de praktijk. Bedenk dat de patiënt soms zorg wil uitstellen uit angst voor besmetting of om niet onnodig de zorg te belasten.

Bij alle nieuwe ontwikkelingen met impact op de zorg, zoals de COVID-19-pandemie, is het uitermate belangrijk om een zorgvuldig dossier te voeren over de zorg en de manier waarop deze is verleend. Dat geldt ook voor de zorg geleverd door anderen (zoals triagisten van de huisartsenpost en waarnemers) namens de eigen huisarts. Dit speelt vooral wanneer van bestaande richtlijnen en afspraken wordt afgeweken. *Het dossier is cruciaal bij de evaluatie van de geleverde zorg.* Daarbij gaat het niet alleen over de beoordeling van de kwaliteit, maar zo nodig ook om uitleg of verantwoording.

In geval van een videoconsult is er een aantal aandachtspunten Zo moeten de patiënten op de hoogte zijn van de beperkingen en risico's hiervan ten opzichte van een fysiek consult. Verder moet de huisarts uitleggen waarom voor deze vorm van zorg wordt gekozen. Ook moet hij naleving van de privacyregels borgen. Hierbij gaat het niet alleen om het gebruik van applicaties, die AVG-proof zijn, maar ook om de vraag of de patiënt bij het videobellen vrijuit kan spreken.[2]

---

2 Op grond van de WGBO (artikel 459 boek 7 BW) is de huisarts verplicht te borgen dat de zorgverlening buiten de waarneming van derden plaatsvindt.

Bij het gebruik van videoconsulten moet verder rekening gehouden worden met de mogelijkheid dat het gesprek wordt opgenomen en met de gevolgen daarvan voor de behandelrelatie, maar ook met de gevolgen voor een klacht of een claim. Wil de patiënt zelf een videoconsult opnemen, dan kan de huisarts dit niet tegenhouden. Wel is een heimelijke opname van een videoconsult, anders dan van een geluidsopname, niet toegestaan.[3] Verder is het goed om te weten dat zo'n opname nooit zonder expliciete toestemming van de huisarts openbaar mag worden gemaakt (ook niet op sociale media). Over het gebruik van zulke opnames in een procedure over een klacht of een claim beslist de rechter.

Maakt de huisarts, of huisarts in opleiding zelf opnames van telefonische videoconsulten, bijvoorbeeld in het kader van de opleiding, dan moeten patiënten altijd hierover van tevoren worden geïnformeerd. Op grond van de KNMG-richtlijn 'Omgaan met medische gegevens' is informeren voldoende wanneer alleen het geluid wordt geregistreerd, maar voor beeldregistratie is apart toestemming van de patiënt nodig. In een andere richtlijn van de KNMG: 'Handreiking voor artsen over het opnemen van gesprekken door patiënten'[4] worden ook andere aandachtspunten benoemd.

## 6.12  Aan de slag

— Heb je ooit te maken gekregen met een klacht of tuchtzaak? Hoe zou je de gevolgen voor jezelf omschrijven en wat zou je met de kennis van nu anders doen? Geeft deze bouwsteen nieuwe inzichten?
   a. Ga na welke stappen je zet bij een klacht? Wat doe je met een klacht?
   b. Hoe en wanneer communiceer je met de patiënt? Wat mag je wel en niet zeggen?
   c. Wie betrek je bij de klacht? Wanneer schakel je een deskundige (juridisch adviseur/advocaat/verzekeraar) in?
   d. Als een patiënt jou naar jouw gevoel volledig onterecht verwijten maakt, hoe ga je daar dan professioneel mee om? Wat kun je doen om escalatie te voorkomen en welke ondersteuning is daarbij mogelijk? Besef dat er geen instantie is waar je als zorgverlener een klacht tegen een patiënt kunt indienen.
   e. Hoe ga je om met een klacht van een patiënt met een psychiatrische stoornis?
   f. Welke stappen moet je zetten als je jezelf door een klacht van een patiënt niet meer in staat acht goede zorg te verlenen aan deze patiënt?
— Ben je wel eens in problemen gekomen door het verbreken van het beroepsgeheim? Waar kun je informatie vinden over aandachtspunten bij een doorbreking van het beroepsgeheim?

---

3    Dit lijkt te volgen uit de KNMG-handreiking voor artsen over het opnemen van gesprekken door patiënten ▶ https://tinyurl.com/gesprekken-opnemen.
4    ▶ https://tinyurl.com/gesprekken-opnemen.

## Literatuur

1. Wet kwaliteit, klachten en geschillen zorg. ► www.rijksoverheid.nl.
2. KNMG (2018). *Incidenten, fouten en klachten*. Utrecht: KNMG. ► www.knmg.nl.
3. Dossier Openheid na incidenten. ► www.knmg.nl.
4. KNMG (2005). *Niet aangaan of beëindiging van de geneeskundige behandelovereenkomst*. Utrecht: KNMG. ► www.knmg.nl.
5. Toelichting Methoden PRISMA & SIRE. ► www.zekerzo.nl.

## Intermezzo 2: Op onderzoek in de praktijk

*M. C. van der Wel, huisarts Wijkgezondheidscentrum Lindenholt, Nijmegen*

Tussen mijn eerste werkzame jaren als huisarts in loondienst bij een wijkgezondheidscentrum, beschreven in de vorige editie van het *Handboek praktijkvoering* (*Praktijkvoering in de huisartsgeneeskunde, 2011*) en nu is er natuurlijk veel gebeurd. Ik ben twee dochters rijker, gepromoveerd en verhuisd vanuit de stad naar 'het buiten', om maar een paar zaken te noemen. Onverminderd ben ik academisch huisarts met interesse en werk op het kruispunt van patiëntenzorg, onderwijs en onderzoek. In het gezondheidscentrum werk ik nog steeds met veel plezier. Met de pensionering van twee van de acht huisartsen alweer even achter de rug ben ik langzamerhand van *new kid in town* onderdeel van het meubilair aan het worden…

Wat leuk om te lezen wat ik toen schreef. Mijn zorgen over het 'maakbaarheidsdenken' van de maatschappij, mijn interesse voor het belang van 'niet doen', het betrekken van patiënten bij organisatie en beleid, de wens tot een kleine normpraktijk, hoewel alweer ruim negen jaar geleden blijft veel van wat ik toen schreef voor mij onverminderd actueel.

En wat interessant om te zien wat ik toen *niet* schreef. Hoe houd je een organisatie met meer dan dertig medewerkers goed draaiende? Hoe draag je het belang uit van 'er samen voor willen staan', van de waarde van een door allen gedragen bedrijfscultuur en een effectieve communicatie? Van feedback kunnen geven en kunnen ontvangen, en er vervolgens naar willen en kunnen handelen?

Met een nieuwe samenstelling van het team van huisartsen, doktersassistentes en praktijkondersteuners hebben we uitvoerig geïnvesteerd in een coachingstraject met meer dan één doel: het begrijpen van de kracht en ook de zwakte van 'hoe het was', het formuleren van hoe we het willen hebben en hoe de veranderingen in te zetten in de organisatie om dat te gaan bereiken. De blik van buiten door een externe coach aan te stellen voor dit traject heeft ons erg geholpen.

Naast de kernwaarden van de huisartsgeneeskunde heeft het team ook drie eigen kernwaarden geformuleerd: 'open', 'aandachtig' en 'vooruitstrevend'. Samen met de herziening van onze missie en visie helpen die kernwaarden om keuzes te maken en hoe koers te houden. Het coachtraject heeft ons als team sterker gemaakt. Er is veel meer een gevoel van gezamenlijke verantwoordelijkheid voor het werk dat we doen. Natuurlijk gaat dat met vallen en opstaan en zijn blijvende aandacht en ieders eigen energie hard nodig om het goed te houden.

Met de formulering van onze kernwaarde 'vooruitstrevend' is besloten om van HIS te veranderen, met het doen van onderzoek in ons achterhoofd. Met dat nieuwe HIS (TransHIS) denken we een grotere bijdrage te kunnen leveren aan onderzoek in de praktijk en daarmee aan de kwaliteit van de huisartsgeneeskunde. De zorgvuldig voorbereide en geplande overgang naar het nieuwe informatiesysteem vond plaats op het moment dat COVID-19 toesloeg. Een 'uitdagende *timing*' die gelukkig goed heeft uitgepakt, doordat we minder mensen voor onze neus hadden zitten terwijl we zaten te klungelen met hoe je ook alweer een verwijsbrief maakt in het nieuwe systeem. De kansen van een pandemie…

Toch zal het wel een jaar duren voordat het nieuwe HIS als vanzelfsprekend gebruikt zal worden. Tot die tijd kost het wat extra energie.

Als huisartsen werkend in een bovengemiddeld ongezonde wijk met relatief veel mensen met problemen op meerdere levensdomeinen is een goed werkende as zorg-welzijn erg belangrijk. Hiermee kan onnodig medicaliseren voorkomen worden. Ook voorkomt dit dat wij als huisartsen halve maatschappelijk werkers worden. De opstapeling van medische, psychische en welzijnsproblemen maakt de zorg complex. Om niet te verdrinken in de complexiteit van het werk is ook de wens tot praktijkverkleining bij ons nog steeds actueel. Daar schreef ik toen ook over en het is nog niet gerealiseerd... Het is wel nodig, want de werkdruk is niet minder geworden ten opzichte van 2012 en de wachttijden bij de eigen huisarts kunnen bij ons oplopen tot zelfs meer dan twee weken! Het blijkt niet makkelijk om financieel gezond te blijven en toch praktijkverkleining te realiseren. Het is een van de grote uitdagingen van de aankomende periode.

Ten slotte is blijven investeren in de samenwerking tussen zorg en welzijn en afstemming in de wijk met relevante (welzijns)partners uitermate belangrijk. We betrekken patiënten beter dan tevoren bij de plannen en ontwikkelingen op dit gebied, bijvoorbeeld middels kwalitatief onderzoek. Samenwerken met partners buiten het centrum is zeker zo uitdagend als goed samenwerken binnen het centrum. Cultuurverschillen en ook veel personele en beleidswisselingen bij welzijnspartijen in onze wijk vertroebelen soms het gewenste ideaalplaatje. De aankomende jaren zal opnieuw een deel van mijn energie uitgaan naar het verbeteren van de samenwerking tussen ons centrum en de welzijnssector. Met als uiteindelijk doel gezondere patiënten in onze wijk en met als mogelijke bijvangst *nog* meer werkplezier bij de uitoefening van ons mooie vak.

# Met het oog op de toekomst

**Het opstellen van een beleidsplan en het maken van een jaarplan en een jaarverslag**

*C. J. in 't Veld*

7.1 In het kort – 66

7.2 Inleiding – 66
7.2.1 Voorbeeld 1: de nieuwe kernwaarden zijn benoemd, moet ik mijn beleidsplan aanpassen? – 66
7.2.2 Voorbeeld 2: er dreigt een huisartsentekort in de regio, stel je je praktijk open als opleidingspraktijk en wat betekent dat voor je beleidsplan? – 66
7.2.3 Voorbeeld 3: op welke manier en wanneer wordt het beleidsplan tussentijds bijgesteld? – 67

7.3 Tot slot – 70

7.4 Aan de slag – 70

Literatuur – 70

© Bohn Stafleu van Loghum is een imprint van Springer Media B.V., onderdeel van Springer Nature 2021
J. N. Belo et al. (Red.), *Handboek praktijkvoering*, https://doi.org/10.1007/978-90-368-2647-1_7

## 7.1 In het kort

Met een beleidsplan, jaarplan en jaarverslag weet iedereen binnen het gezondheidscentrum of de praktijk waar hij of zij aan toe is:
- Waar ligt over drie tot vijf jaar de stip op de horizon?
- Hoe geeft dat richting bij het stellen van prioriteiten en het maken van keuzes?
- Wat staat er voor dit jaar op het programma?
- En, terugkijkend, wat is er gelukt?
- Hoe kunnen eventuele obstakels worden opgelost?

Je schrijft een beleidsplan doorgaans voor de middellange termijn, bijvoorbeeld voor een periode van drie tot vijf jaar. Je kunt hierbij inspelen op landelijke ontwikkelingen, op de situatie in de regio, je richten op gezondheidsvragen die in jouw gemeente of meer in het bijzonder in de wijk leven en op je eigen persoonlijke ontwikkeling en die van de andere leden van het team.

## 7.2 Inleiding

### 7.2.1 Voorbeeld 1: de nieuwe kernwaarden zijn benoemd, moet ik mijn beleidsplan aanpassen?

In 2019 hebben de (vertegenwoordigers van) huisartsen de kernwaarden van de huisartsgeneeskunde opnieuw met elkaar besproken. De drie voornaamste uitgangspunten van de huisartsgeneeskunde (persoonsgericht, medisch generalistisch met de nadruk op medisch en gericht op continuïteit) zijn min of meer onveranderd, maar als nieuwe kernwaarde is 'gezamenlijk' toegevoegd.

*Welke veranderingen brengt die 'nieuwe' kernwaarde voor jouw praktijksituatie met zich mee en hoe kun je die veranderingen het beste vormgeven?*

### 7.2.2 Voorbeeld 2: er dreigt een huisartsentekort in de regio, stel je je praktijk open als opleidingspraktijk en wat betekent dat voor je beleidsplan?

De animo van jonge huisartsen om zich in jouw praktijkgebied te vestigen is niet groot; in het afgelopen halfjaar zijn twee praktijken die deel uitmaken van jouw huisartsengroep (HAGRO) er niet in geslaagd om een opvolger te vinden. Met kunst- en vliegwerk slagen de andere vier praktijken erin om de patiënten op te vangen. De huisartsenkring vraagt alle praktijken om de opleiding van huisartsen ter hand te nemen in de hoop dat daarmee de aantrekkingskracht van de regio voor jonge collega's om zich te vestigen vergroot wordt, zodat op die manier in de toekomst beter in de opvolging kan worden voorzien.

Dat vraagt nogal wat van jouw praktijk: de huisvesting moet worden aangepast, de ruimte is nu te krap en de huisartsopleiding vraagt een accreditering (of certificering) van de praktijkvoering.

*Hoe bied je die uitdagingen het hoofd?*

*Kan en wil je daarbij gebruikmaken van het aanbod van de zorgverzekeraar in jouw regio om de werkzaamheden van een praktijkmanager te financieren?*

## 7.2.3 Voorbeeld 3: op welke manier en wanneer wordt het beleidsplan tussentijds bijgesteld?

Je bent volgend jaar 23 jaar als huisarts gevestigd in jouw praktijk en je bent toe aan een nieuwe uitdaging. Je voelt altijd al veel affiniteit met palliatieve zorg. Onlangs sprak je op een scholing een collega, die na het volgen van de Kaderopleiding Palliatieve Zorg nu palliatief consulent in haar regio was. De collega's wisten haar goed te vinden! Je wilt je inschrijven voor de komende opleiding.

*Wat betekent dat voor jouw praktijksituatie? Moet je het lopende beleidsplan aanpassen?*

Na elke periode van drie tot vijf jaar evalueer je voor jezelf en samen met je collega's en de andere medewerkers in de praktijk het beleidsplan: in hoeverre zijn de plannen uitgevoerd? Is het beleidsplan nog actueel en bruikbaar, of moet het aangepast worden?

Een punt van aandacht is verder in hoeverre 'calamiteiten' zoals een veel tijd en aandacht vragende pandemie, ziekte of overlijden van een collega, of het onvoorziene vertrek van een of meer belangrijke medewerkers in de praktijk, het beleidsplan 'overhoop' gooien en tussentijds aanpassing vragen.

## Hoe ga je van start bij het maken van een beleidsplan?

Om jouw visie op de toekomst te formuleren en plannen te kunnen gaan maken kijk je eerst naar de huidige situatie. Vragen die daarbij kunnen helpen zijn:

*Patiënten:*
- Wat vinden de patiënten van de zorg en van de service in de praktijk?
- Hoe zijn de patiënten betrokken bij jouw praktijkvoering?
- Wat zijn de resultaten van enquêtes onder patiënten?
- Worden de praktijk en medewerkers op voor jou belangrijke aspecten goed beoordeeld?
- Zijn er gegevens bekend over de gezondheidsvragen en -problemen in de wijk of de gemeente, bijvoorbeeld op grond van een wijkscan of een onderzoek door de GGD?

*Praktijkvoering:*
- Hoe heeft de praktijk zich ontwikkeld?
- Hoe is de samenstelling van het team en hoe hebben de teamleden zich ontwikkeld?
- Is het team qua samenstelling op de toekomst voorbereid?
- Hoe is het niveau van de praktijkvoering?
- Is de manier van werken aantrekkelijk en haalbaar voor medewerkers en patiënten?
- Hoe is de betrokkenheid van de patiënten bij de praktijk?
- Hoe verloopt de samenwerking met derden?

*Organisatie:*
- Hoe verloopt het praktijkoverleg, heeft iedereen inbreng en zijn de discussies vruchtbaar?
- Zijn de financiële middelen toereikend en inkomsten en uitgaven op elkaar afgestemd?
- Zijn de functies goed omschreven, de taken goed verdeeld en loopt de uitvoering op rolletjes?

*Praktijkteam:*
— Hoe is de sfeer onder artsen, assistentes, praktijkondersteuners en andere medewerkers?
— Hoe is de betrokkenheid van iedereen?
— Worden gedelegeerde taken opgepakt, hoe is de opkomst bij overleg?

## Daarna kun je de volgende stappen zetten
— Formuleer kort en krachtig sterke punten en verbeterpunten.
— Maak kansen en obstakels concreet.
— Formuleer (als je voor de eerste keer een beleidsplan maakt) de doelstellingen van de praktijk (missie, 'waar staat de praktijk voor') en de visie op hoe je die doelstellingen wilt en kunt bereiken of stel, bij een volgende versie, zo nodig de doelstellingen en de visie bij.
— Met de sterke punten en de verbeterpunten in de hand kun je met een aantal dingen direct aan de slag, terwijl andere plannen en projecten in het werkplan worden opgenomen en volgens plan kunnen worden uitgevoerd.

## Missie en visie (zie ook de bouwsteen Visie en strategie (▶ H. 3))

Een missie is een zo kort en krachtig mogelijke formulering van waar de huisartsgeneeskunde (en dus ook de praktijk) voor staat, aangevuld met en op grond van bijzonderheden die specifiek van toepassing zijn op jouw praktijksituatie (bijvoorbeeld jouw regio, gemeente, wijk, de huisvesting van de praktijk of de praktijksamenstelling).

De missie omvat de kerndoelen van het beleid voor de komende jaren. Vervolgens geef je jouw visie op hoe je de doelen kunt vertalen naar concrete activiteiten. Het is belangrijk dat alle betrokkenen in meer of mindere mate achter de missie van de praktijk staan en de visie hoe daar te komen delen. Dat helpt de direct betrokkenen om zich te binden.

Voorbeelden van kerndoelen:
— kerndoel 1 (medisch inhoudelijk): het realiseren van continu beschikbare en bereikbare generalistische medische zorg voor alle mensen in jouw praktijkgebied;
— kerndoel 2 (organisatie): het realiseren van gezamenlijke huisvesting met de drie andere praktijken in jouw werkgebied om de continuïteit van de huisartsenzorg in de toekomst te waarborgen;
— kerndoel 3 (leren en verbeteren): het realiseren van effectieve opleidingsmogelijkheden voor aanstaande, zittende en nieuwe collega-huisartsen en praktijkmedewerkers;
— kerndoel 4 (samenwerking): het creëren van de noodzakelijke voorwaarden voor het organiseren van succesvolle samenwerking.

Je kunt kerndoelen verder uitwerken in subdoelen, door bijvoorbeeld concrete stappen uit te splitsen.

## Wat, waarom en hoe?

De kerndoelen vertellen de lezer van het beleidsplan wat je met het beleid wilt bereiken, en, in de uitwerking, hoe je dat wilt gaan doen en waarmee.

Door de doelen Specifiek, Meetbaar, Acceptabel, Realistisch en Tijdgebonden (SMART) te formuleren, kun je onderweg en aan het einde van het project de stand van zaken evalueren en desgewenst verantwoording afleggen. De kans is op die manier groot dat er in de praktijk ook echt iets van de grond komt. Je formuleert een haalbare standaard: 'het beleid is succesvol als…'. Aan de standaard verbind je meetbare indicatoren: een getal, bedrag, percentage of ander meetbaar gegeven. Je kunt op inspanningen meten (*proces*) maar ook op effecten (*outcome*).

*Of anders geformuleerd: Je geeft duidelijk aan met welke middelen je welk resultaat wilt bereiken en wie wat uitvoert.*

In alle gevallen is het behulpzaam om doelstellingen en projecten die bijdragen aan de verwezenlijking van de doelstellingen, te evalueren; dat geldt zeker als er sprake is van projectgelden of andere vormen van financiële ondersteuning.

Er zijn ook doelstellingen van een iets andere orde. Deze 'visionaire' doelen zijn ambitieus, wat minder makkelijk SMART te omschrijven en niet altijd meetbaar.

Ze kunnen mensen inspireren, motiveren, enthousiasmeren en/of mobiliseren en gaan over de wat langere termijn (langer dan de looptijd van het beleidsplan). Ze vormen de 'basso continuo' bij de praktijkvoering.

Je kunt denken aan:
- *Na te streven, maar 'onbereikbare', vaak niet makkelijk meetbare doelen.* Bijvoorbeeld: 'wij streven naar een service-gerichte zorg', of 'wij willen efficiënter werken'. Ook een doel met bijvoorbeeld de formulering 'levert een bijdrage aan…' is een visionair doel. Visionaire doelstellingen formuleren geen meetbare effecten of resultaten, maar hebben een symbolische waarde. Het voordeel is dat alle belanghebbenden het ermee eens kunnen zijn, soms is het zelfs de enige manier om van de diverse betrokkenen instemming te krijgen voor het beleid.
- *Doelstellingen met een open eind.* Van een open-einddoel is niet bekend hoe groot de effecten van de interventie zullen zijn, maar elke verbetering wordt beschouwd als winst. Het is duidelijk waarop men zich richt, maar niet wat men precies denkt te bereiken: immers, wie het onbekende wil verkennen, kan niet specifiek zijn. Deze doelstellingen worden vaak gebruikt om innovatie te bereiken.
- *MAGIE-doelen*: een acroniem voor Meetbaar, Acceptabel, Gecommuniceerd, Inspirerend en Engagerend. MAGIE-doelen zijn (te?) ambitieus, maar wel meetbaar. Deze doelen zijn gericht op het stimuleren van de betrokkenheid van alle teamleden. Een MAGIE-doel zet mensen in beweging.

## Evalueren, afronden en/of zo nodig bijstellen

Tijdens de evaluatie kan blijken dat bepaalde doelstellingen onhaalbaar zijn. Je kunt dan legitieme redenen hebben om de plannen stop te zetten of om de opzet van een plan te veranderen, door de uitvoering aan te passen of de doelstellingen bij te stellen. Zomaar enkele voorbeelden:
- Het wordt duidelijk dat in handen van degenen die het project dragen, bepaalde doelstellingen wel en andere zeker niet aan de orde komen: kan een andere samenstelling van het team het project vlot trekken?
- Het probleem waarop het project zich richt, blijkt anders te zijn dan verwacht: hoe speelt het project beter in op het werkelijke probleem?
- De groep waarop het beleid is gericht verandert: kan het project vervallen?
- Hetzelfde geldt als het probleem waar het beleid op is gericht, verdwijnt of door de geest van de tijd achterhaald blijkt: is het beter om de aandacht en de inspanningen op iets anders te richten?

## Beleidsplan, jaarplan, jaarverslag: je hoeft het wiel niet opnieuw uit te vinden

Kort gezegd komt het erop neer dat je in het beleidsplan de 'stip op de horizon' omschrijft, dat je de plannen en activiteiten om daar te komen jaarlijks in een (kort) jaarplan vastlegt en wat er gelukt is (en wat nog niet en waarom niet) vastlegt in een jaarverslag. Dat maakt het voor jou, voor je collega's en alle praktijkmedewerkers en eventueel voor andere belanghebbenden of voor je patiënten, inzichtelijk en helder welke richting de praktijk opgaat en hoe het ervoor staat. Een beleidsplan helpt bij het maken van keuzes en het stellen van prioriteiten. Je 'zet de koers uit en houdt die koers vast'. Bij het opstellen kun je bijvoorbeeld gebruikmaken van de handreiking die op de website van het Nederlands Huisartsen Genootschap (NHG) staat (▶ www.nhg.org) [1]. De handreiking geeft je suggesties voor de basisinformatie die je, naast de omschrijving van de kerndoelstellingen en jouw visie hoe die doelen te bereiken (missie en visie), in het beleidsplan kunt opnemen, zoals kenmerken van de praktijkorganisatie, het zorgaanbod in de praktijk en kenmerken van jouw patiëntenpopulatie. Ook geeft de handleiding suggesties voor variabele informatie die in het jaarverslag past: de zorgvraag, in- en uitstroom van patiënten, de verleende zorg in vergelijking met het jaar of de jaren daarvoor, uitgevoerde verbeteringen, en eventuele speciale gebeurtenissen.

## 7.3 Tot slot

Het is misschien een goede oefening om voor jezelf de stip op de horizon te kiezen en 'een foto te maken' van hoe de praktijk er over tien jaar uitziet. Hoe is de ICT, hoe groot is de praktijk, wie zijn jouw patiënten, hoe is het met de collega-praktijken in jouw wijk, hoe ziet het team eruit, zit je nog in hetzelfde gebouw, hoe zijn de diensten geregeld?

En vergeet niet: het staat je natuurlijk vrij om zelf de manier waarop je de beleidscyclus in jouw praktijk vastlegt, te bepalen. Dat geldt ook voor de vorm en inhoud. Maar in het algemeen kun je stellen dat door er goed de tijd voor te nemen ('met de benen op tafel') en alle collega's en medewerkers met hun specifieke sterke punten erbij te betrekken, de opbrengst voor de praktijk groter zal zijn. Je zult minder snel voor onverwachte of zelfs onaangename ontwikkelingen komen te staan!

## 7.4 Aan de slag

– Heeft de praktijk een jaarverslag, beleidsplan en jaarplan? Wat was de motivatie achter het opstellen van deze plannen?
– Is het jaarverslag gebruikt om het plan voor het komende jaar (en eventueel het beleidsplan) bij te stellen?
– Is het jaarplan een actuele invulling van het meerjarenbeleidsplan?
– En de hamvraag: wanneer staat het bijstellen van het beleidsplan weer op de agenda en welke ideeën heb je opgedaan door het lezen van deze bouwsteen?

## Literatuur

1. NHG-handleiding Beleidsplan en jaarverslag van de huisartsenpraktijk. ▶ www.nhg.org.

# De kunst van kwaliteit

*L. K. Eekhof, J. Gouma, D. L. M. Zwart en C. J. in 't Veld*

8.1 In het kort – 72

8.2 Inleiding – 72

8.3 Kwaliteit: een begrip met verschillende invalshoeken – 73

8.4 Benadering van kwaliteit van zorg – 75
8.4.1 Een nieuwe visie op kwaliteit van zorg – 75

8.5 Kwaliteit van zorg; last of lust? – 75

8.6 Samen werken en samenwerken aan verbetering van de kwaliteit van zorg – 77

8.7 Aan de slag – 79

Literatuur – 79

© Bohn Stafleu van Loghum is een imprint van Springer Media B.V., onderdeel van Springer Nature 2021
J. N. Belo et al. (Red.), *Handboek praktijkvoering*, https://doi.org/10.1007/978-90-368-2647-1_8

## 8.1 In het kort

In het streven naar een optimale kwaliteit van gezondheidszorg is een richtinggevende definitie van gezondheid onontbeerlijk. De Wereldgezondheidsorganisatie (WHO) definieerde gezondheid in 1948 als volgt: *Health is a state of complete physical, mental and social well-being and not merely the absence of disease or infirmity*. In deze definitie ligt de focus op *complete well-being*, het risico kan zijn dat mensen met een chronische lichamelijke of mentale aandoening of met een handicap daardoor minder vanzelfsprekend in de 'gezonde' wereld kunnen functioneren. Door daarnaast het accent te leggen op het feit dat het om meer gaat dan alleen de afwezigheid van ziekte, kan de definiëring bijdragen aan medicalisering. Bovendien ontwikkelt het denken over kwaliteit zich vooral vanuit een medische invalshoek. De voortgaande discussie over een richtinggevende definitie voor gezondheid mondde in 2011 uit in een voorstel van Huber en anderen [1] om de volgende definitie van gezondheid te hanteren: *Health as the ability to adapt and to self-manage*. Deze ontwikkeling van de definitie is enerzijds een reflectie op de maatschappelijke discussie over gezondheid en ziekte, waarbij de focus meer komt te liggen op het voorkómen van ziekte (van ziekte naar gezond gedrag), anderzijds illustreert deze ontwikkeling de verandering van ziektepatronen (van infectieziekten naar ziekten die mede het gevolg zijn van leefstijl) in een steeds groter deel van de wereld. Met de ontwikkelingen van de inzichten veranderde ook het concept van 'goede' zorg ofwel kwaliteit van zorg. Dit hoofdstuk gaat over de kwaliteit van medische zorg in de huisartsenpraktijk, die op grond van richtinggevende definities en de ontwikkeling daarvan, ook aan verandering onderhevig is. De kwaliteit wordt op vier niveaus bepaald: landelijk niveau, regionaal niveau, niveau van de gemeente of wijk en op het niveau van de praktijk.

## 8.2 Inleiding

### Casus 8.1 De heer Janknegt

De heer Janknegt bezoekt zijn huisarts met klachten van zijn heupen en knieën. Hij is 'gestuurd' door zijn vrouw, die vindt dat hij wat aan zijn – aanzienlijke – overgewicht moet doen. Uit de anamnese komt verder naar voren dat hij rookt en, dat komt niet als een verrassing, weinig beweegt. De NHG-standaard adviseert bij deze patiënt als vervolgstap onder meer bloedonderzoek uit te voeren. Uit de laboratoriumgegevens blijkt dat er sprake is van een verhoogd LDL-cholesterol en een verhoging van het nuchtere bloedsuikergehalte. Ingegeven door de richtlijnen start de huisarts met simvastatine 40 mg en probeert hij de patiënt te motiveren om zijn leefstijl in de gezonde richting aan te passen. Hij vraagt de assistente een afspraak in te plannen in de agenda van de POH en de diëtiste. Dat is immers de aanpak die is gebaseerd op evidence en vastgelegd in landelijk geprotocolleerde chronische ketenzorg.

Maar, leidt de aanpak van de huisarts in ▶ casus 8.1 inderdaad altijd tot kwalitatief de beste zorg? Sluit de werkwijze, ondersteund door huisartsen, internisten en cardiologen én door ziektekostenverzekeraars, aan bij de verwachtingen waarmee de patiënt het spreekuur bezoekt? Is er ook voor hem sprake van juist geleverde zorg van goede kwaliteit? Of verwacht hij een andere oplossingsrichting? Wat gebeurt er als er klachten optreden die mogelijk het gevolg zijn van de medicatie en hij bovendien niet zoveel gewicht verliest als voorgespiegeld?

> **Casus 8.2 De heer Janknegt, vervolg**
>
> Na enkele weken komt de heer Janknegt terug op het spreekuur met erge spierpijn in de benen. 'Is dit een bijwerking van de simvastatine? Mijn zwager heeft daar ook lang mee getobd, en als gevolg daarvan had ik al niet zo'n vertrouwen in jouw aanpak. Uiteindelijk kreeg hij na veel vijven en zessen rosuvastatine. Het liefst zoek ik zelf de oplossing in een maagbandje. Dan hoef je helemaal geen medicatie. Ik heb bovendien gelezen dat dat het enige is wat helpt.' Na wat heen en weer gepraat stopt hij op advies van de huisarts vier weken met de simvastatine, waarop de spierpijn verdwijnt, maar na het herstarten komen de klachten terug. De huisarts schrijft als volgende stap pravastatine voor en benadrukt nog maar eens dat bewegen van groot belang is als je af wilt vallen. 'Hoe ging het op het spreekuur van de POH en de diëtiste?'

Is de casus over de heer Janknegt voor jou herkenbaar? We zien in ieder geval een illustratie van alle perspectieven van waaruit je naar het begrip kwaliteit kunt kijken: de huisarts opereert vanuit de richtlijnen en heeft misschien de indicatoren van de zorggroep in gedachten, de ziektekostenverzekeraar denkt aan de kosten, stuurt aan op het zo veel mogelijk voorschrijven van simvastatine en ondersteunt bovendien in de regio een beweeg- en afvalprogramma (▶ casus 8.1), voor de patiënt loopt het allemaal anders dan waarop hij had gemikt toen hij een afspraak maakte voor het spreekuur. De patiënt ervaart de huisartsenzorg als van goede kwaliteit wanneer de huisarts rekening houdt met zijn, op de ervaring van familieleden en vrienden gebaseerde vraag: bij voorkeur operatief ingrijpen en anders gelijk de juiste, duurdere medicatie. Dan had hij niet onnodig op het spreekuur terug hoeven komen (▶ casus 8.2). De kunst van het gezamenlijk bepalen van het te volgen beleid en de kunst van kwaliteit hangen met elkaar samen. Iets om in jouw visie op een optimale praktijkvoering op te nemen?

In deze bouwsteen wordt door middel van een palet van kleuren geïllustreerd hoe de huisarts het kwaliteitslandschap in de praktijk concreet vorm kan geven.

> Goede kwaliteit van de geleverde en te leveren zorg staat voor veel huisartsen voorop. Daarbij bevinden ze zich continu in een speelveld met verschillende spelers, opererend vanuit verschillende invalshoeken, met een verschillende visie op en kennis over wat die goede kwaliteit daadwerkelijk is.

## 8.3 Kwaliteit: een begrip met verschillende invalshoeken

Om een concreet handvat te bieden omtrent wat goede kwaliteit van zorg nu daadwerkelijk is, dient er niet alleen rekening gehouden te worden met spelers in het veld zoals patiënten, collega-huisartsen, praktijkverpleegkundigen, praktijkondersteuners somatiek en ggz, praktijkassistentes, apothekers en andere eerstelijnszorgverleners, maar ook met de verzekeraar, managers, beleidsmedewerkers van de gemeente en van de zorggroep, vakbonden, en soms onderzoekers. Elke speler zal de kwaliteit van zorg op een andere wijze en op een ander onderdeel ervaren en belichten. Ook de omgeving waarin deze zorg zich afspeelt, bepaalt de invalshoek hoe men naar kwaliteit van zorg kijkt (gemeentelijk niveau, het sociaal domein of bijvoorbeeld vanuit de organisatie zelf of de culturele setting). Vervolgens zullen vanuit elk soort speler en elk soort omgeving ook andere interventies worden geformuleerd die deze kwaliteit van zorg kunnen verbeteren. Door je als huisarts te realiseren dat kwaliteit de resultante is van al deze verschillende invalshoeken, wordt het mogelijk om de regie te voeren en in samenspel met de patiënt de best mogelijke uitkomst te bereiken.

Om de definitie van kwaliteit tastbaar te maken heeft de Kwaliteitswet zorginstellingen (Kwzi) in 1996 als eerste stap de zorgaanbieders verplicht een kwaliteitsbeleid te voeren dat gericht is op het bewaken, beheersen en verbeteren van de kwaliteit van zorg. De volgende dimensies van kwaliteit zijn geformuleerd:
- Kwaliteit is de juiste diensten/zorg leveren (effectiviteit) en de diensten/zorg juist leveren (doelmatigheid).
- Kwaliteit is zeggen wat je doet en doen wat je zegt (transparantie) en het vermijden van risico's en fouten (veiligheid).
- Kwaliteit is van toepassing voor iedereen en op alle processen binnen de gezondheidszorg (toegankelijkheid en tijdigheid).
- Kwaliteit heeft te maken met de opvatting van de patiënten, deze opvattingen kunnen verschillen (patiëntgerichtheid).

In 2016 is de Kwzi vervangen door de Wet kwaliteit, klachten en geschillen zorg (Wkkgz). De ▶ Wkkgz voegt aan de vier kwaliteitsdimensies uit de Kwzi nog een belangrijk element toe, namelijk het betrachten van openheid over klachten en ongewenste gebeurtenissen, om ervan te leren en zo gezamenlijk de zorg te verbeteren (zie kader 8.1). De wet regelt het volgende:
- Er is een goede en snelle aanpak van klachten.
- Praktijkmedewerkers kunnen 'veilig' gebeurtenissen met een ongewenste of onvoorziene uitkomst melden.
- De patiënt krijgt een sterkere positie, krijgt zo veel mogelijk passende informatie en wordt geïnformeerd over eventuele fouten.
- Er is een uitbreiding van de meldplicht voor zorgaanbieders bij vormen van 'geweld' in de relatie met de patiënt.

> **Kader 8.1 Kwaliteitsthermometer**
> Kwaliteitsontwikkeling en -verbetering spreekt niet voor zich én spreekt niet iedereen zomaar vanzelf aan. 'We leveren toch goede kwaliteit, dat hoef je niet nog extra aan te tonen?' 'Certificering of accreditering kost onnodig veel tijd en geld en brengt alleen maar een bureaucratische papierwinkel met zich mee.' 'Wij bespreken alles altijd direct met elkaar, daar heb je geen praktijkoverleg voor nodig.' Maar er zijn ook huisartsen en praktijken die de kwaliteitshandschoen oppakken en die er de voordelen van zien en de vruchten van plukken. Als je de 'kwaliteitsthermometer' in zo'n praktijk steekt, dan word je bijvoorbeeld getroffen door de opbouw en de toonzetting van de praktijkwebsite, door de nadruk op servicegerichtheid (bereikbaarheid van de praktijk) en openheid richting de patiënt, door de waarde die wordt gehecht aan het melden, analyseren en bespreken van 'gebeurtenissen met een andere uitkomst dan voorzien',

> de jaaragenda die gehanteerd wordt om te zorgen dat alles elk jaar even aan bod komt, de betrokkenheid van alle praktijkmedewerkers, de uitkomsten van de zorg voor mensen met een chronische ziekte en, tot slot maar o zo belangrijk, de inhoud van het beleidsplan, waarin de doelstellingen van de praktijk een maat der dingen zijn. 'Het is wel flink aanpoten, maar als ik hoor dat patiënten graag ingeschreven willen worden hier in de praktijk, daar doe je het voor, en voor ons als medewerkers is het een feest om te werken'.

## 8.4 Benadering van kwaliteit van zorg

Op welke wijze kunnen deze verschillende dimensies van kwaliteit van zorg gerealiseerd worden? De verschillende *stakeholders*, de spelers die invloed hebben op deze met elkaar samenhangende belangen en eisen, denken daar uiteenlopend over en hanteren ieder een eigen benadering (zie ◘ tab. 8.1). *Kwaliteit kan gezien worden als een kameleon die van kleur verandert in de omgeving en situatie waarin hij zich bevindt.* De huisartsenzorg kan een flinke invloed uitoefenen op het uiteindelijke resultaat door adequaat landelijk, regionaal en op lokaal niveau in te spelen op de dimensies van kwaliteit van zorg en steeds verbetermogelijkheden te signaleren en door te voeren in de praktijk.

### 8.4.1 Een nieuwe visie op kwaliteit van zorg

In de notitie 'Kwaliteitsbeleid in de huisartsenzorg' (2019) hebben InEen, Landelijke Huisartsen Vereniging (LHV) en Nederlands Huisartsen Genootschap (NHG) een gezamenlijke visie op kwaliteit geformuleerd [2]. Deze visie heeft als belangrijkste uitgangspunten: verantwoording nemen voor kwaliteit en samen leren en verbeteren. Bij deze recente invulling door de beroepsgroep van de betekenis van kwaliteit vindt er een verschuiving plaats van 'verantwoording afleggen' naar 'verantwoording nemen voor kwaliteit'.

De Kwaliteitsraad van het Zorginstituut Nederland verwoordt het in 2018 bij monde van haar voorzitter Jan Kremer, hoogleraar patiëntgerichte innovatie van het Radboudumc, als volgt:

'*Kwaliteit van zorg wordt dan wat zorgverleners en patiënt samen goede zorg vinden, en werken aan kwaliteit wordt dan: daarvan samen leren.*'

## 8.5 Kwaliteit van zorg; last of lust?

De *drive* om te werken aan een goede kwaliteit en te streven naar voortdurende verbeteringen is bij veel artsen en praktijkmedewerkers van nature aanwezig, wellicht onbewust, niet altijd optimaal gestructureerd of voor iedereen voldoende zichtbaar, maar eenieder werkt dagelijks aan het doen van het 'goede'. De kunst van kwaliteit is om regelmatig te reflecteren op de dagelijkse praktijk, en vragen te stellen bij hetgeen we doen; is dit nog steeds 'het goede' ? Hiermee maak je kwaliteit bewust inzichtelijk. Op die manier naar kwaliteit kijken vormt een bron van inspiratie voor het praktijkteam.

**Tabel 8.1** Kwaliteitsdimensies

| eisen van kwaliteit | visie op goede zorg | perspectief | benadering |
| --- | --- | --- | --- |
| effectiviteit | klinische ervaring bevindingen wetenschappelijk onderzoek | professioneel epidemiologisch | interne kwaliteitscontrole (NPA) professionele ontwikkeling (POP) nascholing lokale afspraken en registratie practice-based medicine richtlijnen beslisondersteuning risicotabellen informatie |
| doelmatigheid | goed functionerende zorgprocessen, geen verspilling, klantvriendelijk | management | organisatorische maatregelen analyse en ontwikkeling zorgprocessen opsporen van knelpunten in de organisatie accreditatiesystemen (ISO/HKZ/NPA) |
| patiëntgerichtheid | rechten van patiënten, autonomie van patiënten versterken, morele uitgangswaarden | juridisch-ethisch | patiëntenwetgeving, versterking patiëntenrol, stem van de patiënt, klachten, shared decision-making |
| toegankelijkheid en tijdigheid | toegankelijke zorg, en zorg die voor iedereen even bereikbaar, gelijk en toegankelijk is ('equity') | politiek-economisch | wetgeving, contractering, inspectie, data verzamelen, spiegelinformatie en jaarverslagen beschikbaar stellen |

Kwaliteit is een lust als de praktijk een goed omschreven missie heeft en iedereen die in de praktijk werkt een heldere visie heeft op wat 'goede' zorgverlening is. Het kiezen van een 'stip op de horizon' prikkelt en motiveert enorm. Een gesprek over missie en visie met patiënten en alle praktijkmedewerkers is een belangrijke start, waarover je verder geïnformeerd kunt worden in de Bouwsteen over dat onderwerp (▶ H. 3). Het concretiseren van de visie is de volgende stap en het kiezen van doelstellingen en het maken van praktische afspraken, bijvoorbeeld in een kwaliteitsjaarplan van de praktijk maakt de kwaliteit van de geleverde zorg 'eigen' en tastbaar. Het rondmaken van cirkels is het geheim om jouw doel te bereiken en het is mogelijk om de eigen kwaliteit te monitoren, te toetsen aan jouw doelstellingen en waar nodig te verbeteren. Zie in dit kader ook de Bouwsteen Veranderen in de praktijk (▶ H. 20) over de voortdurend veranderende, 'lerende' praktijk.

Kwaliteitsverbetering is alleen ondersteunend aan de huisartsenzorg als deze daadwerkelijk geïntegreerd is in ieders gedachtegoed en in werkzaamheden binnen de praktijk en bovendien strookt met de 'werkomgeving' van de praktijk. Passen de plannen en de ideeën bij de patiëntengroep, zijn ze in overeenstemming met de kundigheid van alle medewerkers, en bovendien niet te vergeten: financieel haalbaar? Niemand is gediend bij het creëren van een papieren werkelijkheid, waarbij de focus op de praktische patiëntenzorg verdwijnt. Dan wordt kwaliteit een last.

Kortom: kwaliteitsontwikkeling en -verbetering heeft alleen een kans van slagen als ze ingebed zijn in het beleid van de praktijk en passen bij het beleid van de organisaties waarmee de praktijk samenwerkt (zoals zorggroepen, gemeenten, verenigingen, andere zorgverleners etc.). Het is een voortdurend proces waarbij men altijd op grond van nieuwe kennis en (wetenschappelijke) inzichten en voortbordurend op bestaande uitgangspunten en dimensies, waar mogelijk en haalbaar (soms is iets door allerlei omstandigheden op dit moment niet mogelijk of gewenst) blijft verbeteren. Het is wel goed om te bedenken dat de wetenschap de wijsheid niet in pacht heeft en kennis altijd een momentopname is. Of, zoals filosoof Karl Popper het omschrijft: *Een theorie, wetenschap of kennis kan nooit pretenderen de uiteindelijke, zekere waarheid te zijn; het blijft immers altijd mogelijk dat in de toekomst een nieuw experiment deze opvattingen weerlegt.*

## 8.6 Samen werken en samenwerken aan verbetering van de kwaliteit van zorg

Bij kwaliteitsontwikkeling binnen de huisartsenzorg hebben de zorgverleners ondersteuning nodig. Om te voorkomen dat het wiel steeds weer opnieuw wordt uitgevonden zijn er in de loop der jaren organisaties en samenwerkingsverbanden ontstaan die de huisartsen ondersteunen bij de uitvoering van zorg (zie ◘ tab. 8.2). Deze ondersteunende organisaties uniformeren de kwaliteit van zorg waar mogelijk, waardoor eenduidige handvatten gemaakt kunnen worden die in elke huisartsenpraktijk toegepast kunnen worden en er bovendien benchmarking mogelijk is. Ook binnen deze ondersteunende organisaties moet men zich bewust zijn van het feit dat het erom gaat met een minimum aan bureaucratie een maximum aan effect ten behoeve van de 'klant' te creëren, in dit geval de huisartsenpraktijk (en indirect de patiënt).

In de huisartsengroepen op wijk- of gemeenteniveau (HAGRO) kan kennis worden uitgewisseld omtrent de praktische uitvoering van de zorg en kunnen samenwerkingsafspraken worden gemaakt. Niet alle huisartsengroepen rekenen dit overigens tot hun 'takenpakket' en dan is dit belegd bij de zorggroep. Regelmatig worden in de HAGRO's wel de regionale ontwikkelingen onder de loep genomen en vertaald naar praktische speerpunten in het werkgebied van de praktijken die met elkaar een HAGRO vormen.

Zorggroepen, LHV-kringen, Regionale Ondersteuningsstructuren (ROS) en huisartsenposten zijn grotere, regionale huisartsenorganisaties die de huisartsen faciliteren bij de uitvoering van de zorg, veelal binnen een afgebakend zorggebied. Zij bieden de huisarts een gereedschapskist met instrumenten om specifieke zorg te verlenen. Zo kan de huisartsenpraktijk gebruikmaken van het structureren van hoogwaardige chronische ketenzorg en wijkzorg door de zorggroepen, en is de spoedzorg ondergebracht bij en georganiseerd en gefaciliteerd door de huisartsenposten. De specifieke aard van ondersteuning kan regionaal verschillen, doch de landelijke richtlijnen blijven gelijk.

**Tabel 8.2** Organisatieniveau van kwaliteitsontwikkeling en -verbetering

| organisatievorm | kwaliteitsondersteuning | niveau van kwaliteitsontwikkeling |
|---|---|---|
| kleine huisartsengroepen | – vertaling van regionale ontwikkelingen naar de praktijk<br>– onderlinge kennisbevordering en benchmarking<br>– taakverdeling en onderlinge waarneming/ondersteuning bij de praktijkvoering | praktisch niveau |
| regionale organisaties | – analyseren van regionale problemen<br>– dataverzameling t.b.v. zorg- en spiegelinformatie<br>– aanreiken van handvatten bij landelijk kwaliteitsbeleid<br>– ondersteunen van transmurale afspraken<br>– chronische ketenzorg/wijkzorg<br>– projectbegeleiding<br>– populatiegerichte kwaliteitsondersteuning<br>– bevorderen van de ontwikkeling van in aantal en opleidingsniveau passende medewerkers binnen de huisartsenzorg (opleiding, stageplekken, instroom-uitstroom)<br>– regionaal ICT-beleid en ondersteuning | tactisch niveau |
| landelijke koepelorganisaties | – centraal formuleren en faciliteren van het kwaliteitsbeleid voor alle niveaus<br>– bieden van modellen voor realisatie van kwaliteitsbeleid<br>– bieden van handreikingen voor kwaliteitsverbetering samen met andere zorgaanbieders zoals de thuiszorg, jeugdzorg etc.<br>– opstellen en faciliteren van richtlijnen voor organisatorische aspecten van de praktijk | strategisch niveau |

Op landelijk niveau ten slotte vertalen de koepelorganisaties, zoals LHV, NHG en InEen, gegevens uit wetenschappelijk onderzoek, praktijkervaring en overheidsbeleid in concrete richtlijnen voor de leden en de beroepsgroep als geheel. Omgekeerd brengen zij signalen vanuit het veld (de regio's en de verschillende huisartsenpraktijken) onder de aandacht van zorgverzekeraars, overheid en andere instellingen.

Alle samenwerkingsverbanden en organisaties, werkzaam op verschillende niveaus, hebben als gemeenschappelijk doel het kwaliteitsbeleid, de verdere ontwikkeling daarvan én de feitelijke kwaliteit van zorg mogelijk te maken en te borgen.

Bij de feitelijke ontwikkeling en uitvoering van de kwaliteit van zorg werken alle organisaties op hun eigen niveau samen, ze trekken gezamenlijk op en zijn complementair aan elkaar. Het is noodzakelijk dat landelijke richtlijnen en landelijk beleid naadloos worden vertaald in regionale handvatten en notities die vervolgens op praktisch niveau passend worden gemaakt voor implementatie. Een duidelijke organisatie- en infrastructuur is hiervoor een belangrijke voorwaarde. Het hoofdlijnenakkoord 2014-2017 ondersteunde het versterken van de eerste lijn op deze verschillende niveaus door de introductie van O&I financiering als nieuwe betaaltitel. Deze betaaltitel bood financiële ondersteuning op het gebied van de organisatiegraad van de eerste lijn, op de verschillende kwaliteitsniveaus. Al met al staat het kwaliteitshuis in de huisartsenzorg niet alleen op tactisch en strategisch niveau na een aantal jaren na de verandering van het zorgstelsel in 2008 weer goed in de steigers, ook op praktisch uitvoeringsniveau zijn alle elementen aanwezig. De kamers in het huis zijn goed gevuld met wet- en regelgeving met daarin aandacht voor de rol en de positie van de patiënt, richtlijnen en normen opgesteld door de beroepsgroep, handboeken met specifieke kennis toepasbaar in de huisartsenpraktijk, transmurale samenwerkingsafspraken met medisch specialisten, ziekenhuizen en andere zorgverleners en afspraken in de eerste lijn. Keurmerken die 'ertoe doen', zoals de NHG-Praktijkaccreditering [3], maken het voor praktijken mogelijk om gegevens over het niveau van de medische zorg en van service- en veiligheidsaspecten van de praktijkvoering te verzamelen en te interpreteren. De inzet van veel huisartsen en huisartsenpraktijken is erop gericht om de kwaliteitscirkel rond te maken: Zorg op orde, Praktijk op orde, Team op orde en Leren en verbeteren.

Alles draait om de patiënt...

## 8.7 Aan de slag

— Je wilt een gestructureerd kwaliteitsbeleid opzetten in de praktijk waarvan je praktijkhouder bent geworden. Waar begin je mee?
— Je bent inmiddels aardig op de hoogte van de regionale en lokale situatie en de ontwikkelingen en je wilt de praktijk 'op sleeptouw nemen'. Hoe pak je het aan?
— Je besluit om met twee collega's een HOED op te zetten. Je wilt dat de 'neuzen dezelfde kant op staan' en je hebt zelf goede ervaringen opgedaan met de structuur die de NHG-Praktijkaccreditering in jouw praktijk heeft gebracht. Hoe ga je te werk bij het meenemen van je collega's op een dergelijk pad?
— Je wilt de inbreng van patiënten in jouw praktijk versterken, serviceaspecten verbeteren, maar ook aandacht geven aan bijvoorbeeld de veiligheid van je praktijkvoering. Wat is een bruikbare manier om zicht te krijgen op de risico's in jouw praktijk?

## Literatuur

1. Huber, M., Knottnerus, J. A., Green, L., et al. How should we define health? *British Medical Journal, 343*, d4163.
2. *Kwaliteitsbeleid in de huisartsenzorg*. InEen, LHV, NHG. 2019. ▶ www.lhv.nl.
3. Veld, C. J. in 't (2010). NHG-Praktijkaccreditatie: Een keurmerk voor ambitie. *Bijblijven Veiligheid en Kwaliteit, 9*, 7–12.

## Intermezzo 3: Op weg in de praktijk

A. Richters, huisarts Huisartsenpraktijk Richters, Enschede

*De eerste elf jaar*
De verhuizing naar het nieuwe gezondheidscentrum duurde wat langer dan gepland, maar sinds 2014 is de praktijk daar gevestigd. Sinds 2011 is de praktijk NHG-geaccrediteerd en het personeelsbestand is flink uitgebreid.

Het was bijzonder om te starten met een kleine praktijk aan huis (het huis van mijn voorganger). Het heeft me de mogelijkheid gegeven om alles echt zo te regelen zoals ik het zelf wilde. Een voor een hebben we de zorgstraten opgestart, diabetes, COPD en CVRM. En drie jaar terug als laatste de ouderenzorg. Een belangrijke stap was het uitbreiden van de bereikbaarheid van de praktijk, we zijn nu gewoon tussen 8.00 en 17.00 uur bereikbaar voor onze patiënten.

Al deze groei betekende wel een flinke uitbreiding van het personeelsbestand. Iedere dag twee doktersassistentes om balie- en telefoontaken te kunnen combineren met een eigen spreekuur. Praktijkondersteuners maken het gestructureerd werken in de chronische zorg mogelijk. Naast een POH-GGZ, werken er een POH-somatiek en een POH-ouderenzorg in de praktijk. Sinds kort heb ik ook een *physician assistent* in dienst en ik ben sinds vier jaar ook huisarts-opleider aan het Huisartsinstituut van de Vrije Universiteit. Daarnaast heb ik na het tweede jaar een waarnemer aangenomen, eerst voor één dag in de week, later voor twee. In Twente is er sprake van een flink huisartsentekort en hebben we allemaal praktijken die flink boven de norm zijn. Mijn werk als huisarts is flink veranderd, van een dokter die vijf dagen per week spreekuur doet naar een dokter met veel personeel en veel supervisietaken. Ik vind dat leuk, maar het vraagt wel een andere inzet en meer inspanning. Het kost meer moeite om op de hoogte te blijven van hoe het met alle patiënten gaat, je moet goede afspraken met elkaar maken hoe je elkaar op de hoogte houdt.

*Solist? Ja, maar dan wel in nauwe samenwerking met anderen*
Wat ik toen schreef, klopt nog steeds. Ik ben geen solist in hart en nieren. En gelukkig heb ik inmiddels ook een collega gevonden met wie ik per 1 januari 2021 ben geassocieerd. Het grote voordeel is dat ik dan niet alleen de patiëntenzorg maar ook de zorg voor de praktijk kan delen en ik denk dat ik met een maat meer kan 'delen', dat een maat meer chronische zorg overneemt van mij dan een waarnemer doet.

Daarnaast ben ik voorzitter van de Zorggroep in Twente. Ik vind het mooi om mijn rol als huisarts in de spreekkamer te combineren met die van bestuurder. Ik denk dat we als huisartsen een belangrijke rol hebben in het zorgstelsel en dat we die moeten behouden. Daarom moeten dokters die ook nog in de praktijk werken invloed hebben.

Ik hoor steeds vaker dat startende huisartsen twijfelen of ze een praktijk willen overnemen. Ik heb maar heel even als waarnemer gewerkt en het paste niet bij me. Ik ben huisarts geworden om continue zorg te kunnen leveren, om er te zijn. Ook al ben ik er niet iedere dag (maar wel vaak), dan kan dat. Ik merk ook dat mijn spreekuur anders is dan die van de waarnemer, de AIOS of de PA. Want bepaalde dingen bespreken mensen liever met hun eigen dokter. Nu ik meer dan tien jaar in deze praktijk werk, ken ik de familieverbanden, heb ik belangrijke momenten met veel van hen gedeeld. En dat is toch precies waar het om draait, dat maakt dit vak toch zo speciaal?

# Personeelsbeleid in de huisartsenzorg

*A. M. P. Knapen en C. J. in 't Veld*

9.1     **In het kort – 82**

9.2     **Inleiding – 82**

9.3     **Het team in de praktijk – 83**
9.3.1    Samenstelling van het team – 83
9.3.2    Selectie – 83
9.3.3    Dienstverband, het inhuren van een zzp'er of detachering; een kosten-batenanalyse – 85
9.3.4    Onderhoud van het team – 86
9.3.5    Arbeidsverhoudingen – 87
9.3.6    Uitstroom van personeel – 88

9.4     **Aan de slag – 89**

        **Literatuur – 89**

© Bohn Stafleu van Loghum is een imprint van Springer Media B.V., onderdeel van Springer Nature 2021
J. N. Belo et al. (Red.), *Handboek praktijkvoering*, https://doi.org/10.1007/978-90-368-2647-1_9

## 9.1 In het kort

Binnen een huisartsenteam is er een groot aantal functies op verschillende niveaus te onderscheiden. Personeelsbeleid en -beheer gaat over het *samenstellen* van het team, het *leidinggeven* aan het team en het *inspireren* van alle medewerkers. Dit is voor huisartsen/praktijkhouders een continue uitdaging. Niet iedereen is hiervoor 'vanzelf' optimaal toegerust. Immers, niet in elke opleidingspraktijk of op elk huisartsopleidingsinstituut staat personeelsbeleid als onderdeel van praktijkvoering op het menu. Voor velen is dit het 'tweede vak' en de benodigde vaardigheden krijgen we dan ook met vallen en opstaan onder de knie. In deze bouwsteen komen aan de hand van casuïstiek enkele belangrijke aspecten van personeelsbeleid en -beheer aan de orde.

## 9.2 Inleiding

Een moderne huisartsenpraktijk of gezondheidscentrum (GHC) is een samenwerkingsverband van vele medewerkers met verschillende functies en opleidingen, denk aan doktersassistentes, praktijkondersteuners somatiek en ggz en huisartsen maar ook in toenemende mate *physician assistants*, verpleegkundig specialisten, *nurse practitioners*, SOH's (spreekuurondersteuner huisarts), praktijkmanagers en/of administratieve medewerkers [1].

Als team realiseren ze met elkaar de patiëntenzorg. De omvang en samenstelling van een bevoegd en bekwaam team zijn bepalend voor een succesvolle praktijkvoering, immers, het team vormt het kloppend hart van de praktijk.

De mogelijkheden en aantrekkingskracht van de praktijk zijn gestoeld op kennis en vaardigheden van huisartsen en medewerkers. De onderlinge samenwerking en communicatieve eigenschappen zijn bepalend voor het welslagen van de praktijk als onderneming. Een effectief personeelsbeleid uitgaande van de vaardigheden en kwaliteiten van de medewerkers is dus van groot belang. Het is belangrijk inzicht te hebben in de diverse functies, de daarbij behorende functieomschrijvingen/kwaliteiten en gezagsverhoudingen, die soms onduidelijk zijn in een 'platte organisatie'. Ook is van belang te beseffen dat elke functie of persoon een andere manier van aansturen kan vragen (en dat kan ook nog verschillen per taak of project). Dat wordt dikwijls aangeduid met de term situationeel leiderschap: passend leiding geven op het passende moment [2]. Meer informatie daarover is te lezen in de Bouwsteen Veranderen in de praktijk (▶ H. 20).

Enkele van de vragen waarmee je als huisarts/praktijkhouder in de praktijk te maken krijgt, komen in deze bouwsteen aan de orde. Hoe stel je het team samen? Hoe krijg je het juiste personeel in een soms krappe arbeidsmarkt? Hoe geef je leiding op een manier dat alle (bevoegde en bekwame) medewerkers er zin in hebben en houden en je de eigenschappen, vaardigheden en groeimogelijkheden van iedereen benut? Wat doe je met personeel dat niet goed functioneert?

## 9.3 Het team in de praktijk

### 9.3.1 Samenstelling van het team

In de missie van de praktijk is beschreven 'waar de praktijk voor wil staan'. Die missie wordt mede bepaald door de kernwaarden van de huisartsgeneeskunde en de kerntaken die met elkaar zijn vastgesteld [3]. In de visie wordt verder uitgewerkt hoe je dat in je eigen praktijk wilt bereiken en worden doelstellingen voor de komende periode geformuleerd, rekening houdend met maatschappelijke ontwikkelingen en de omstandigheden in de regio, wijk of buurt waarin de praktijk opereert. Ook persoonlijke omstandigheden en ambities van de teamleden wegen mee. Het blijkt waardevol om alle medewerkers te betrekken bij het formuleren van een missie voor de praktijk en de visie hoe daar te komen. Zie hiervoor ook de Bouwsteen Visie en strategie (▶ H. 3), ▶ par. 3.3 over het formuleren van de missie en de visie van de praktijk.

- Biedt de praktijk het huisartsgeneeskundige 'basis'-aanbod, of zijn er ambities om in aanvulling daarop het takenpakket te verbreden?
- En is de behoefte aan verbreding een persoonlijke (van een van de huisartsen of medewerkers) of wordt ze breed gedeeld?
- Welke medewerkers, met welke kennis en kunde, met welke eigenschappen zijn er dan nodig?
- Welke medische handelingen wil je nu of in de toekomst delegeren aan de medewerkers in de praktijk en welke taken wil je intern binnen de praktijk of extern uitbesteden (denk bijvoorbeeld aan administratie en boekhouding, personeelsmanagement, ICT)?
- En passen deze ambities (delegeren, uitbesteden) wel in een gezonde financiële praktijkvoering?

Kortom: de missie van de praktijk en de visie op de toekomst van de praktijk zijn van invloed op de ideale samenstelling van het praktijkteam.

### 9.3.2 Selectie

Omdat de praktijk, of de vraag naar specifieke zorg, groeit of omdat medewerkers vertrekken, is er zo nu en dan behoefte aan een nieuwe medewerker. Dit is een goed moment om stil te staan bij de vraag aan welke functie behoefte bestaat en wie het beste past binnen het bestaande team (zie ▶ casus 9.1). Dat helpt bij het opstellen van een duidelijke functie- en taakomschrijving. Vergeet niet te kijken of de vacature (helemaal of gedeeltelijk) intern kan worden opgevangen. Zijn er mogelijkheden om intern te schuiven, of zijn er medewerkers die een nieuwe taak ambiëren?

Een vacature intern oplossen heeft als voordeel dat je bekend bent met de kwaliteiten van diegene die de taak op zich gaat nemen. Bovendien werken promotiekansen, taakverbreding of taakverrijking motiverend voor de bestaande medewerkers. Denk bij elke vacature aan de ambitie om door te groeien van de huidige medewerkers!

> *In deze tijd van personeelskrapte in veel regio's is het behouden van goed personeel door het voeren van een gedegen personeelsbeleid erg belangrijk voor de continuïteit van de praktijkvoering (en de te leveren zorg). Het opzetten en het consequent uitvoeren van een gedegen personeelsbeleid vraagt tijd en aandacht, maar er geen aandacht aan besteden in deze tijd is geen optie. De medewerkers binnen de huisartsenpraktijk verdienen tijd en aandacht, gezien de steeds toenemende werkdruk en flexibiliteit die van hen gevraagd wordt. Zij zijn het kapitaal van de praktijk!*

Op de website van de Landelijke Huisartsen Vereniging (LHV) staan de meeste functies die in een huisartsenpraktijk voorkomen, beschreven in de *Handleiding Functiewaardering Huisartsenzorg* [4]. Op de website is ook een checklist te vinden voor het formuleren van de functie-eisen en de functie-inhoud. Aanvullend aan de inhoudelijke eisen die in de functiewaardering worden beschreven, kan de praktijk zelf vereisten op het gebied van de samenstelling van en de samenwerking binnen het team formuleren. Na het vaststellen van de sollicitatieprocedure is het zinvol stil te staan bij wat de praktijk aan de nieuwe medewerker te bieden heeft (salaris, doorgroei- en scholingsmogelijkheden, sfeer). De Cao Huisartsenzorg geeft inzicht in de arbeidsvoorwaarden van praktijk- en apothekersassistentes en praktijkondersteuners. Dan is het moment aangebroken voor het opstellen van de vacaturetekst en het verspreiden van de vacature, bijvoorbeeld (afhankelijk van wie of wat je zoekt) via:

— een advertentie in de (plaatselijke) krant, op internet of in de vakbladen;
— het inventariseren van eerder ontvangen open sollicitaties;
— de regionale huisartsenkring of het naburige huisartsinstituut, opleidingen voor doktersassistentes, praktijkondersteuners of -managers;
— de huidige praktijkmedewerkers via mond-tot-mondreclame.

### Casus 9.1 Nieuwe praktijkassistente

Omdat het erg moeilijk blijkt om een geschikte praktijkassistente te vinden, heeft de nieuwe assistente, gelet op haar ervaring, bij het aannemen direct een arbeidscontract voor onbepaalde tijd gekregen. Ze past goed in het (kleine) team en doet haar werk goed. Iedereen werkt vaste dagen, als het nodig is wordt er onderling geruild; dit gaat al jaren goed. Het is een zelfsturend en zelfstandig team met een informeel en open karakter.

Na een halfjaar valt het op dat de nieuwe assistente zich bij het ruilen van werkdagen minder flexibel opstelt dan gedacht en verwacht op grond van het sollicitatiegesprek. Haar opstelling werkt aanstekelijk: een van de andere assistentes valt haar bij en wil eigenlijk ook niet zo vaak meer ruilen. De praktijkhouder geeft aan dat het belangrijk is dat het team er onderling uitkomt, verder bemoeit zij zich er niet mee.

Na een jaar zijn er twee kampen ontstaan en heerst er spanning op de werkvloer. Wat een contrast met een jaar eerder… Kort daarna meldt de assistente die erbij is gekomen zich ziek als een gevolg van de verstoorde werksfeer. De andere assistentes vangen haar afwezigheid op, maar het wordt al snel duidelijk dat de onderlinge relaties zodanig zijn verstoord dat terugkomen geen optie meer is. Uiteindelijk ontslaat de huisarts haar met een zogenoemde vaststellingsovereenkomst, een kostbare zaak…

> Als conclusie neemt de huisarts zich voor om [1] toch altijd eerst een jaarcontract aan te bieden en [2] als er problemen ontstaan sneller met het team om de tafel te gaan zitten om te bespreken welke oplossing voor alle betrokkenen het meest passend is. Op die manier kan zo'n vervelende escalatie hopelijk worden voorkomen.

### 9.3.3 Dienstverband, het inhuren van een zzp'er of detachering; een kosten-batenanalyse

- Dienstverband: de medewerker heeft een arbeidscontract en valt wat salariëring en arbeidsvoorwaarden betreft onder de Cao Huisartsenzorg (praktijkassistentes, apothekersassistentes en praktijkondersteuners). De Cao Hidha regelt de arbeidsvoorwaarden voor huisartsen in dienst van een huisarts.
De praktijkhouder(s) is/zijn de werkgever, en de praktijkmedewerkers zijn werknemer met alle bijbehorende rechten en plichten.
Voordeel voor de praktijk: werkgeverschap is voordelig bij een laag ziekteverzuimpercentage van de medewerkers. Er is meer binding met de praktijk, het dienstverband heeft in veel gevallen een langdurig karakter, er is sprake van een hecht en compact team.
Er zijn ook *nadelen*: ontslag kan alleen onder strikte voorwaarden, met een goede onderbouwing, en is kostbaar, er is een wettelijke bescherming voor de werknemer en het risico bij uitval ligt bij de praktijk.
- Inhuur op zzp-basis: in dit geval is er geen sprake van werkgever- en werknemerschap maar van een zakelijke 'overeenkomst van opdracht', waarin de afspraken over het takenpakket schriftelijk zijn vastgelegd.
Voordeel voor de praktijk: het risico bij uitval ligt bij de zzp'er, die bovendien flexibel inzetbaar is in een vooraf afgesproken periode. De praktijk betaalt alleen de gewerkte uren.
Het *nadeel* voor de praktijk is dat iemand die op zzp-basis werkt minder binding met de praktijk kan voelen en de kosten per uur zijn relatief hoog voor de praktijk. De LHV heeft met de Belastingdienst afspraken gemaakt die het mogelijk maken om als praktijk een 'vast waarneemcontract' met een waarnemer aan te gaan.
- Detachering: contractueel worden afspraken vastgelegd met het bedrijf dat de gedetacheerde medewerker in dienst heeft; het werkgeverschap ligt bij het detacheringsbedrijf.
Voordelen voor de praktijk zijn dat het risico bij (langdurige) uitval ligt bij het detacheringsbedrijf als werkgever en dat dit detacheringsbedrijf in dat geval ook verantwoordelijk is voor het zoeken naar een vervangende medewerker. Datzelfde geldt voor het werkgeverschap in brede zin: de (na)scholing, het toetsen van de bekwaamheid en het houden van functionerings- en beoordelings- of jaargesprekken. Ook hier zijn de *nadelen* voor de praktijk dat er minder binding kan zijn met de praktijk en dat er sprake is van een relatief dure oplossing.

## 9.3.4 Onderhoud van het team

> **Casus 9.2 Bouwen aan teamspirit**
>
> Door de waan en drukte van de dag hebben de praktijkhouders al anderhalf jaar geen 'echte' aandacht besteed aan hun medewerkers. Er zijn geen jaargesprekken gehouden, er is geen werkoverleg geweest, verjaardagen zijn overgeslagen en er is geen gezamenlijk uitje georganiseerd. Gesproken wordt er vooral over het werk, het teamgevoel staat op een laag pitje. Tot blijkt dat een van de assistentes naar een andere baan zoekt. Bij navraag is het verdwijnen van het werkplezier en teamgevoel een belangrijke reden. De alarmbellen gaan af en met hernieuwde energie wordt alles weer opgepakt en krijgt het bouwen aan de teamspirit alle aandacht. Met succes: binnen een halfjaar is het teamgevoel weer helemaal terug en zelfs verbeterd.

Bij het onderhoud van een goedlopend team (zie ▶ casus 9.2) komt een aantal aspecten om de hoek kijken:
- het houden van functionerings- en beoordelingsgesprekken (of jaargesprekken);
- het motiveren, delegeren en coachen, toegesneden op de medewerker en afhankelijk van project of taak ('situationeel leidinggeven');
- het stimuleren van persoonlijke en teamontwikkeling (teambuilding);
- het creëren van een veilig werkklimaat en het bewaken van goede arbeidsvoorwaarden;
- teammanagement: roosteren, duidelijke taakverdeling, waar nodig bijsturen op productiecijfers;
- ziektepreventie en verzuimbeleid.

Afhankelijk van de praktijksetting en -omvang kan of kunnen de huisarts(en)/praktijkhouder(s) meer of minder taken bij een van de huisartsen concentreren of delegeren aan een assistente met coördinerende taken of aan een praktijkmanager. Overleg met elkaar en een open communicatie vormen de pijlers onder een gesmeerd lopende praktijkorganisatie (zie ▶ casus 9.3). Voor elk van de taken is belangstelling een eerste vereiste, belangstelling voor een optimale uitvoering van de taak, belangstelling voor de betrokken medewerkers, belangstelling voor een effectieve en efficiënte praktijkvoering. Specifieke scholing is behulpzaam om te groeien in de uitvoering van het onderhouden van het dreamteam.

> **Casus 9.3 Gezamenlijk plan van aanpak**
>
> Het was een chaos in de praktijk toen ze als POH-S startte, maar na anderhalf jaar was alles goed op orde. Vooral het stroomlijnen van het oproepsysteem voor het bloedprikken liep nu gesmeerd. Tijd voor het oppakken van nieuwe taken.
> Tot de huisartsen zonder overleg met haar besluiten met een ander laboratorium in zee te gaan om een betere service te bieden aan de patiënten.
> Dat heeft voor haar een enorme impact. De koppeling met het Keten Informatie Systeem (KIS) vervalt, gedigitaliseerde handelingen moeten weer handmatig worden

uitgevoerd en het overzicht is kwijt. De artsen hebben zich dat niet gerealiseerd, ze vinden het vervelend (maar zijn er enigszins laconiek onder), bieden ondersteuning aan, maar blijven bij de keuze voor het nieuwe laboratorium. Tot overmaat van ramp loopt de wisseling stroef en gaat er van alles mis bij de uitvoering.
De POH-S meldt zich ziek en overweegt om elders te gaan werken...
In een aantal gesprekken blijkt dat alle betrokkenen de gang van zaken erg vervelend vinden. Er volgt een gezamenlijk plan van aanpak en na twee maanden loopt alles weer op rolletjes en kan de POH-S de nieuwe taken ter hand nemen.
Conclusie: eerder overleg en het samen maken van een plan voorkomt veel problemen.

## 9.3.5 Arbeidsverhoudingen

De huisartsenpraktijk is te kenmerken als een platte organisatie waarbinnen intensief wordt samengewerkt. 'Lief en leed' wordt gedeeld. Dit kan nog wel eens op gespannen voet komen te staan met 'goed werkgeverschap' waarvan tegelijkertijd sprake is en het vraagt een professionele opstelling bij het aansturen van de medewerkers in de praktijk. Het is zaak dat iedereen overeenkomstig de wettelijke regelingen aan zijn of haar trekken komt. Dat vraagt soms om creatieve oplossingen (zie ▶ casus 9.4).

### Casus 9.4 Ziekteverzuim en vakantiedagen

Een van de assistentes valt langdurig uit door een door haar als hoog ervaren werkdruk in combinatie met privéomstandigheden. Het hele team voelt zich bij haar betrokken, en de praktijk kan haar afwezigheid gelukkig opvangen door het inzetten van een invalster. Er is op die manier geen extra inzet van de collega-assistentes nodig. Het herstel neemt geruime tijd in beslag, maar gelukkig kan zij na zes maanden haar werk weer voor 100 % hervatten. Zij heeft tijdens haar ziekte wel vakantiedagen opgebouwd. Bovendien staan er nog tien vakantiedagen van het jaar daarvoor open. Normaal gesproken vangen de assistentes de afwezigheid in vakanties voor elkaar op, maar dat zou ditmaal wel erg veel inzet van de anderen vragen. En er is geen invalassistentie beschikbaar voor het waarnemen tijdens de opgebouwde vakantiedagen.
Wat is wijsheid?
Om te voorkomen dat haar collega's overbelast raken, spreekt de huisarts af om de openstaande vakantiedagen uit te betalen.

Een lastige situatie treedt op bij (langdurig) ziekteverzuim, waarbij de neiging kan zijn de collega's te vragen om de afwezigheid op te vangen. Dit leidt tot extra werkdruk en -stress binnen het team, wat ook door de terugkerende medewerker als vervelend kan worden ervaren. De herstelde medewerker heeft vervolgens recht op haar vakantiedagen, wat opnieuw een belasting betekent voor de collega's. In dit geval heeft de huisarts door de inzet van een invalassistente en het uitbetalen van vakantiedagen deze valkuil weten te vermijden.

## 9.3.6 Uitstroom van personeel

Je krijgt met uitstroom van personeel te maken als een medewerker met pensioen gaat of een andere werkkring kiest. In dat geval is het waardevol om samen met de vertrekkende medewerker stil te staan bij het reilen en zeilen in de praktijk: wat gaat er goed, wat kan er beter? Daar kunnen de praktijk en het team hun voordeel mee doen. Maar uitstroom kan ook worden veroorzaakt doordat een van de praktijkmedewerkers disfunctioneert of vanwege langdurige ziekte niet meer het eigen werk kan doen. Zo'n situatie heeft onmiddellijk z'n weerslag op de praktijkvoering en het is dan ook belangrijk om snel en proactief in te grijpen, in eerste instantie met als doel om vertrek van de medewerker te voorkomen en verbetering te bewerkstelligen. Wanneer er na de interventie geen verbetering is, is de volgende logische stap dat je de medewerker voorstelt om een andere baan te gaan zoeken. Je kunt bijvoorbeeld een termijn afspreken en de medewerker eventueel ondersteunen bij het zoeken naar een andere baan. Als ook dit traject stagneert, kun je besluiten tot ontslag. Het is dan zaak dat je goed weet welke stappen je kunt en moet nemen. Wat je in ieder geval moet doen:

— Onderzoek altijd eerst of beëindiging van de arbeidsovereenkomst langs minnelijke weg bereikt kan worden.
— Controleer of het dossier van de medewerker voldoende houvast biedt om de ontslagaanvraag te onderbouwen (blijkens de verslagen van de jaarlijkse functionerings- en beoordelingsgesprekken).
— Waarschuw voordat je iemand ontslaat of schorst altijd eerst de bedrijfsarts.
— Zorg dat je met de medewerker in gesprek blijft om de ontslagroute zo soepel mogelijk te laten verlopen.

De ontslagreden bepaalt de ontslagroute die je moet volgen. Als er sprake is van bedrijfseconomische of -organisatorische redenen of van langdurige arbeidsongeschiktheid moet het verzoek worden ingediend bij het UWV. Verzoeken op alle andere gronden, zoals disfunctioneren, of een verstoorde arbeidsrelatie dien je in bij de kantonrechter. Het kan heel verstandig zijn om je hierbij te laten ondersteunen door een jurist.

> **Nuttige documentatie in het personeelsdossier van de praktijk**
> — Cao Huisartsenzorg en Handleiding Functiewaardering Huisartsenzorg FWHZ
> — personeelsdossier
> — personeelshandboek
> — arboregels
> — verzekeringen
> — contracten
> — secundaire arbeidsvoorwaarden
> — privacybeleid
> — (na)scholingsbeleid
> — persoonlijk ontwikkelplan
> — jaarplanner/kalender in het kader van teambuilding (te denken valt aan werkoverleg in combinatie met een lunch, personeelsuitjes, kerstcadeau, gezamenlijke (na)scholing, verjaardagen, nieuwjaarsborrel, dag van assistenten/POH/huisarts, vieren van behalen accreditatie met een taart, na een drukke week een extraatje in de vorm van doos bonbons of wijn of cadeaubon etc.)

## 9.4 Aan de slag

- Beschik jij in je praktijk over een dreamteam?
   a. Zo ja, hoe heb je dat voor elkaar gekregen? Wat was jouw rol daarin?
   b. Zo nee, wat mis je in je team? Waardoor ontbreekt dit?
   c. Is dit team over een jaar nog steeds het dreamteam?
- Hoe bepaal je wie je nodig hebt in de praktijk (welke functies, denk aan strategie en de operationele uitwerking en aan de personen om de functies in te vullen)? Heb je deze functies ook over een jaar nog nodig in de praktijk?
- Hoe bind je personeel aan je praktijk (denk aan ondersteuning bij een inwerkperiode/traject, aan financiële aspecten, de ontwikkelingsmogelijkheden binnen de praktijk, ruimte voor persoonlijke groei, etc.)?

## Literatuur

1. Landelijke Huisartsen Vereniging. *Uw praktijk, Handreiking personeelsdossiers aanleggen.* ► www.lhv.nl.
2. Greenleaf, R. K., & Spears, L. C. (2002). *Servant Leadership.* Verenigde Staten: Paulist Press International.
3. NHG, LHV, VPHuisartsenzorg & InEen (2019). *Kerntaken (en kernwaarden) van de huisartsenzorg.* ► www.toekomsthuisartsenzorg.nl.
4. Landelijke Huisartsen Vereniging. *Handleiding Functiewaardering Huisartsenzorg.* ► www.lhv.nl.

# Communicatie in de huisartsenpraktijk

M. M. de Ridder en W. M. Raadgers

10.1 In het kort – 92

10.2 Inleiding – 92

10.3 Leidinggeven: duidelijkheid niet verwarren met onvriendelijkheid – 93

10.4 Elkaar aanspreken – 93
10.4.1 Erbij kunnen en erbij mogen – 94
10.4.2 Tot slot – 95

10.5 Beoordelings- en functioneringsgesprekken – 95

10.6 Sollicitatiegesprekken – 96
10.6.1 Vooroordelen – 97
10.6.2 Tot slot – 97

10.7 Communiceren tijdens vergaderingen – 98

10.8 Volwassen communicatie – 98
10.8.1 Een voorbeeld – 99

10.9 Aan de slag – 100

Literatuur – 100

© Bohn Stafleu van Loghum is een imprint van Springer Media B.V., onderdeel van Springer Nature 2021
J. N. Belo et al. (Red.), *Handboek praktijkvoering*, https://doi.org/10.1007/978-90-368-2647-1_10

## 10.1 In het kort

Communicatie is het smeermiddel van de menselijke machinerie. We doen de hele dag niets anders en we kunnen niet zonder. Huisartsen zijn ervaren communicators – in hun eerste vak, dat van dokter. In het tweede vak, dat van maat, collega, praktijkhouder, manager lijkt het weleens alsof de kennis en vaardigheden uit het eerste vak er niet meer toe doen. In dit hoofdstuk bespreken we niets over zenders en ontvangers, lichaamstaal en ruis; dat mag als bekend worden verondersteld. Wel bieden we praktische tips en adviezen over communicatie bij het leidinggeven, het elkaar aanspreken, functionerings- en sollicitatiegesprekken en bij vergaderingen. De selectie is gebaseerd op een jarenlange ervaring als docent; het zijn de thema's waarover deelnemende cursisten de meeste vragen stellen.

## 10.2 Inleiding

Voor iedere huisarts geldt dat naast medisch-inhoudelijke kennis en kunde vooral goede communicatieve vaardigheden nodig zijn om het vak adequaat uit te oefenen. Gesproken taal en lichaamstaal, intonatie en kennis van de context (de achtergrond van de patiënt) vormen het basisgereedschap om zorgvuldig en vlot een consult te kunnen doen. In de opleiding wordt dan ook ruim aandacht geschonken aan arts-patiëntcommunicatie. Het is onderdeel van het 'eerste vak': de medisch-inhoudelijke discipline.

In de grote praktijken van vandaag wordt echter meer communicatietalent gevraagd van de huisarts. Die krijgt er immers een tweede vak bij: de onderlinge samenwerking, de organisatie en het management van de praktijk. Daarbij horen onder meer het geven van leiding; het deelnemen aan vergaderingen of deze voorzitten; het voeren van sollicitatiegesprekken en beoordelings- en functioneringsgesprekken; het omgaan met ergernissen en irritaties in de maatschap.

In het tweede vak zijn de vaardigheden van de consultvoering uit het eerste vak goed bruikbaar, zoals vragen stellen, luisteren, samenvatten, aangeven wat je wel of niet gaat doen. Maar de situaties in het tweede vak vragen soms net even om iets anders. Dat komt vooral doordat de relatie tussen arts en patiënt nu eenmaal een andere is dan die tussen arts en de maat in de maatschap, of de praktijkmanager, POH, of assistente. De patiënt heeft een hulpvraag en zoekt daarvoor bij de huisarts een antwoord. De huisarts weet dat antwoord in verreweg de meeste situaties te bieden door diens kennis en kunde maar ook door diens rolvastheid: de huisarts kent zijn vak en het bijbehorend handelingsrepertoire, waaronder de wijze van communiceren. Dat biedt houvast. Er treedt bij de huisarts zelden of nooit verwarring op: het is altijd duidelijk wie hij is en hoe hij daarbij communiceert. In het tweede vak is dat houvast lang niet altijd aanwezig. Een patiënt aanspreken op het niet correct gebruiken van medicijnen is iets anders dan een maat aanspreken op het niet nakomen van afspraken. Dat heeft consequenties voor de communicatie: die verloopt in het tweede vak vaak minder vanzelfsprekend dan in het eerste vak.

Zoals eerder gezegd: dit is geen artikel over zenders en ontvangers, ruis, referentiekaders en lichaamstaal, begrippen die genoegzaam bekend zijn. Wel verstrekken we praktisch communicatiegereedschap voor het tweede vak. De adviezen zijn gebaseerd op onze praktijkervaring als docenten en trainers: dit zijn de onderwerpen die vrijwel altijd aan bod komen.

## 10.3 Leidinggeven: duidelijkheid niet verwarren met onvriendelijkheid

Leidinggeven kan lastig worden als je duidelijkheid verwart met onvriendelijkheid. Die onduidelijkheid zit bijvoorbeeld in het omzichtig vragen of een assistente iets voor je zou willen doen waarmee je eigenlijk haast hebt: 'Als het niet te veel moeite is en alleen als je er tijd voor hebt en als het niet lukt dan is dat geen enkel probleem...'. Een ander voorbeeld is het doen van een verzoek zonder dat het de ander duidelijk is wat je precies verwacht: 'Dokter De Wit is over een maand 12,5 jaar getrouwd, ze vieren het in familieverband maar regelen jullie ook iets leuks namens de assistentes?' Wat 'iets leuks' is, wie het betaalt, wanneer het aan dokter De Wit wordt aangeboden en wat het woordje 'ook' inhoudt is niet duidelijk.

Natuurlijk, als je elkaar door en door kent, heb je vaak aan een half woord wel genoeg en kunnen de assistentes prima tussen de regels door lezen. Maar als dat niet het geval is, is de kans groot dat de uitvoering niet voldoet aan jouw wensen. In de eerste situatie wilde je misschien geen druk leggen op de assistente, maar die zal het verzoek als niet belangrijk beschouwen en al helemaal niet begrijpen dat het klusje vandaag af moet. In het tweede geval liggen andere misverstanden op de loer. Misschien denken de assistentes dat ze een kaart moeten kopen waar ze allemaal hun namen en felicitatie op schrijven, terwijl je aan een mooi cadeau dacht namens de assistentes, bijvoorbeeld voor de nieuwe keuken van de jubilaris, en daar namens de dokters graag aan wilt bijdragen, dat is toch vanzelfsprekend?

Het is een gebrek aan duidelijkheid en als dat vaker voorkomt, veroorzaakt het ergernissen en begint de onvriendelijkheid: waarom begrijpen ze niet wat ik bedoel? Beter is om die twee niet te verwarren. Zorg voor glasheldere verwachtingen, uiteraard op een prettige toon uitgesproken. Ofwel: wees duidelijk over de inhoud van het verzoek en vriendelijk voor de persoon aan wie je het verzoek doet. Leg ook uit waarom je deze verwachtingen hebt. Zo weet de ander wat je bedoelt, waarom het voor jou belangrijk is en stel je de ander in staat om bij jouw verwachtingen aan te sluiten, om het goed te doen. Bedank de collega als de taak gereed is. Dat motiveert, omdat de collega zich gezien en gewaardeerd weet. Is de uitvoering niet naar je wens, zoek dan samen uit waar dat in zit: was de opdracht toch nog te onduidelijk, of lag het aan iets anders?

Als huisarts ben je én collega én leidinggevende en soms ook praktijkhouder. Elke rol vergt ander gedrag; je kunt als collega het een vinden en in je rol als praktijkhouder toch het andere verlangen. Rolbewustzijn betekent dat je weet vanuit welke rol je een keuze maakt en dat jouw rol helder is voor de toehoorder. Benoem de rol als dat nodig is: 'als collega ben ik het met je eens dat dit voorstel voordelen oplevert; als praktijkhouder zeg ik nee tegen de kosten die ermee gemoeid gaan.' Duidelijkheid over de rol zorgt voor duidelijkheid in de communicatie aan beide gesprekspartners.

## 10.4 Elkaar aanspreken

Een van de lastigste aspecten van de samenwerking is het elkaar aanspreken. Bij iedere cursus over samenwerken komt dit thema naar boven: hoe, wanneer, wat doe je als je tegenwind krijgt, wat mag wel en wat mag niet, wat kun je doen als iemand zich weinig tot niets aantrekt van de feedback? De spelregels voor feedback zijn eenvoudig: niet op

de persoon maar op diens veranderbare gedrag en de gevolgen daarvan, gericht op verbetering en niet op afrekenen, op een rustig moment. Maar de uitvoering is niet zo eenvoudig. De drempels zijn hoog, en de twee belangrijkste drempels zijn:
1. angst voor (verdere) beschadiging van de relatie;
2. hoe om te gaan met de tegenreactie.

Wat het eerste betreft: het is de vraag wat de relatie meer beschadigt: zwijgen en accepteren of het gesprek aangaan. Niet ieder ergernisje hoeft te worden besproken, maar sommige spanningen hopen zich op en dan is het wachten op de onvermijdelijke escalatie. Voor de tweede drempel zijn vooral goede gesprekstechnieken noodzakelijk. Als de collega de gevolgen van zijn gedrag niet inziet en geen erkenning geeft, dan gaat dat meestal samen met reacties als verdedigen, ja-maren, de bal bij jou of een ander leggen, jij-bakken, ontkennen, ontwijken, slachtoffergedrag. De kunst voor jou is om de strijd niet aan te gaan of om je te laten meesleuren in een oeverloos debat waarbij het aan allerlei factoren ligt die buiten de collega in kwestie vallen.

De remedie is: het oorspronkelijke gedrag, dus waar je jouw collega op aansprak, even laten rusten en eerst het reactiepatroon benoemen. Stel dat iemand afspraken niet nakomt, daarop wordt aangesproken en aangeeft 'dat het aan de ongelijkheid ligt in de maatschap'. Laat het afspraken nakomen liggen en ga vervolgens in op die ongelijkheid door vragen te stellen en te achterhalen wat hij bedoelt. Probeer daarna vast te stellen wat het een met het ander te maken heeft: is de vermeende ongelijkheid de reden, de validatie om je niet aan afspraken te hoeven houden? Knip die koppeling door: als er ongelijkheid is, moeten we die zeker bespreken maar je kunt dat ongenoegen niet communiceren (laat staan oplossen) door je niet aan afspraken te houden.

Een ander reactiepatroon kan emotioneel zijn. Boosheid, verdriet, teleurstelling, schrik. De rede valt dan tijdelijk weg. Remedie: laten uitdoven, maar wel in contact blijven en als het gezakt is op zoek gaan naar het waarom achter deze emotionele reactie.

Lukt het niet om door te dringen, dan zou je kunnen overwegen om het te laten rusten en te kijken of het gedrag verandert. Als dat zo is, heb je meer bereikt dan op het moment van aanspreken duidelijk werd. De ander heeft er rustig over nagedacht en wellicht ingezien dat je een punt had. Accepteer dat je dat niet terug*hoort* maar wel terug*ziet*. Doel behaald. Een compliment, schouderklopje of een andere vorm van erkenning is een prettige manier om duidelijk te maken, zonder er inhoudelijk op terug te komen, dat je de inspanning waardeert.

Verandert er niets? Dan is het verstandig om een tweede gesprek te plannen, al dan niet met een voor beiden acceptabele gespreksleider, wellicht lukt het dan.

### 10.4.1 Erbij kunnen en erbij mogen

Maar lastig blijft het, dat aanspreken. Het werkt erg prettig in het team als de drempels lager worden, in de zin dat het taboe eraf is en het makkelijker wordt om bij elkaars valkuilen te kunnen zonder dat er ingewikkelde gesprekken hoeven te worden gevoerd. Aan iedereen zit wel eens een 'randje' en dat randje levert gedoe voor anderen op. Het komt vaak voort uit het doorschieten in waar iemand goed in is en dat doorschieten komt vaak door drukte, stress. Als iedereen elkaars valkuilen kent en niemand het erg vindt als

◘ **Tabel 10.1** Voorbeelden talent – valkuil

| talent | valkuil |
| --- | --- |
| analytisch | gevoelsarm |
| behoedzaam | besluiteloos |
| consequent | star |
| enthousiasme | impulsiviteit |
| eerlijk | bot |
| flexibel | zwabberig |
| inlevingsvermogen | opoffering |
| luisteren | passiviteit |
| nauwkeurig | perfectionist |
| optimistisch | naïef |
| verantwoordelijk | overbelast raken |
| zelfstandig | solist |

hij of zij daaraan herinnerd wordt op het moment dat hij of zij erin terecht is gekomen of dreigt te komen, is het taboe eraf. Hoe bereik je dat? Door talenten en valkuilen gezamenlijk in kaart te brengen. Een aantal voorbeelden staat in ◘ tab. 10.1.

Degene die in de valkuil terecht is gekomen ziet dat zelf meestal niet, het is zijn of haar blinde vlek. Als je elkaars kwaliteiten en valkuilen goed kent, verlaagt dat de drempel om erbij te kunnen, om dat doorschieten een halt toe te roepen. Het wordt dan gewoner om het erover te hebben. Een andere manier om het aanspreken te vergemakkelijken is door jouw feedback zelf op te halen.

### 10.4.2 Tot slot

Elkaar aanspreken gaat niet alleen over gedrag dat je veranderd wilt zien. Er is ook een positieve insteek: benoem het gedrag dat je vaker wilt zien. Deel complimenten uit, bedank. Op een manier die authentiek is en bij jou past. Door een compliment toon je dat je het werk dat is verzet, hebt waargenomen. En dat is een belangrijke motiverende factor voor collega's: je gezien, gewaardeerd en geaccepteerd weten. Dat houdt positief gedrag in stand.

## 10.5 Beoordelings- en functioneringsgesprekken

Er is veel te zeggen over de houdbaarheid van het gangbare beoordelingssysteem, waarin de leidinggevende één of twee keer per jaar in een gesprek aangeeft wat de ervaringen en scores zijn. Beoordelingsgesprekken blijken, zo valt te lezen in de media, lang niet altijd het gewenste effect te hebben. Medewerkers blijven tijdens het gesprek 'hangen' in een

lage beoordeling en stoppen met luisteren. Of ze zijn tevreden met een hoge beoordeling en stoppen ook met luisteren. Toch is het nuttig om in een rustige setting je bevindingen over het functioneren van de ander helder te maken. Een paar tips:
- Bespreek de wederzijdse verwachtingen: die van jezelf, en die van de medewerker. Jouw rol als leidinggevende is vooral een faciliterende: wat heeft de medewerker nodig om te kunnen voldoen aan de verwachtingen?
- Gebruik geen containerbegrippen als 'patiëntvriendelijk', 'zelfstandig' of 'collegiaal', maar leg concreet uit hoe dat wordt ingevuld bij jou op de praktijk. Geef voorbeelden, zo ontstaat een helder beeld.
- Focus op de sterke punten, daaruit blijkt vaak de drive van de ander. Stel vast wat de medewerker zelf graag wil ontwikkelen. Laat hem zelf doelstellingen bepalen.
- Maak het gesprek over het functioneren onderdeel van de dagelijkse gang van zaken. Zo wordt het jaarlijks gesprek een bevestiging van wat beiden al lang weten in plaats van een complete verrassing. 'Let je daar nog even op?' 'Goed opgelost gisteren!' 'Prima overzicht gemaakt!' Tijdens de koffie, op de gang, bij het verlaten van de praktijk.
- Bewaar in het personeelsdossier verslagen van de gesprekken, waarin je niet alleen de aandachtspunten noteert maar ook wat jouw medewerker goed doet.

## 10.6 Sollicitatiegesprekken

Het aannemen van medewerkers of maten is spannend: hoe weet je of je de juiste persoon op de juiste plek zet? Wat zegt een cv? Hoe ga jij om met je eerste indruk en hoe weet je of iemand in een team past? Een kritische selectie aan de poort is een van de belangrijkste onderdelen van je bedrijfsvoering. De verkeerde keuze voor een medewerker of collega kost niet alleen heel veel energie maar ook veel geld.

Hoe maak je een kritische, succesvolle selectie?

Allereerst door vooraf een helder profiel te maken van de gezochte kandidaat. Niet alleen van wat iemand moet kennen en kunnen maar ook van het type dat in jouw team past. Als je al twee ondernemende types in de maatschap hebt die veel initiatieven nemen, dan is het aannemen van een derde ondernemer misschien niet zo handig. Ontbreekt het juist aan ondernemerschap, dan is een ondernemer erbij juist weer wel handig. Het profiel bevat:
- Harde criteria: opleiding, werkervaring, kennis, kunde. Hard betekent: direct verifieerbaar. Bedenk vooraf of hard ook *absolute eis* betekent: als iemand er niet aan voldoet, wordt hij niet uitgenodigd.
- Zachte criteria: persoonskenmerken, competenties. Zacht betekent: niet direct verifieerbaar. Het vergt goede vraagtechnieken en gesprekken met referenten.
- Wenselijke criteria: extra's, die bij gelijke geschiktheid de doorslag kunnen geven. Bijvoorbeeld ervaring in een plattelandspraktijk. Niet noodzakelijk, wel een plus.

Lees binnengekomen brieven en cv's kritisch en leg ze langs de lat van het opgestelde profiel. Maak de keuze om de kandidaat wel of niet uit te nodigen.

Voer een informatief sollicitatiegesprek. Dat betekent vooral: dezelfde vragen de revue laten passeren bij iedere kandidaat. Zo kun je de antwoorden na afloop van de gesprekken met elkaar vergelijken.

Vraag niet of iemand stressbestendig is (dan krijg je een sociaal wenselijk antwoord) maar vraag naar ervaringen uit het verleden waarin de kandidaat stress heeft ervaren. Zoom daarbij in op wat iemand heeft gedaan om met die stress om te gaan en tot welk resultaat dat heeft geleid. Vraag ook hoe de kandidaat daarop terugkijkt. Stel open vragen en geef geen richting aan.

Voorbeeldvragen:
- Hoe ziet een prettige werkdag er voor jou uit, een dag waar je tevreden op terugkijkt? En omgekeerd: hoe ziet een vervelende werkdag er voor jou uit?
- Waarop ben je tot nu toe het meest trots in je werk? En waarop het minst?
- Welke werksituatie heb je als lastig ervaren?
- Wat hoor je terug van patiënten/collega's over jouw functioneren?

Voor elke vraag geldt: denk goed na over wat je eruit wilt halen, met welk doel je deze vraag stelt, vraag om toelichting en vraag door of herformuleer de vraag als het antwoord niet bij jouw doel aansluit.

### 10.6.1 Vooroordelen

Blijf je bewust van deze effecten die bij sollicitatiegesprekken een rol kunnen spelen:

*Homophily*: we zoeken mensen die op onszelf lijken. Op basis van geslacht, huidskleur, geboortegrond, leeftijd et cetera. Het maakt samenwerken misschien wat makkelijker maar het draagt niet bij aan complementariteit, innovatie en creativiteit.

*Halo- en Horneffect*: we hebben de neiging om knappe mensen beter te vinden, slanke mensen gezonder, goed geklede mensen zorgvuldiger et cetera. De aanwezigheid van een bepaalde positieve kwaliteit wekt de suggestie dat het met andere kwaliteiten ook wel goed zal zitten. Iemand doet aan teamsport dus zal hij wel goed samenwerken. Andersom geldt het ook: we vormen ons een negatief oordeel over iemand, gebaseerd op een negatief aspect bij de ander. Een kandidaat is 50 jaar en zal dus wel niet meer in staat zijn om zich soepel aan te passen.

*Confirmation bias*: we hebben de neiging om onze eerste indruk tijdens het gesprek bevestigd te willen zien en negeren de signalen die dat tegenspreken.

*Band wagon effect* ('allemaal op de kar springen'): een mening wordt eerder geloofd naarmate er meer mensen achter staan. Zijn er meerdere gespreksronden, dan kan het zijn dat de eerste sollicitatiecommissie positief is over een kandidaat en de tweede een andere mening heeft. Dat kan zeer goed eerder te maken hebben met de samenstelling van de commissie en hun onderlinge verhouding dan met de sollicitant die 'opeens' een heel ander mens lijkt te zijn.

*Social comparison bias*: we nemen niet graag iemand aan die beter is dan wij. Noem het zelfbescherming. Feit is dat de praktijk en de potentiële kandidaat hieronder kunnen lijden.

### 10.6.2 Tot slot

Maak gebruik van meerdere bronnen. Bel referenties na, stel de bij het profiel passende vragen en neem de tijd om te onderzoeken hoe iemand zich heeft gedragen tijdens zijn vorige werk. Maak ook gebruik van instrumenten zoals de persoonlijke profielanalyse, onderdeel van het zogenoemde DISC-model, in 1928 beschreven door William Moulton Marston in zijn boek ▶ Emotions of Normal People [1], of zoals ▶ Insights Discovery-instrumenten [2] en de ▶ teamrollen van Lencioni en Tuckman [3, 4].

Deze instrumenten geven snel inzicht in het werkgedrag van mensen en beantwoorden vragen als: Wat zijn werksterkten en beperkingen? Hoe gedraagt iemand zich onder druk? Past iemand bij de organisatie? Welke communicatiestijl past bij iemand? Het zijn geen wondermiddelen; gebruik deze instrumenten losjes in de hand. Ze helpen om verdiepende vragen te stellen bij een tweede gesprek of om te onderzoeken of een 'gevoel' dat je had, terugkomt in de analyse.

## 10.7 Communiceren tijdens vergaderingen

Vergaderingen zijn bijzondere vormen van samenwerking die in ieder team vaste patronen kennen. Een aantal communicatietips, afhankelijk van jouw rol in de vergadering als voorzitter of als deelnemer:
- Kijk kritisch naar agendapunten: op welke vergadering horen ze thuis, hebben ze voldoende raakvlak voor iedere deelnemer en is helder waarom ze op de agenda staan (ter discussie, informatief, besluitvormend)?
- Spreek bij belangrijke thema's, voor de discussie wordt gestart, met elkaar af hoe het besluit zal worden genomen. Eerst besluiten hoe te besluiten.
- Spreek met elkaar af met welk mandaat de voorzitter de vergadering regisseert. Mag hij sturen op gedrag, zijpaden afkappen, samenvatten, conclusies trekken?
- Maak met elkaar afspraken over je verwachtingen van de vergadering: tijdsinvestering, onderwerpen, verantwoordelijkheden, taken technisch voorzitter, voorbereiding en mate van verslaglegging.
- Houd rapportage kort. Let op dat de mondelinge mededelingen niet verworden tot een (eindeloze) discussie. Een vraag stellen, een opmerking maken mag natuurlijk, maar wil iemand de rapportage bespreken? Agendeer het.
- Kom binnen 15 minuten bij het belangrijke onderwerp aan om de energie hoog te houden. Niet te lang stilstaan bij de notulen van de vorige keer en de mededelingen. Zet het belangrijkste punt hoog op de agenda. Goed voor de energie én voor notoire laatkomers.
- Kom niet terug op gemaakte afspraken, tenzij er sprake is van belangrijk voortschrijdend inzicht.

## 10.8 Volwassen communicatie

Communiceren gaat niet alleen over gesprekstechnieken. Het begint met bewustwording van de positie die jij en de ander innemen. De Transactionele Analyse (TA) van Berne laat die posities duidelijk zien: de ouder, het kind, de volwassene. Iedereen heeft deze posities in zijn of haar repertoire en iedereen kan zich hierin ontwikkelen. (TA is een therapie, persoonlijkheidstheorie, een communicatiemodel en een ▶ psychotherapeutische behandelmethode, die overigens niet helemaal onomstreden is.)

De ouder staat voor waarden en normen, weten wat goed is en wat niet. Een opvoeder, die de ander graag voorschrijft hoe het moet. Aan de ene kant kan de ouder kritisch oordelen en is hij begrenzend maar aan de andere kant is hij ook zorgzaam, ondersteunend. Wordt de zorgende ouderrol te veel ingezet, dan ontstaan betutteling en afhankelijkheid; wordt de kritische rol te veel ingezet, dan ontstaat bazig gedrag.

Het kind vertegenwoordigt emoties, levensenergie, creativiteit en kan afhankelijk, gehoorzaam of juist opstandig zijn. Het kind leeft in het nu, doet niet aan overpeinzingen of reflectie, maar voelt en reageert direct. Positief aan de kindrol: creatief, vriendelijk en vol levenslust. De keerzijde is dat mensen in de kindrol klagend, passief, rebels of zelfs grenzeloos kunnen zijn. Het gaat dan om aandacht krijgen, of dat nu positief of negatief is.

De volwassene plaatst zichzelf niet boven of onder de ander. Hij is uit op effectieve samenwerking en communicatie. Hij stelt vragen, luistert, analyseert informatie en geeft informatie terug als ware het een databank: zonder vooroordelen, zonder 'toontje'. Ook als hij iemand aanspreekt. Positief aan de rol van volwassene: hoge mate van effectiviteit door de gelijkwaardigheid, vrij van oordeel en altijd gericht op de toekomstige samenwerking. Keerzijde: het kan voelen als een trucje ('ben je op cursus geweest?') omdat het nieuw, aangeleerd gedrag is dat tijd nodig heeft om in te slijten.

### 10.8.1 Een voorbeeld

Een huisarts vraagt aan de assistente of het lukt om de vakantieplanning voor het nieuwe jaar rond te hebben, morgen is de maatschapsvergadering waar de vakantieplanning op de agenda staat.
- Antwoord vanuit de kindrol: 'Ja, hoe moet ik dat doen? Anja is ziek, het systeem is traag, het is onwijs druk en ik heb ook nog werk van Sjoerd dat af moet.'
- Antwoord vanuit de volwassenenrol: 'Ik zal zien wat ik voor je kan doen: mag het morgen *last minute* of heb je hem eerder nodig?'
- Antwoord vanuit de ouderrol: 'Jullie komen ook altijd op het laatste moment met dit soort vragen. Dit wist je bij de vorige vergadering toch ook al? Geef dat dan direct door zou ik zeggen.'

Het *belang* van dit model is dat je kunt voorspellen of jouw manier van reageren aansluit bij de ander en of je hiermee bijdraagt aan de oplossing of wellicht een conflict creëert. Het *leuke* aan dit model is dat je ermee kunt spelen en variëren. Als je doet wat je deed, krijg je wat je kreeg. Wees je bewust welke rol je gewend bent om in te zetten. Er is geen goed, geen fout. Er is wel de vraag: kan het effectiever?

Een leidinggevende die aangeeft een stel kleuters in zijn team te hebben, pakt waarschijnlijk makkelijk de rol op van de ouder ('ik moet er ook altijd zijn, anders loopt het fout'; 'niemand neemt hier iets serieus'). Hij dwingt als het ware de medewerkers in de rol van kind, waardoor er weinig verantwoording wordt gevoeld en van meedenken geen sprake is. Een medewerker die aangeeft dat niemand haar hoort, zij nooit serieus wordt genomen en haar ideeën niet door de vergadering komen, hangt in de rol van het kind ('ze luisteren toch niet naar mij', 'ik kan dat wel zeggen maar er wordt toch niks mee gedaan'). De kunst is om de positieve aspecten van de ouder (zorgend, verantwoordelijk)

en de positieve aspecten van het kind (voelen, in het nu zijn) te combineren met de rol van volwassene. Alleen de volwassenenrol brengt effectieve communicatie tot stand. Daarbij helpen drie uitgangsposities:
- De volwassene neemt verantwoordelijkheid voor zijn eigen gedrag, verwachtingen, gevoel. Hij aanvaardt de ander zoals hij is maar ook zichzelf. Hij spreekt vanuit IK. Niet 'wij als praktijk vinden', of 'de patiënt', maar 'ik heb hier last van'.
- De volwassene spreekt vanuit behoefte en niet vanuit verwijt. Niet: 'Vind je dit zelf ook niet onhandig?' Maar: 'Wat mij zou helpen is als wij het volgende doen.'
- De volwassene spreekt richting de toekomst. Niet: 'Het afgelopen jaar heb ik dit al zo vaak met jou meegemaakt' maar: 'Hoe voorkomen wij dat dit in het komende jaar weer gebeurt?'

## 10.9 Aan de slag

- Weet je welke rollen je in je organisatie en samenwerkingsverband hebt? Weten de andere betrokkenen dat ook?
- Zit je wel eens in conflicterende rollen? Hoe ga je daarmee om?
- Kun je communiceren passend bij je rol?
- Passen de rollen die je hebt bij je kwaliteiten?
- Wie doet binnen je organisatie de sollicitatie- en beoordelingsgesprekken? Waarom?
- Hoe zorg je voor een omgeving waarin veilig gecommuniceerd kan worden? Hoe voorkom je roddelen en andere ongewenste communicatie?

## Literatuur

1. Marston, W. M. (2018). *Emotions of Normal People*. Franklin Classics Trade Press.
2. ▶ www.connectingcolours.nl.
3. Lencioni, P. (2009). *De vijf frustraties van teamwork*. Amsterdam: Business Contact.
4. Tuckman, B. (1965). Developmental sequence in small groups. *Psychological Bulletin, 63*, 384–399.

# Het verdelen van tijd en aandacht in de praktijk

*E. J. van der Jagt*

11.1 In het kort – 102

11.2 Inleiding – 102

11.3 De tijd in de hand – 103

11.4 Tijdsindeling – 103

11.5 Praktisch benodigde vaardigheden – 105

11.6 Overzicht over de tijdbesteding – 106

11.7 Aan de slag – 107

Literatuur – 107

© Bohn Stafleu van Loghum is een imprint van Springer Media B.V., onderdeel van Springer Nature 2021
J. N. Belo et al. (Red.), *Handboek praktijkvoering*, https://doi.org/10.1007/978-90-368-2647-1_11

## 11.1 In het kort

Doordat huisartsen tegenwoordig in toenemende mate in grotere samenwerkingsverbanden in de praktijk of in de wijk of regio hun zorgtaak vervullen, worden zij steeds vaker geconfronteerd met coördinatie- en managementtaken. In dit hoofdstuk wordt ingegaan op hoe de huisarts de beschikbare tijd kan verdelen en aandacht kan geven aan de belangrijke onderwerpen. De tips helpen de huisarts meer werk te verrichten in minder tijd en met meer werkplezier en vitaliteit.

## 11.2 Inleiding

'Tijdgebrek is de grootste vijand in mijn werk' zegt een huisarts die een coachingstraject doet vanwege klachten van overspanning. 'Ik besteed wekelijks, en daar ben ik geen huisarts voor geworden, ongeveer bijna de helft van de tijd aan administratie, registratie, mails en onverwachte zaken die mijn aandacht weghalen van de patiëntenzorg'. Uit onderzoek in 2017 [1] blijkt dat een op de acht huisartsen tijdens het werkzame leven in aanraking komt met 'burn-out' klachten. Eerder onderzoek in 2012 [2] liet al zien dat 70 % van de huisartsen weleens signalen van overspannenheid bij zichzelf heeft geconstateerd. Dat is uiteraard niet alleen toe te schrijven aan een gebrekkige indeling van tijd en aandacht (timemanagement): de mate van bezieling en mentale energie wordt ook beïnvloed door bijvoorbeeld conflicten op het werk, veranderingen in de organisatie, gebeurtenissen in het privéleven en de eigen psychische en geestelijke gezondheid.

Binnen het *Job Demands Resources*-model (JD-R) [3] wordt een balans beschreven tussen de eisen die het werk stelt (*job demands*) en de energiebronnen (*job resources*). Daarbij zijn werkdruk, conflicten, veranderingen en bureaucratie werkeisen (en mogelijk bronnen van stress), terwijl regelmogelijkheden, afwisseling, prestatiefeedback en loopbaanmogelijkheden gelden als energiebronnen. Een verstoring van de balans tussen eisen en energiebronnen kan oorzaak zijn van overmatige spanning en motivatieverlies en klachten van burn-out.

Bezieling, vitaliteit en timemanagement, of liever aandachtsmanagement want het gaat er immers om waar je je aandacht aan besteedt in de beperkte tijd die je hebt, hangen nauw met elkaar samen. Je voelt je goed wanneer je de dingen doet die passen bij je zingeving, wat je belangrijk vindt en waar je 'voor bent'. En daarvoor is het nodig te kiezen voor zaken die echt belangrijk zijn om aandacht aan te besteden, en daarop de focus te houden. Wanneer je je tijd indeelt zonder je af te vragen of je je aandacht aan de juiste dingen besteedt, kan dat tot gevolg hebben dat je het nog drukker krijgt. Druk zijn is een 'makkelijke' keuze, want het is voor veel mensen makkelijker om 'ja' te zeggen en het past in de tijdgeest waarin 'het druk hebben' symbool staat voor een succesvol leven. Maar druk bezig zijn met veel wil niet altijd zeggen dat je de goede dingen doet. Voor de huisarts, spin in het web voor patiënten, andere professionals, instanties en overheid is het niet eenvoudig keuzes te maken. Alles lijkt belangrijk. De huisarts schakelt voortdurend tussen verschillende hulpvragen en urgenties, typen patiënten, consultsituaties en (niet-)patiëntgebonden activiteiten. Het werk is nooit af, ook niet na een dag efficiënt werken. Het is zaak als huisarts een visie te ontwikkelen op de optimale balans tussen werk en vrije tijd, je te richten op wat er belangrijk is en wat je belangrijk vindt en zo mogelijk bij te sturen als er een mismatch blijkt tussen de tijd die een taak leek te gaan kosten en de werkelijk benodigde tijd.

## 11.3 De tijd in de hand

'Alle tijd is tijd voor jezelf' klinkt misschien als een tegenstrijdigheid, maar zou een vanzelfsprekendheid kunnen zijn. Want ook al beheert de assistente de spreekuurplanning: je bent zelf, binnen de grenzen van de planbaarheid, verantwoordelijk voor hoe je de tijd indeelt en de aandacht verdeelt. Voor de moderne huisarts, die in 2018 gemiddeld 44,1 uur per week besteedde aan het werk [4] is dit een onmisbare vaardigheid. Van de ruim 44 uur wordt 54 % besteed aan directe, 26 % aan indirecte en 20 % aan niet-patiëntgebonden taken. Door slim organiseren doen huisartsen tegenwoordig al meer in minder tijd. Huisartsenposten, taakdelegatie aan praktijkassistentes, POH's en praktijkverpleegkundigen, het afleggen van minder visites en het vaker afhandelen van vragen via telefonische contacten of via beeldbellen zorgen ervoor dat het werk gedaan kan worden. Huisartsen werken meer in deeltijd en kiezen nadrukkelijk ook voor privéactiviteiten en persoonlijke ontwikkeling. 'Zoals mijn vader huisarts was, 24/7 beschikbaar: mooi, maar niet voor mij. Ik wil er ook zijn voor mijn gezin en ben nog meer dan alleen huisarts', zegt een (in dit geval mannelijke) huisarts.

Time- en aandachtsmanagement heeft niet alleen betrekking op het in de hand hebben van jezelf en de beschikbare tijd, maar ook op het beheersen van de praktijkorganisatie.

## 11.4 Tijdsindeling

Je bent zelf degene die kiest waar de tijd naartoe gaat. Dat leerde ons Benedictus al, in zijn *Regel voor monniken,* die hij in de eerste helft van de zesde eeuw schreef [5]. In een benedictijns omgaan met de tijd staat het heilzame ritme van een geordende dagindeling voorop. In de werkhouding ben je niet zozeer gericht op het 'afhebben' van het werk, maar op het werk zelf, het serieus nemen van perioden van inspanning en ontspanning. In een benedictijns omgaan met de tijd is de agenda helemaal gevuld, maar heb je het nooit druk. Er zijn vier essentiële vaardigheden te oefenen.
1. *De kunst van het beginnen.* Zonder uitstel beginnen, meteen instappen in het werk. Uitstelgedrag bij jezelf signaleren en elimineren.
2. *De kunst van het ophouden.* Als de tijd gekomen is, leg je het werk neer. Te lang doorgaan is bijna synoniem met fouten maken. Je neemt niet de momenten van rust en ontspanning die nodig zijn om fris en actief te blijven.
3. *De kunst van het aandachtig aanwezig zijn tussen beginnen en ophouden.* Met volle aandacht aanwezig zijn bij waar je mee bezig bent. Dit komt in de plaats van herkauwen wat geweest is en van alvast bezig zijn met wat nog komt. Het zorgt voor een betere kwaliteit van het resultaat en voor *flow* in het werk.
4. *De kunst van het leven met de seizoenen van de dag.* Een dag kan als het ware in seizoenen worden ingedeeld: elke fase van de dag heeft haar eigen tonaliteit.

Maak gebruik van de startenergie van de ochtend voor aandacht vragende en creatieve werkzaamheden en bewaar de post, telefoontjes en antwoorden voor het einde. Zorg voor stille perioden waarin je alleen bent en sluit de dag af zodra je lichaamstemperatuur stijgt naar de nachtelijke temperatuur van de slaap.

*Waar zit voor jou de valkuil, welke van de benedictijnse vaardigheden beheers je onvoldoende?*
*Wat kan helpen om die vaardigheid beter onder de knie te krijgen?*

Over het creëren van flow, hierboven beschreven als derde vaardigheid, heeft Mihály Csíkszentmihályi het nodige geschreven [6]. Flow is een bewustzijnstoestand waarbij je aandacht volledig geconcentreerd is op de bezigheden, en je helemaal opgaat in iets wat spannend of moeilijk is, maar waarvan je volledig geniet. Ook al is het hectisch druk, je voelt jezelf capabel en gaat vrijwillig tot het uiterste om iets moeilijks te bereiken. Een lastige verrichting, een mentale of fysieke uitdaging. Niemand hoeft je te dwingen of over te halen, je bent innerlijk gedreven.

Er is een aantal voorwaarden om die flow te bereiken:
- duidelijke doelen op basis van missie en visie, zodat je weet waar je mee bezig bent;
- eenduidige feedback op basis van enquêtes onder patiënten of collega-zorgverleners of data uit de praktijk, zodat je weet of je het goed of slecht doet;
- een gevoel van controle, waarbij je de zaak 'in de hand hebt';
- uitdagingen die overeenkomen met je vaardigheden; soms is iets 'loslaten' ook een vaardigheid.

Hoe kun je zélf bevorderen dat je vaker flow ervaart (zie ▶ kader 11.1)?

### Kader 11.1 Een oefening rondom flow

1. *Zoek in je herinnering naar vroegere flow-ervaringen.* Die kunnen in gewichtige maar ook in minder belangrijke dingen zitten. Die flow-ervaringen kunnen je leren welke uitdagingen voor jou interessant zijn en welke omstandigheden je helpen om de concentratie bij jou optimaal te laten zijn.
2. *Probeer je eens helemaal te concentreren op één taak.* Schakel alle andere gedachten uit en richt je aandacht volledig op het hier en nu, op wat je aan het doen bent.
3. *Zoek actief naar feedback,* om te weten of je op de goede weg bent en om zo nodig bij te kunnen sturen. Vraag aan een collega of deze wil aangeven hoe je, in diens optiek, met je aandacht en concentratie omgaat. De visitatie gericht op individueel functioneren huisarts (IFH) zal je hierbij tot steun zijn.
4. *Werk volgens een eigen werkwijze.* Schakel bewust je gedachten uit over wat anderen van je werkwijze zullen denken en zeggen. Durf op je eigen oordeel af te gaan. Stel jezelf een persoonlijk doel, waardoor het werk meer van jouzélf wordt. Trek je van regels en voorschriften niet méér aan dan noodzakelijk is, verken de grenzen ervan. Zoek zo veel mogelijk ruimte voor je eigen werkwijze.
5. *Bespaar jezelf de moeite om te multitasken.* Computers kunnen dat, maar het kost mensen enorm veel tijd en energie. Concentratie krijg je niet een-twee-drie: daar gaat tijd overheen. Geef jezelf de tijd om je in te stellen op een taak en plan taken niet tegelijk, maar na elkaar.
6. *Pep jezelf elk uur op.* Niemand kan langer dan een uur honderd procent geconcentreerd, creatief, intelligent, vindingrijk of accuraat blijven. Niet aan een operatietafel, niet aan een bureau of een vergadertafel en niet achter een beeldscherm. Doe iets prettigs en gezonds, dan ben je snel weer fris en vrolijk en kun je met nieuwe inspiratie verder werken. Bewegen, drinken en eten zijn drie voor de hand liggende lichamelijke activiteiten die je op het werk vrij gemakkelijk 'tussendoor' kunt doen. Een korte meditatiepauze is effectief, maar in een drukke omgeving niet eenvoudig inpasbaar.

7. *Werk met bezieling.* Als je in een flow wilt werken, moet je ervoor zorgen dat je in je bezigheden je kwaliteiten kunt laten zien. Hectische drukte is meestal iets waarvan je weg wilt lopen in plaats van erin op te gaan. Maar als je bezig bent met iets waar je echt in gelooft, heeft de drukte minder vat op je. Ga dus eens na of je de dingen doet die je echt wilt, en zo niet: zoek een gesprekspartner die je kan helpen om naar bezieling op zoek te gaan.

## 11.5 Praktisch benodigde vaardigheden

Als je werkt met de juiste werkhouding én je op je plaats voelt in je werk, betekent dat nog niet automatisch dat je efficiënt met je tijd en aandacht omspringt. Daarvoor zijn praktische vaardigheden nodig, in het patiëntencontact en in de samenwerking en organisatie van de praktijk. Onder andere in de bouwstenen over samenwerking (zie ► H. 16) en het omgaan met personeel (zie ► H. 9) is daarover meer informatie te vinden.

Bij het efficiënt stroomlijnen van vragen van patiënten in de praktijk gelden de volgende overwegingen:

- Zorg voor een goede *triage*, zodat het spreekuur zo weinig mogelijk wordt gevuld met hulpvragen die hadden kunnen wachten, die misschien al verdwenen waren wanneer er niet direct spreekuurtijd zou zijn ingeruimd of die ook door de POH of assistente konden worden afgehandeld.
- Bespreek met de *assistentes* wat door jou en wat door hen of andere ondersteuners kan worden gedaan. Ook wanneer je werkt in een samenwerkingsverband met ondersteuners voor collega-artsen is het belangrijk hierin een gezamenlijk beleid te voeren.
- Overweeg de meerwaarde van een *terugbelspreekuur* voor minder complexe vragen of klachten, eventueel te reserveren via de website. Beeldbellen voegt een dimensie toe aan een telefonisch consult.
- Overweeg de wenselijkheid en haalbaarheid van een *e-consult* voor de praktijk, of zoek naar manieren om het gebruik daarvan te stimuleren.

Tijdens het spreekuur is het van belang om aandacht te geven aan de 'gouden regels' van de consultvoering:

- Werk *systematisch* met nadruk op luisteren, samenvatten en doorvragen, oftewel LSD. Dat voorkomt dat je doorgaat op een vraag die de patiënt niet aan je stelt.
- *Besluit samen met de patiënt* welke oplossing het beste past bij de vraag van de patiënt. Het geven van informatie en het delen van (ervarings)kennis is daarbij van belang.
- *Bewaak de tijd in* het consult of de visite. Mensen gaan er algauw op rekenen dat er voor hen *meer tijd be*schikbaar is, ongeacht de drukte die ze in de wachtkamer hebben ervaren. Rond het gesprek tijdig af met een duidelijke conclusie en een eventuele vervolgafspraak.
- Wees *selectief* met een vervolgafspraak. Er zijn soms andere manieren om een vangnet te spannen.

Houd bij het inrichten van de werkdag rekening met de volgende punten:
- *Cluster* activiteiten zo logisch mogelijk. Naast patiëntencontacten is er de administratie, het wegwerken van post en e-mail, en het overleg. Maak één (en niet meer dan één!) beknopt to-dolijstje, houd de postbak 'wacht op antwoord' bij en open je e-mail slechts tweemaal per dag. Werk post gelijk weg.
- Wanneer er *klachten* zijn of conflictsituaties, onderneem je direct actie. Zo voorkom je emotionele ballast die je met je meesleept. Zorg er daarbij wel voor dat je geen emoties laat doorschemeren in schriftelijke communicatie, want dat zorgt altijd voor hinderlijke ruis.
- *Delegeer* waar mogelijk en zeg geregeld 'nee' tegen zaken waar je geen tijd voor hebt of geen belang aan hecht. Plannen, delegeren en nee zeggen is een drie-eenheid die een voorwaarde is voor een gezonde werkindeling.
- Plan *overlegmomenten* in met de medewerkers en collega's: bijvoorbeeld een kwartier aan het einde van de ochtend met de assistente en POH, en maandelijks een werkoverleg met collega-huisartsen. He synchroniseren van de agenda's kan hierbij behulpzaam zijn.
- Plan een aantal (korte) *ontspanmomenten* op een dag, en minimaal een halfuur *open space*. Er zijn altijd wel onverwachte incidentele zaken die een beroep doen op je tijd en die vanwege hun urgentie toch je aandacht vragen.
- Neem eenmaal per week de tijd je *agenda* te bekijken. Ben je bezig met de prioriteiten?
- Tot slot: plan tijd voor *gezamenlijke koffie-/thee- of lunchmomenten*, waarbij je liefst ook een ommetje kunt maken.

Dus: plannen, delegeren en niet meteen ja zeggen zijn behulpzaam bij het baas blijven over je eigen tijd. Wat doe je al wel? Gaat dat je gemakkelijk af? En wat nog niet? Hoe zou je dat kunnen aanpakken?

## 11.6 Overzicht over de tijdbesteding

Op weg naar een effectieve verdeling van tijd en aandacht is het een eerste vereiste om inzicht te krijgen in waar je tijd naartoe gaat. Dat inzicht wordt helder wanneer je een tijdje (minimaal een aantal dagen na elkaar) bijhoudt hoeveel tijd je aan diverse activiteiten besteedt. Nadat je deze activiteiten hebt genoteerd, kun je zien hoeveel tijd je besteedt aan zaken die dringend of niet-dringend en belangrijk of onbelangrijk zijn. Dit overzicht noemen we de Timemanagementmatrix (zie ◘ tab. 11.1). De meesten van ons besteden veel tijd aan dringende en belangrijke zaken, maar ook aan niet-dringende en onbelangrijke activiteiten. De zaken die wel belangrijk maar niet-dringend zijn, kunnen nogal eens op de achtergrond raken. Ze vragen echter wel energie, want ze zijn vaak in je gedachten en hun relevantie duikt net op die momenten op waarop het je niet uitkomt.

Wanneer je je activiteiten gedurende een periode hebt bijgehouden, zal opvallen in welk(e) kwadrant(en) je veel tijd steekt, en in welk(e) minder. Mogelijk leidt dat inzicht tot een voornemen, waarmee je zult ervaren dat alle tijd die er is, voor jezelf bestemd is. De patiënten zullen profiteren van een huisarts die deskundigheid combineert met aandacht en daarnaast plezier heeft in het werk.

Het verdelen van tijd en aandacht in de praktijk

**Tabel 11.1** Timemanagementmatrix, bewerking door Covey (1993)

| belangrijk | dringend | niet-dringend |
|---|---|---|
| | I | II |
| | crises | voorzorgsmaatregelen |
| | urgente problemen | werken aan relaties |
| | projecten met een deadline | nieuwe mogelijkheden |
| | | verkennen |
| | | planning |
| recreatie | | |
| **onbelangrijk** | III | IV |
| | interrupties | beuzelarijen |
| | sommige post en rapporten | sommige post |
| | sommige vergaderingen | sommige telefoontjes |
| | aanstaande kwesties | tijdverdrijf |
| aardigheden tegenover anderen | plezierige activiteiten | |

Voor informatie over geaccrediteerde begeleiding bij het ontwikkelen van beter time- en aandachtsmanagement kun je terecht bij de expertgroep ▶ www.coachesvoormedici.nl: individuele en groepssupervisie, begeleide intervisie en coaching.

## 11.7 Aan de slag

— Heb je een beeld van hoeveel tijd je voor werk versus voor privé zou willen hebben en hoe dat in de werkelijkheid is?
— Als je over de ingeschatte tijd heen gaat, waar verlies je dan tijd? Is dat intern/extern en kun je daar iets aan bepalen of veranderen? Heb je daar anderen bij nodig?
— Als je een coach zou willen inschakelen, heb je dan vragen? Wat is je hulpvraag voor een eventuele coach en wat wil je bereiken? Wat voor soort coach heb je daarvoor nodig?

## Literatuur

1. Vereniging van Artsen Automobilisten (VvAA): Bezielingsonderzoek. ▶ www.vvaa.nl.
2. MOVIR. ▶ www.movir.nl.
3. Bakker, A. B., & Demerouti, E. (2007). The Job Demands-Resources model: State of the art. *Journal of Managerial Psychology, 22,* 309–328.
4. Versteeg, S., Vis, E., Van der Velden, L., & Batenburg, R. (2018). *De werkweek van de huisarts in 2018: Een vergelijking met 2013.* Utrecht: NIVEL. ▶ www.nivel.nl.
5. Derkse, W. (2004). *Een levensregel voor beginners.* 12$^e$ druk. Tielt (B): Lannoo.
6. Csikszentmihalyi, M. (2014). *Flow and the foundations of positive psychology.* Dordrecht: Springer Science+Business Media.

# Informatisering huisartsenzorg

*M. Zonneveld en K. H. Njoo*

12.1 In het kort – 110

12.2 Inleiding – 110
12.2.1 Waarom informatisering huisartsenzorg? – 110

12.3 Medische zorg en praktijkvoering – 111
12.3.1 Centrale rol patiëntendossier – 111
12.3.2 Kwaliteitsbeleid – 113

12.4 Multidisciplinaire en regionale samenwerking – 115

12.5 Patiënten en zelfmanagement – 116
12.5.1 Patiëntinformatie op maat – 116
12.5.2 Zelfmanagement Machine learning in de zorg, – 116
12.5.3 Online inzage dossier – 117
12.5.4 Onlinediensten – 117

12.6 Randvoorwaarden – 117
12.6.1 Informatiebeveiliging – 118
12.6.2 Informatie-uitwisseling – 118
12.6.3 Kwaliteit informatiesystemen – 120

12.7 Aan de slag – 120

Literatuur – 121

© Bohn Stafleu van Loghum is een imprint van Springer Media B.V., onderdeel van Springer Nature 2021
J. N. Belo et al. (Red.), *Handboek praktijkvoering*, https://doi.org/10.1007/978-90-368-2647-1_12

## 12.1 In het kort

Huisartsenzorg is continue, integrale zorg, zowel 24/7 als tijdens de gehele levensloop van de patiënt. Anno nu betekent het echter niet meer: steeds bij dezelfde huisarts of dezelfde praktijk. Patiënten verhuizen, huisartsen wisselen van werkplek of werken parttime. Continuïteit van zorg vereist daarom continuïteit van informatie. Nederlands Huisartsen Genootschap (NHG) en Landelijke Huisartsen Vereniging (LHV) en Ineen hebben daarop in 2018 hun visie geformuleerd in de NHG/LHV/Ineen-Visie Digitalisering huisartsenzorg 2019–2022 [1].

Het werk van de huisarts verandert voortdurend: er zijn meer patiënten met chronische ziektes of complexe problematiek, meer kwetsbare ouderen die langer thuis blijven wonen, meer patiënten die in de eerste lijn worden behandeld, daarbij in voorkomende gevallen ondersteund door adviezen van medisch specialisten. Informatisering helpt om de huisartsenzorg en meer specifiek de praktijkvoering te ontlasten en ondersteunt regionale samenwerking. Informatisering beoogt de zorg toegankelijker te maken, zorgt er voor dat de patiënt beter is geïnformeerd en bevordert zelfmanagement.

## 12.2 Inleiding

### 12.2.1 Waarom informatisering huisartsenzorg?

De wereld om ons heen is in de afgelopen decennia sterk gedigitaliseerd. We vinden het vanzelfsprekend dat we continu en snel toegang hebben tot informatie. We zijn beter geïnformeerd en staan de hele dag in verbinding met de wereld om ons heen. Dat geldt voor de zorgverlener, maar ook voor de patiënt.

De huisartsenzorg zelf is ook veranderd: de huisarts heeft zich ontwikkeld van solist in een praktijk met enkele medewerkers tot coördinator van een multidisciplinair team die verwijst naar en samenwerkt met een groot aantal partners van nulde tot derde lijn en huisartsenpost. In de bouwsteen Samenwerking (▶ H. 16) valt daar meer over te lezen.

Tegelijk verwacht de patiënt steeds meer een persoonsgerichte benadering. Hij is 'partner' in de zorg. Hij verwacht inzage in zijn dossier – en in het kader van het project OPEN ontwikkelen praktijken daarvoor de mogelijkheid – en hij heeft de verwachting meer betrokken te worden bij zijn behandeling. Gezondheid zien we niet meer als de af- of aanwezigheid van ziekte, maar als het vermogen van burgers om met fysieke, emotionele en sociale levensuitdagingen om te gaan en zo veel mogelijk eigen regie te voeren.

Door deze verschuivingen komt de huisartsenzorg steeds meer onder druk te staan. Informatisering in de huisartsenzorg helpt de huisarts om aan de nieuwe uitdagingen het hoofd te bieden.

De focus ligt daarbij op:
1. informatisering om de huisartsenzorg en praktijkvoering te ondersteunen;
2. informatisering om de multidisciplinaire en regionale samenwerking te faciliteren;
3. informatisering om de zorg toegankelijk te maken voor de patiënt, om de patiënt beter te informeren en zelfmanagement te bevorderen;
4. noodzakelijke randvoorwaarden bij informatisering.

## 12.3 Medische zorg en praktijkvoering

Continuïteit en gezamenlijkheid behoren tot de kernwaarden van de huisartsenzorg. De huisarts is een constante factor in de medische zorg voor patiënten, elke dag, 24 uur per dag, en levenslang. Hiervoor werkt de huisarts samen met andere huisartsen en andere zorgverleners om passende zorg te leveren [2].

### 12.3.1 Centrale rol patiëntendossier

De huisartsenpraktijk neemt een centrale positie in bij de continuïteit van informatie rondom de patiënt. De huisarts zorgt er als beheerder voor dat de juiste informatie op de juiste tijd en plaats en op de juiste wijze in het elektronisch patiëntendossier (EPD) geregistreerd is, ook nu steeds meer zorgtaken zijn gedelegeerd en het Huisarts-EPD (H-EPD) in toenemende mate door praktijkmedewerkers als POH en assistentes aangevuld en bewerkt wordt. De huisarts en zijn team werken daartoe volgens de Richtlijn adequate dossiervorming met het EPD (ADEPD) [3]. Bij verslaglegging over de contacten tussen patiënt en praktijk staat het episodegericht registreren (EGR) als methode van verslagleggen centraal. Daarmee kunnen de huisarts en diens collega's de samenhang van ziekte-episodes en het verloop in de tijd overzien. Zeker met steeds meer parttime werkende collega's in de praktijk helpt een adequaat bijgehouden H-EPD bij het overdragen van de zorg aan de patiënt. Niet alleen informatie over contacten met de patiënt moet geregistreerd worden, ook andere informatie is van belang, zoals het medicatieoverzicht en afspraken rond behandelwensen en -grenzen. Denk daarbij ook aan informatie over belangrijke behandelingen, zoals chemotherapie of bestraling, of ingrepen in het verleden met gevolgen voor beoordeling en behandeling in het nu, zoals een miltextirpatie. Indien van toepassing is het van belang dat de huisarts informatie registreert over noodzakelijke profylaxe en voorzorgsmaatregelen, zoals endocarditisprofylaxe. Relevante informatie over een belaste familieanamnese (bijvoorbeeld familiair mammacarcinoom) hoort in het dossier, evenals gegevens over contactpersonen en vertegenwoordigers en psychosociale gegevens. Deze informatie is immers allemaal van belang voor de integrale zorg aan de patiënt.

Om al deze informatie goed vast te kunnen leggen, heeft de huisarts een HIS nodig dat dit mogelijk maakt. Aan welke eisen zo'n HIS moet voldoen, staat beschreven in de landelijke leidraad voor HIS-leveranciers: het HIS-Referentiemodel (▶ www.referentiemodel.nhg.org).

Een goed bijgehouden H-EPD vormt ook een bron voor de informatie-uitwisseling met zorgverleners buiten de praktijk. De huisarts informeert andere zorgverleners die een behandelrelatie hebben (gehad) met de patiënt. Andersom informeren andere zorgverleners de huisarts tijdig en adequaat over hun bevindingen en interventies. De huisarts zorgt ervoor dat al deze informatie samenkomt in het H-EPD [4].

Partijen buiten de eigen praktijk bij wie de juiste informatie op de juiste tijd en plaats en op de juiste wijze beschikbaar moet zijn, zijn bijvoorbeeld:
- **Andere huisartsenpraktijken**. Dit betreft huisartsenpraktijken waarmee wordt samengewerkt.
- **Huisartsenpost en spoedzorg**. Welke informatie noodzakelijk is om hierbij uit te wisselen, wordt beschreven in de richtlijnen Gegevensuitwisseling huisarts,

Gegevensuitwisseling Centrale Huisartsenpost (CHP) [5] en Gegevensuitwisseling huisarts-ambulancedienst [6]. De informatie die in deze richtlijnen wordt beschreven, wordt uitgewisseld via het Landelijk Schakel Punt (LSP) of middels Edifact-berichten.

- **Apotheek**. Bij bepaalde medicatie is het delen van bepaalde laboratoriumuitslagen van belang, indien noodzakelijk voorzien van de relevante context. Denk aan het uitwisselen van de eGFR-waarde als maat voor de nierfunctie, of de mededeling dat bewust een contra-indicatiemelding nierinsufficiëntie is genegeerd. Het is ook van belang dat informatie over eventuele contra-indicaties, allergieën en intoleranties wordt gedeeld; hetzelfde geldt voor de kennis over opgetreden bijwerkingen.
- **Laboratorium of diagnostische centra**. Het ontvangen en verwerken van elektronische uitslagen van (laboratorium)onderzoek is gemeengoed in de meeste huisartsenpraktijken.

In toenemende mate gaat dit ook op voor het elektronisch aanvragen van laboratorium- of functieonderzoek. Vaak gaat dit via een applicatie zoals Zorgdomein. Contextuele informatie kan daarbij worden vastgelegd, bijvoorbeeld informatie over klachten en het medicatiegebruik bij het aanvragen van longfunctieonderzoek. Dit doet recht aan het feit dat een onderzoeksaanvraag geen zuiver administratieve handeling is.

Door onderzoek elektronisch aan te vragen, is ook duidelijk wie, wat en wanneer heeft aangevraagd. Dit levert, zeker bij samenwerking met meerdere huisartsen, een groot voordeel op. Degene die de aanvraag heeft gedaan kan de uitslag het beste beoordelen. Maak hierover afspraken in de praktijk.

Natuurlijk zijn verbeteringen mogelijk, bijvoorbeeld: het aanvraagscherm voor huisartsen inrichten volgens probleemgericht aanvragen; of het kunnen opslaan van contextinformatie in het HIS bij aanvragen van microbiologisch, histologisch, cytologisch en functieonderzoek.

- **Medisch specialist bij verwijzing**. De huisarts voorziet de specialist middels de verwijsbrief van relevante informatie en doet dit bij voorkeur in samenspraak met de patiënt. Welke informatie van belang is (niet te weinig, maar ook niet te veel), op welke momenten informatie uitgewisseld moet worden en hoe daarbij de verdeling van verantwoordelijkheden is, wordt beschreven in de Richtlijn informatie-uitwisseling tussen huisarts en specialist (HASP) [7].

Doordat veel relevante informatie voor een verwijzing al in het HIS aanwezig is, kan een e-verwijsbrief voor een belangrijk deel automatisch met informatie uit het dossier worden gevuld. De huisarts heeft hiermee de basis voor de brief. Elektronische verwijzingen worden gedaan met een applicatie zoals Zorgdomein, ingericht met behulp van deze richtlijn.

De richtlijn HASP geeft ook aanwijzingen voor de inhoud van het retourbericht van de medisch specialist. Ook teleconferencing met collega-zorgverleners is een voorbeeld van een nieuwe onlinedienst in de praktijk, die een vlucht neemt.

Het ontvangen en verwerken van elektronische retourbrieven van de medisch specialist is dagelijkse praktijk voor de huisarts. Belangrijk bij de verwerking in het dossier is het actualiseren van de episodelijst en het opnemen van een samenvatting van de brief in het journaal of werkblad. Een samenvatting in het journaal geeft overzicht voor samenwerkende huisartsen. Het geeft meteen de essentie weer, zonder de volledige brief in het correspondentiearchief te moeten lezen. Zeker in de

dienstwaarneming is dit van belang, omdat daar namelijk alleen samenvattingen van de laatste vier maanden zichtbaar zijn, niet de brieven zelf.
- **Paramedici**. Ook voor informatie-uitwisseling met paramedici (bijvoorbeeld de fysiotherapeut) zijn vergelijkbare richtlijnen opgesteld. Want naarmate andere zorgprofessionals beter geautomatiseerd raken, ontstaat daar eveneens de behoefte elektronische informatie uit te wisselen met de huisarts.
- **Verhuisdossier**. Wanneer een patiënt verhuist, verhuist het H-EPD elektronisch mee. Ook de KNMG heeft in 2020 een handreiking met betrekking tot de overdracht van het patiëntendossier opgesteld [8].

## 12.3.2 Kwaliteitsbeleid

Een goed bijgehouden H-EPD maakt beslisondersteuning en ondersteuning bij het kwaliteitsbeleid voor de praktijk mogelijk.

Voorbeelden van beslisondersteuning zijn:
- Formulariumgericht voorschrijven. Bij formulariumgericht voorschrijven doet het informatiesysteem op basis van de gekozen International Classification of Primary Care (ICPC)-code een voorzet voor het voorschrijven van medicatie. De bestaande HIS'en bieden allemaal deze functionaliteit. Ze maken hierbij gebruik van het NHG-formularium (▶ www.nhg.org/formularium), met uitzondering van Medicom, dat gebruikmaakt van een door Healthbase gemaakt formularium. Verder zien we een trend om gebruik te maken van regionale formularia, bijvoorbeeld voor inhalatiemedicatie.
- Een signaalfunctie. Verschillende HIS'en bieden de mogelijkheid om de zorgverlener erop te wijzen dat er specifieke aandachtspunten zijn voor een patiënt. Een voorbeeld hiervan is NHG-Doc (▶ www.nhgdoc.nl), een ander voorbeeld is het door Medicom ontwikkelde Medicomsmart.
- Ondersteuning bij het eenvoudig invoeren van gestandaardiseerde data bij protocollaire zorg (bijvoorbeeld rookstatus, bloeddruk). Verschillende HIS'en bieden deze functionaliteit onder de noemer formulieren of protocollen.
Hoe dergelijke ondersteuning idealiter ingericht is, wordt beschreven door het NHG in Prodigmo. Twee HIS'en bieden ondersteuning conform Prodigmo aan (▶ https://tinyurl.com/prodigmo).
Andere HIS'en kiezen voor een andere aanpak. Zij bieden setjes bij elkaar horende bepalingen aan, waarbij ze zich baseren op door het NHG samengestelde setjes, de zogenoemde bepalingenclusters. Medicom biedt eigen, door Healthbase ontwikkelde, protocollen aan.
- Visuele overzichten bij chronische aandoeningen (◘ fig. 12.1). Deze overzichten helpen de huisarts om snel een beeld te krijgen van actuele aandachtspunten. Dit maakt gezamenlijke besluitvorming over het te volgen beleid beter mogelijk. De COPD-ziektelastmeter (▶ www.longalliantie.nl) is hiervan een praktijkvoorbeeld. In de landelijke leidraad Ziektespecifieke overzichten voor HIS- en Keten Informatie Systeem (KIS)-leveranciers beschrijft het NHG aan welke eisen dergelijke overzichten moeten voldoen.
- Ondersteuning bij medicatie en medicatieveiligheid. Al tientallen jaren worden huisartsen ondersteund bij het voorschrijven van medicatie. Het informatiesysteem signaleert bij het voorschrijven van medicatie of er sprake is van een overgevoeligheid of contra-indicaties bij de patiënt of dat de voorgeschreven medicatie interacties heeft

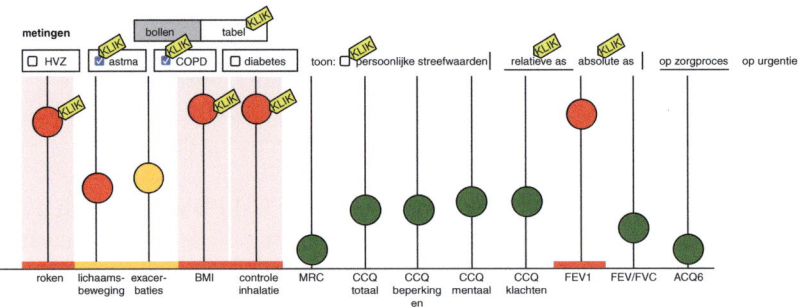

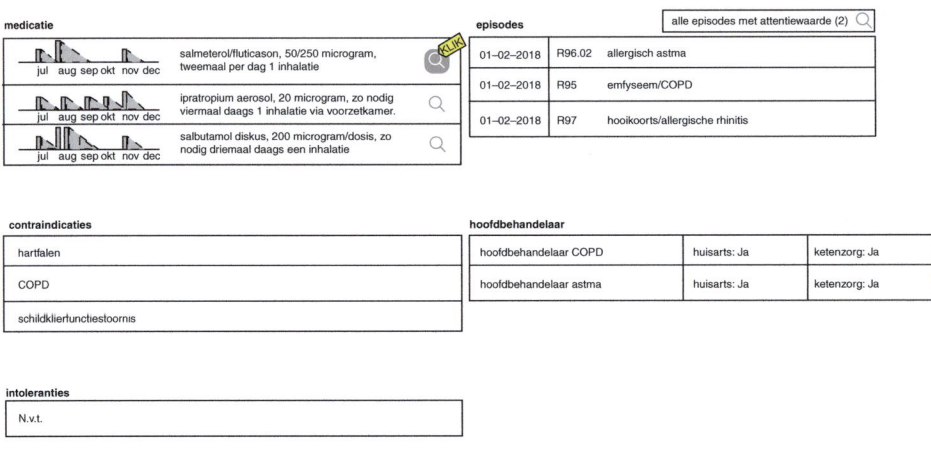

◘ **Figuur 12.1** Voorbeeld van een visueel overzicht

met reeds gebruikte medicatie. De G-standaard van Z-index, een databank die het voorschrijven, afleveren, bestellen, declareren en vergoeden van zorgproducten ondersteunt, is de landelijke standaard voor de inrichting van deze medicatiebewaking. Medisch Farmaceutische Beslisregels (MFB's). Onder verantwoordelijkheid van de KNMP wordt gewerkt aan een nieuwe vorm van medicatiebewaking: MFB's. Het doel hiervan is om de overkill aan waarschuwingssignalen tijdens het voorschrijven te verminderen en te zorgen voor intelligenter medicatiebewaking. De bewaking op interacties tussen geneesmiddelen is in 2020 op deze manier in de HIS'en gerealiseerd (► www.knmp.nl/patientenzorg/medicatiebewaking/medisch-farmaceutische-beslisregels-mfbs).
− Ondersteuning bij intern kwaliteitsbeleid chronische zorg. Voor de chronische zorg rond bijvoorbeeld diabetes mellitus, COPD en cardiovasculair risicomanagement zijn indicatoren voor het interne kwaliteitsbeleid geformuleerd om op populatieniveau inzicht te geven in de kwaliteit van zorg. Het NHG ontwikkelt en beheert deze indicatoren op populatieniveau (► https://tinyurl.com/indicatoren-ontwikkelaars). Ineen (► www.ineen.nl) selecteert jaarlijks een beperkt aantal van deze indicatoren om een landelijke benchmark op te stellen. HIS-leveranciers en Ketenzorg Informatie Systeem (KIS)-leveranciers bieden de mogelijkheid om voor de eigen praktijk rapportages te maken, gebaseerd op deze NHG- en Ineen-indicatoren.

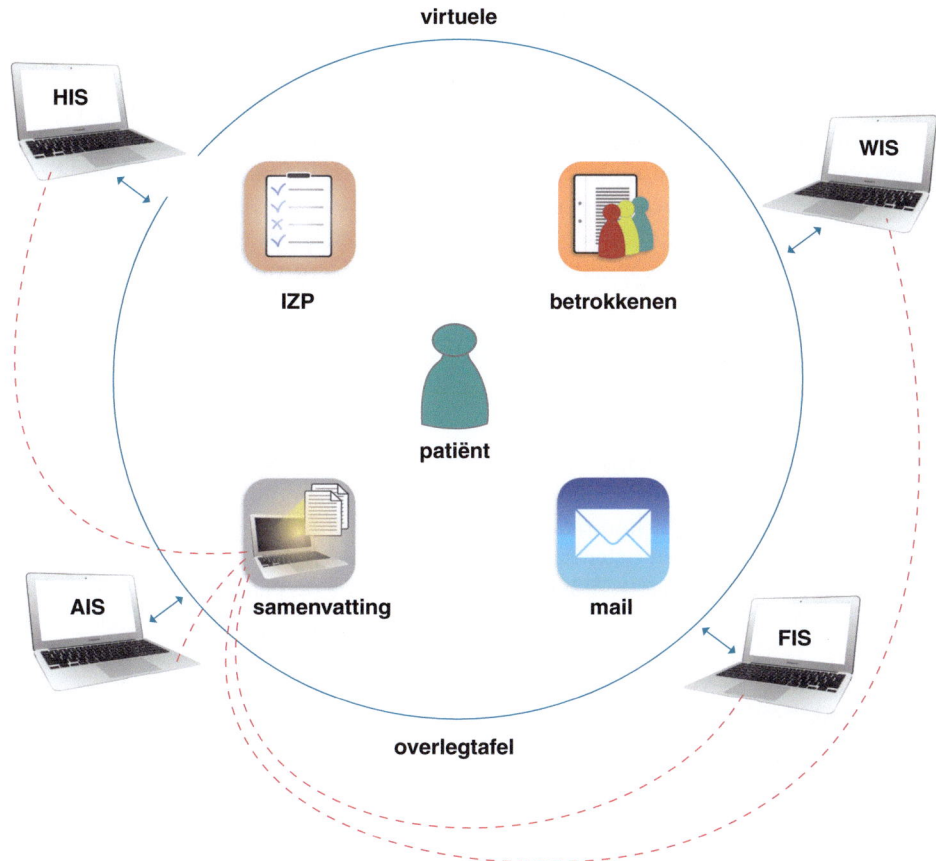

**Figuur 12.2** Een virtuele overlegtafel

## 12.4 Multidisciplinaire en regionale samenwerking

Bij multidisciplinaire samenwerking is het delen van informatie van groot belang. Elke zorgverlener blijft daarbij nog steeds een eigen dossier bijhouden in zijn of haar eigen informatiesysteem. Daarnaast is de inrichting van een gedeelde zogenoemde *virtuele overlegtafel* in een regionaal samenwerkingsplatform noodzakelijk (fig. 12.2).

De virtuele overlegtafel is een informatiesysteem waarmee een (eerstelijns)kernteam relevante en actuele informatie over de patiënt kan vastleggen, inzien, beheren en uitwisselen. Het meest ideaal is als het geïntegreerd met het HIS functioneert. Het NHG-visiedocument en de leidraad over de virtuele overlegtafel schetsen de gewenste functionaliteiten en werking van de verschillende onderdelen van een virtuele overlegtafel. Een virtuele overlegtafel dient een aantal functies te ondersteunen. Per patiënt is het mogelijk om:
- een individueel zorgplan (IZP) bij te houden en in te zien;
- samenvattingen uit de dossiers van betrokken zorgverleners in te zien;
- beveiligde mail/chatberichten uit te wisselen rond één patiënt;
- een lijst bij te houden en in te zien met betrokkenen bij de zorg, inclusief gegevens van de casemanager (CM) en eventuele mantelzorgers en hun bereikbaarheidsgegevens.

Rond ouderenzorg en palliatieve zorg lijken dit soort virtuele overlegtafels te worden ontwikkeld, bijvoorbeeld VIP (een app die digitale gesprekken over en met patiënten mogelijk maakt), C-Boards (een onlineapplicatie voor multidisciplinaire zorg), het Zorg- en Welzijnsinformatieportaal (ZWIP), elektronisch Gestructureerd Patiënten Overleg (eGPO), et cetera. Er bestaat nog geen ideale applicatie die alle functies volledig ondersteunt. Soms is de applicatie beperkt tot een enkele functie, bijvoorbeeld OZO-verbindzorg, dat voornamelijk de onderlinge communicatie faciliteert. Toch levert dat soms meteen veel winst op voor de zorg. Een regio dient daarom te onderzoeken waar de samenwerkende partijen het meest behoefte aan hebben, om van daaruit verder stappen voor uitbreiding te zetten.

## 12.5 Patiënten en zelfmanagement

De belangrijkste samenwerkings- en communicatiepartners voor de huisartsen zijn de patiënten. Zij worden steeds actiever als partner in het zorgproces. Dankzij meer vrij beschikbare informatie over hun ziekte(s) en de behandeling zal de patiënt beter met zijn situatie om kunnen gaan en beter de zorg in het dagelijks leven kunnen inpassen. Bij de volgende aspecten faciliteert ICT het partnership tussen de patiënt en de zorgverlener (zie ▶ par. 12.5.1 t/m 12.5.4).

### 12.5.1 Patiëntinformatie op maat

De patiënt verwacht van de huisarts voorlichting 'op maat'. De inhoud van de voorlichting kan 'persoonlijk' worden gemaakt door gebruik te maken van bepaalde kenmerken van de patiënt, zoals de leeftijd, het geslacht, het stadium van de ziekte en de gevolgde therapie. De patiënt heeft toegang tot deze informatie op een tijdstip en plaats naar keuze. Thuisarts.nl (▶ www.thuisarts.nl) is opgezet om deze verwachting in te vullen en biedt onafhankelijke gezondheidsinformatie in de taal van de patiënt. Zogenoemde keuzehulpen, bijvoorbeeld voor onderzoek naar prostaatkanker, geven de patiënt de mogelijkheid om zelf in eigen tempo met de juiste informatie aan de slag te gaan (▶ https://tinyurl.com/prostaatkanker-testen).

### 12.5.2 Zelfmanagement Machine learning in de zorg, ▶ H. 18

In toenemende mate is de patiënt manager van de eigen chronische ziekte. Het diabetespaspoort, hoofdpijndagboeken en alcoholconsumptielijsten zijn bekende instrumenten voor zelfmanagement. De huidige internettechnieken laten toe dit soort zelfmanagement online te ondersteunen.

Vooral binnen de ggz zijn er ook onlinetrainingen ontwikkeld, waarbij de patiënt zelf met zijn klachten aan de slag gaat. Bekende voorbeelden zijn Kleur je leven (▶ www.kleurjeleven.nl) of Psyfit (▶ www.psyfit.nl). Het is ook mogelijk dergelijke trainingen *blended* te geven. Dat betekent grotendeels online in combinatie met enkele (telefonische of e-mail)contacten met een zorgverlener. Er zijn diverse aanbieders die dergelijke ggz-cursussen aanbieden. De toolkit e-mental health in de huisartsenpraktijk (▶ www.huisartsemh.nl) zet de verschillende mogelijkheden voor de huisarts op een rijtje.

De ontwikkeling van zogenoemde persoonlijke gezondheidsdossiers ofwel persoonlijke gezondheidsomgeving (PGO) waarin patiënten hun medische gegevens kunnen inzien en beheren (onafhankelijk van de zorgaanbieder) zal hier een *boost* aan geven. PGO- en andere systemen moeten voldoen aan het MedMij-afsprakenstelsel om veilig gezondheidsinformatie te kunnen uitwisselen tussen patiënt en zorgprofessional. (MedMij is daarvoor als dé Nederlandse standaard ontwikkeld, ▶ www.medmij.nl.)

### 12.5.3 Online inzage dossier

Vanaf medio 2020 heeft de patiënt het recht op online inzage in het eigen dossier. Door online inzage is de patiënt beter in staat om zijn ziekte en het verloop ervan te begrijpen en te monitoren. Het NHG heeft samen met de Patiëntenfederatie Nederland een richtlijn opgesteld die beschrijft welke informatie de patiënt precies online moet kunnen inzien [9]. Het is hierbij van belang dat de zorgverlener zich realiseert dat het dossier is bedoeld voor de zorgverlener(s). De zorgverlener hoeft zijn taalgebruik bij de verslaglegging daarom niet aan te passen aan de patiënt, hoewel hij zich moet realiseren dat patiënt recht heeft op inzage.

De drie huisartsenkoepels (LHV, NHG en InEen) ondersteunen eerstelijnszorgverleners om dit voor elkaar te krijgen met een vierjarig versnellingsprogramma voor het Ontsluiten van Patiëntengegevens uit de Eerstelijnszorg in Nederland (OPEN) via een patiëntenportaal of PGO. OPEN regelt dat de noodzakelijke ICT-aanpassingen worden gedaan in de huisartsinformatiesystemen. Verder organiseert OPEN scholing over online inzage voor huisartsen, praktijkassistentes en POH's. OPEN ontwikkelt ook informatiemateriaal om patiënten voor te lichten. Belangrijk uitgangspunt is dat OPEN huisartsen via regionale coalities ondersteunt en zo aansluit bij regionale wensen én behoeften.

### 12.5.4 Onlinediensten

Onlinediensten vergroten de toegankelijkheid van de praktijk en geven de patiënt de mogelijkheid om in eigen tijd zaken te regelen: een onlineafspraak te maken, herhaalrecept(en) aan te vragen en een e-consult te starten. Bij contact met een e-consult past de zorgverlener overigens wel het taalgebruik aan de patiënt aan. Voor het starten en promoten van e-consulten in de huisartsenpraktijk is door Nictiz, LHV en NHG een handboek uitgebracht met praktische tips (▶ www.nictiz.nl). Videobellen met patiënten is een nieuwe online dienst, die nu een vlucht neemt in de praktijk.

### 12.6 Randvoorwaarden

Belangrijk bij informatisering in de huisartsenpraktijk zijn de randvoorwaarden. Zeker nu meer en meer informatie onderling elektronisch wordt uitgewisseld. In deze paragraaf zullen de aandachtspunten voor informatiebeveiliging, informatie-uitwisseling en de kwaliteit van de gebruikte systemen worden besproken.

### 12.6.1 Informatiebeveiliging

De Algemene Verordening Gegevensbescherming (AVG, ▶ www.digitaleoverheid.nl) gaat over veiligheid van persoonlijke gegevens en impliceert dat huisartsen zorg moeten dragen voor de veiligheid van de gezondheidsgegevens van hun patiënt. Beveiligen is mensenwerk en betreft niet alleen ICT. Hoewel de praktijkhouder eindverantwoordelijk is, dienen alle medewerkers in de huisartsenvoorziening zich bewust te zijn van hun verantwoordelijkheden en gedragsregels inzake de informatiebeveiliging. In de praktijkwijzer *Informatiebeveiliging in de eerstelijnszorgpraktijk* staan veel praktische tools om de informatiebeveiliging goed in te richten [10]. Adequate informatiebeveiliging betekent: voldoende privacy, beschikbaarheid en integriteit van de informatie.

#### Privacy

Privacy betekent dat patiëntinformatie alleen toegankelijk is voor bevoegden. Dat regel je met authenticatie, autorisatie en logging:
- *Authenticatie* betekent dat alleen bevoegden toegang hebben tot het systeem door middel van een gebruikersnaam of wachtwoord, in combinatie met een tweede fysieke factor, bijvoorbeeld UZI-pas, vingerafdruk of een code die per sms naar je smartphone wordt toegestuurd.
- *Autorisatie* regelt wie toegang heeft tot welke informatie en wat deze persoon met de gegevens mag doen.
- Met *logging* is te controleren wie, wat, wanneer inziet of gebruikt of wijzigt.

#### Beschikbaarheid

Beschikbaarheid betekent dat op afgesproken tijdstippen de benodigde, actuele patiëntgegevens beschikbaar zijn.

#### Integriteit

Integriteit betekent dat de patiëntgegevens juist en volledig zijn.

### 12.6.2 Informatie-uitwisseling

Huisartsen beschikken over veel relevante informatie over de patiënt en kunnen die delen met andere zorgverleners.

Bij de uitwisseling van informatie door de hele zorg heen speelt standaardisatie een steeds belangrijker rol. De informatisering van andere zorgdomeinen is vaak anders ingericht. Dat maakt informatie-uitwisseling tussen verschillende organisaties complex en multidimensionaal (zie fig. 12.3). Drie concepten die bij informatie-uitwisseling een rol spelen, worden hierna nader toegelicht: push en pull, zorginformatiebouwstenen (ZIB) en informatiestandaarden.

#### Push en pull

Er zijn twee basisprincipes om informatie tussen zorgverleners uit te wisselen: push of pull.

Bij 'push' verstuurt de zender bewust relevante informatie naar de ontvanger, bijvoorbeeld een verwijsbrief. De zender weet daarbij precies op welk moment hij welke

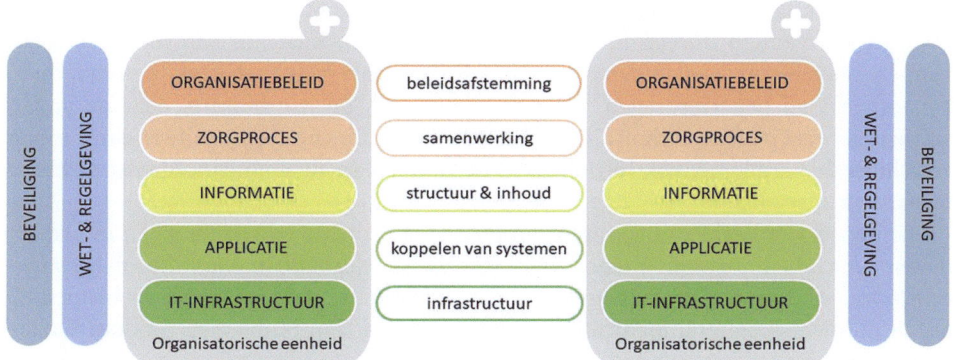

◘ Figuur 12.3   Nictiz vijflagenmodel voor interoperabiliteit

informatie, naar wie toestuurt. Deze informatie is nodig voor de ontvanger voor goede zorgverlening. Daarom is het niet nodig de patiënt om toestemming te vragen. Deze toestemming mag impliciet worden verondersteld. Wel mag de patiënt bezwaar maken.

Het versturen van een pushbericht kan bijvoorbeeld met een veilig e-mailbericht (Securemail of Zorgmail). Er zijn ook speciale applicaties ontwikkeld om informatie uit te wisselen met een specifiek doel. Voorbeelden hiervan zijn Zorgdomein (verwijzingen), eGPO (ouderenzorg) of C-boards (multidisciplinaire zorg). Ook bestaan er meer chat-achtige functies, zoals OZOverbindzorg en VIP-Live. Voor het uitwisselen van informatie bestaan verschillende talen (bijvoorbeeld Edifact of HL7).

Bij 'pull' haalt de ontvanger zelf bij een systeem of systemen de informatie op. Dat kan bijvoorbeeld via het Landelijk Schakelpunt (LSP) of een regionale infrastructuur. Omdat niet van tevoren vaststaat wie, op welk moment, welke informatie, ophaalt, moet de patiënt hiervoor altijd van tevoren toestemming geven (Opt-in).

Voor de huisartsenpraktijk zijn en blijven beide principes altijd nodig. Per situatie moet worden bekeken wat het beste is voor de zorg aan de patiënt.

## Zorginformatiebouwstenen

Zorginformatiebouwstenen zijn er om ervoor te zorgen dat zorgverleners allemaal dezelfde zorginformatie vastleggen. Een zorginformatiebouwsteen (ZIB) omvat afspraken over een (medisch) concept, zoals een diagnose (bijvoorbeeld COPD of diabetes) of een behandelgrens (bijvoorbeeld niet-reanimeren).

Als we informatie in alle zorgdomeinen op dezelfde manier definiëren, wordt het eenvoudiger informatie uit te wisselen. Het NHG werkt samen met Nictiz om ZIB's voor de huisartsenzorg op te stellen. Deze worden gebaseerd op het HIS-referentiemodel, dat al jaren de standaard is waarop HIS'en zijn gebouwd. In een latere fase zal een doorontwikkeling naar zorgbrede bouwstenen volgen.

## Informatiestandaarden

Een informatiestandaard slaat de brug tussen zorgproces en ICT. Een informatiestandaard beschrijft inhoudelijk bijvoorbeeld welke informatie op welk moment tussen verschillende zorgverleners uitgewisseld moet worden. Informatiestandaarden maken weer gebruik van ZIB's.

Informatiestandaarden beschrijven hoe informatie vanuit verschillende ZIB's samengevoegd kan worden tot een inhoudelijk zinvol bericht, waarmee zorgverleners elkaar kunnen informeren. Dat informeren vindt soms plaats binnen hetzelfde zorgdomein, bijvoorbeeld bij het overdragen van een dossier van de ene huisarts naar de andere huisarts als een patiënt verhuist. Het kan ook gaan om informatie-uitwisseling tussen verschillende zorgdomeinen, bijvoorbeeld de huisarts en de ambulancedienst of tussen huisarts en specialist.

Een goed voorbeeld van een informatiestandaard die de uitwisseling van informatie tussen verschillende zorgdomeinen beschrijft, is de *Informatiestandaard voor het medicatieproces* (▶ www.nhg.org/bouwstenen). Deze informatiestandaard moet problemen die op dit moment spelen bij medicatie-uitwisseling (denk aan problemen rondom Baxter) gaan oplossen.

Het medicatieproces onderscheidt vier stappen: voorschrijven door de arts, verstrekken door de apotheek, toedienen door de zorgverlener en gebruik door de patiënt zelf.

Daarnaast is er een scheiding tussen therapie (wat spreken we samen af?) en logistiek (heeft de patiënt nog voldoende voorraad? Is er een preferente zorgverzekeraar? Is een geneesmiddel wel leverbaar?).

Dit levert in totaal zeven ZIB's op, die op verschillende manieren gecombineerd kunnen worden om tot zinvolle communicatie tussen arts en apotheker te komen (◘ fig. 12.4).

### 12.6.3 Kwaliteit informatiesystemen

In de begintijd van de huisartsenautomatisering bestond er een HIS-toetsing. Huisartsen kregen alleen een automatiseringsvergoeding als ze gebruikmaakten van een getoetst HIS. Sinds 2021 werken NHG, LHV en InEen samen in *Project XIS* om een set van toetsbare eisen op te stellen, waarin beschreven staat waaraan informatiesystemen voor de huisartsenpraktijk, de ketenzorg en de huisartsenposten minstens moeten voldoen (▶ https://tinyurl.com/verbetering-hisen).

### 12.7 Aan de slag

– Je overweegt de aanschaf van een nieuw HIS voor de praktijk: wat zijn voor jou belangrijke eigenschappen waar het HIS aan zou moeten voldoen?
– Je wilt alle gegevens, die in jouw HIS zijn vastgelegd, beter gaan benutten om de medische zorg en de praktijkvoering te evalueren. Wat kan beter? Hoe pak je dit aan?
– De praktijk krijgt subsidie voor het participeren in het project OPEN: het verbeteren van de toegankelijkheid van het HIS voor de patiënt. Hoe wil je de subsidie inzetten?

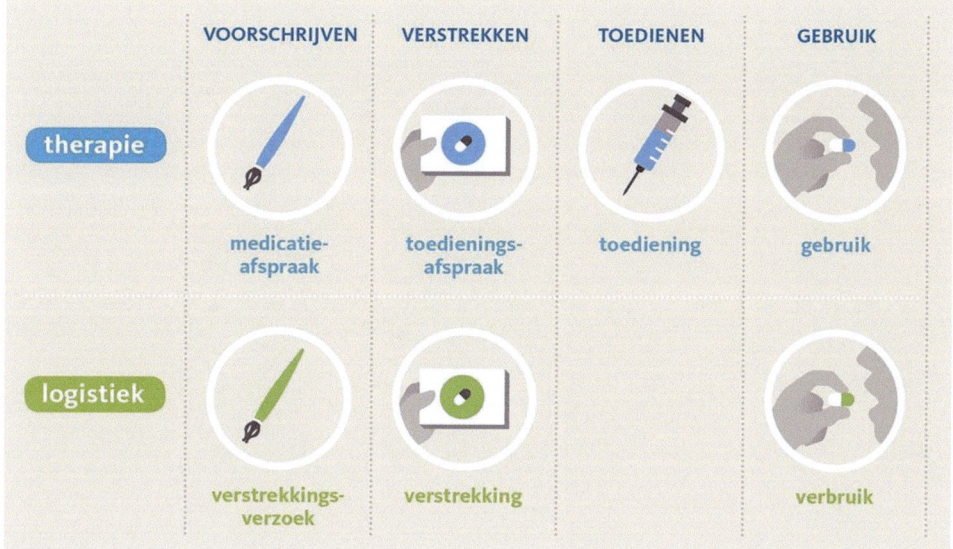

◘ **Figuur 12.4** Informatiestandaard medicatieproces. (Bron: Project Medicatieoverdracht Nictiz)

## Literatuur

1. NHG, LHV, Ineen (2018). *Visie Digitalisering Huisartsenzorg 2019–2022*. Utrecht: NHG, LHV, Ineen. ► www.nhg.org.
2. Van der Horst, H. E., & Dijkstra, R. (2019). Woudschoten 2019: Huisarts-geneeskundige kernwaarden en kerntaken herijkt. *Huisarts en Wetenschap, 62.* ► https://doi.org/10.1007/s12445-019-0260-2.
3. NHG (2019). *NHG-richtlijn Adequate dossiervorming met het elektronisch patiëntdossier (ADEPD)*. Utrecht: NHG. ► www.nhg.org.
4. NHG, LHV (2012). *Standpunt Het elektronisch huisartsendossier (H-EPD) – Gegevensbeheer en gegevensuitwisseling*. Utrecht: NHG. ► www.nhg.org.
5. NHG (2013). *Richtlijn Gegevensuitwisseling huisarts en Centrale Huisartsenpost (CHP)*. Utrecht: NHG. ► www.nhg.org.
6. NHG (2005). *Richtlijn Gegevensuitwisseling huisarts – ambulancedienst – afdeling Spoedeisende Hulp*. Utrecht: NHG. ► www.nhg.org.
7. NHG (2017). *Richtlijn Informatie-uitwisseling tussen huisarts en medisch specialist (Richtlijn HASP)*. Utrecht: NHG. ► www.nhg.org.
8. KNMG (2020). *KNMG-handreiking. Overdracht patiëntendossier bij verandering van huisarts*. Utrecht: KNMG. ► www.knmg.nl.
9. Patiëntenfederatie Nederland, NHG (2017). *Richtlijn online inzage in het EPD door de patiënt*. Utrecht: Patiëntenfederatie Nederland, NHG. ► www.nhg.org.
10. NHG (2018). *NHG-Praktijkwijzer Informatiebeveiliging in de eerstelijnszorgpraktijk*. Utrecht: NHG. ► www.nhg.org.

# Organisatieaspecten in de huisartsenpraktijk

H. P. C. van der Pluijm en S. N. Stam

13.1 In het kort – 124

13.2 Inleiding – 124

13.3 Kwaliteit, flexibiliteit en samenwerking – 125
13.3.1 Kwaliteit – 125
13.3.2 Pijlers en niveaus van het kwaliteitsbeleid – 127
13.3.3 Flexibiliteit en samenwerking – 127

13.4 Tot slot – 131

13.5 Aan de slag – 132

Literatuur – 132

© Bohn Stafleu van Loghum is een imprint van Springer Media B.V., onderdeel van Springer Nature 2021
J. N. Belo et al. (Red.), *Handboek praktijkvoering*, https://doi.org/10.1007/978-90-368-2647-1_13

## 13.1 In het kort

Hoe een optimale praktijkorganisatie eruitziet is afhankelijk van een groot aantal, continu veranderende interne en externe factoren. Dat maakt dat een praktijk of gezondheidscentrum geen statische organisatie is, maar zich moet aanpassen aan veranderingen van de interne en externe vraag. Dit vraagt om een regelmatige herijking: gaat het goed of kan het beter en wat is daarvoor nodig? Deze bouwsteen helpt bij het in kaart brengen van de eigen organisatie en helpt zicht te krijgen op de belangrijke in- en externe factoren.

## 13.2 Inleiding

Een organisatie, klein of groot, rust altijd op een fundament van de volgende zes bouwstenen:
- **organisatie** (juridische vorm, contracten, missie-visie, beleid, governance, overlegstructuren intern en buiten de praktijk en met stakeholders);
- **kwaliteit en veiligheid** (richtlijnen, protocollen en werkafspraken, leren en verbeteren, (na)scholing, risicoanalyse, patiëntervaringen, privacy en gegevensbescherming (Algemene verordening gegevensbescherming, AVG), klachtenregeling);
- **humanresourcesmanagement (hrm)** (personeelsbeleid, arbeidszaken, deskundigheid);
- **financiën** (facturatieproces, cashflow, kwartaalrapportages, jaarrekening etc.);
- **ICT** (hard- en software, e-Health);
- **pr & communicatie** (beleidsplan, jaarverslag, patiënteninformatie en -communicatie, website, bereikbaarheid).

Deze zes bouwstenen vormen het fundament voor iedere organisatie, ook een huisartsenpraktijk. Zij komen in aparte bouwstenen in dit handboek aan de orde, in deze bouwsteen gaan we in op hoe een praktijk onder de huidige, uitdagende omstandigheden kan worden georganiseerd, gerund teneinde kwaliteit te borgen én financieel gezond te blijven. En we gaan in op *waarom* een goede praktijkorganisatie belangrijk is om de praktijk nu, maar ook in de toekomst, gezond te houden.

De huidige huisartsenpraktijk vraagt om *kwaliteit, flexibiliteit en samenwerking*. Waarom zijn dit juist speerpunten voor de praktijk?

Vooropgesteld: als gevolg van een aantal factoren valt het niet mee om de kwaliteit van de huisartsenzorg te borgen:
- Problemen op de arbeidsmarkt. Er is een toenemend tekort aan huisartsen in sommige regio's en aan andere ondersteunende functies in de praktijk, zoals praktijkondersteuners (somatiek en ggz), praktijkassistentes, spreekuurondersteuners huisarts (SOH), verpleegkundig specialisten en physician assistants.
- Maatschappelijke eisen. Er zijn in toenemende mate (maatschappelijke) eisen op het gebied van kwaliteitsborging van het medisch handelen en ten aanzien van de praktijkorganisatie (vragen vanuit de samenleving naar transparantie, eisen aan digitale mogelijkheden, veranderende wet- en regelgeving).
- Toenemende behoefte van patiënten om mee te denken ('mondigheid'). Er is een toenemende behoefte van patiënten aan autonomie bij het nemen van beslissingen.
- Maatschappelijk belang. Er is een maatschappelijke noodzaak om de kosten van de gezondheidszorg beheersbaar te houden.

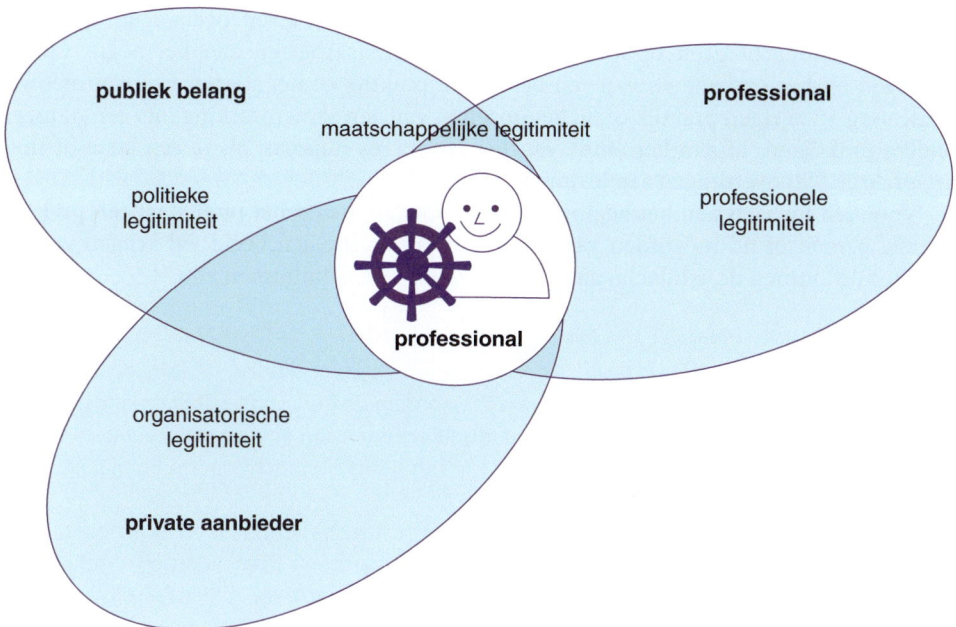

◘ **Figuur 13.1** De verschillende rollen van de huisarts als professional

Daarnaast heeft de huisarts als professional voortdurend te maken met de verschillende belangen/rollen, legitimiteiten. Het is goed hier bewust mee om te gaan, omdat dit bij het slim organiseren van de praktijk een rol speelt (zie ◘ fig. 13.1).

## 13.3 Kwaliteit, flexibiliteit en samenwerking

### 13.3.1 Kwaliteit

Kwaliteit wordt op verschillende manieren gedefinieerd. Iedereen heeft een beeld van wat kwaliteit is, maar dat beeld is niet hetzelfde en wordt bepaald door het perspectief waarmee je kijkt.

Bij het werken in de huisartsenpraktijk, en ook bij het ontwikkelen van nieuw beleid, van nieuwe op kwaliteitsverbetering gerichte projecten, kun je steeds drie vragen als uitgangspunt nemen:
1. Is het in het voordeel van de patiënt?
2. Ontzorgt het de huisartsenpraktijk?
3. Past het in de visie van onze praktijk op het ondersteunen en stimuleren van patiënten om zelfredzaam te zijn voor zover het kan en om goede en gezonde keuzes te maken?

Of anders geformuleerd: de patiënt ontvangt *de juiste zorg op de juiste plek door de juiste deskundigheid op de juiste plek*. Met dit als uitgangspunt blijven de patiënt (de klant van de praktijk) en de medewerker van praktijk optimaal betrokken bij het ontvangen respectievelijk geven van passende zorg.

Je kunt als huisarts op elk moment van je werkzaam leven overwegen op welke manier je aandacht geeft of wilt geven aan kwaliteitsaspecten: aan het begin van je loopbaan bij het overnemen van een bestaande praktijk of het starten van een nieuwe, 'onderweg' in je eigen praktijk of bij het opzetten van een samenwerking met een of meer andere praktijken, of aan het einde van je carrière als huisarts, als je een state-of-the-art-praktijk wilt overdragen aan je opvolger(s).

Voor een huisarts aan het begin van zijn loopbaan die op het punt staat een praktijk over te nemen of lid te worden van de maatschap en die een beeld wil krijgen van de organisatie kunnen de aandachtspunten in ▶ kader 13.1 behulpzaam zijn.

---

**Kader 13.1 Aandachtspunten bij een overname van of deelname in een praktijk**
- Wat is de eerste indruk van een praktijk? Hoe zijn de *look and feel* (uitstraling)?
- Waar is de praktijk gevestigd? Welke mogelijkheden zijn er voor eventuele uitbreiding van de patiëntengroep of van het gebouw, mocht dat nodig blijken in de toekomst?
- Hoe is de bejegening in de praktijk? Niet alleen naar patiënten, maar ook naar collega's, andere medewerkers, samenwerkingspartners? (Niet iedereen is gelijk, want iedereen heeft een andere functie, maar iedereen is wel gelijkwaardig.)
- Wat is de visie van de organisatie? Waar staat de praktijk voor? Hoe wordt dit uitgedragen?
- Hoe goed is de praktijk te vinden, hoe is de bereikbaarheid (fysiek, maar ook online, etc.)?
- Hoe wordt de informatie weergegeven?
- Is de basisinfrastructuur op orde? Internetverbindingen, glasvezel aanwezig? AVG-*proof*?
- Is er sprake van een communicatiebeleid?
- Is het een financieel gezonde organisatie?
- Wat is het verloop onder de medewerkers?
- Zijn het fundament en de structuur op orde en beschreven? (zie in ▶ par. 13.1 de zes bouwstenen van de organisatie)
- Wordt er gebruikgemaakt van bepaalde werkwijzen en tools? LEAN werken, teambuildingsinstrumenten (bijvoorbeeld het Lumina Spark-model, ▶ www.luminalearning.com)?
- Wordt er binnen het team en met externe partijen samengewerkt?
- Is er een praktijkmanager?

---

Waarom is het belangrijk om het kwaliteitsbeleid te formuleren en vast te leggen in de praktijk?

Een belangrijke reden is dat een gedragen kwaliteitsbeleid in de praktijk een goed vertrekpunt vormt voor goede, veilige en servicegerichte patiëntenzorg, maar ook voor een goede samenwerking binnen het team van medewerkers. De cirkel van Sinek [1] leent zich voor een beschrijving van het waarom, het hoe en het wat:

**Waarom?** Patiënten en professionals zijn tevreden en richtlijnen worden gevolgd, wat resulteert in goede, veilige en servicegerichte zorg.

**Hoe?** Er is borging van kwaliteit door middel van een Plan, Do, Act, Check (PDCA)-cyclus, optimaliseren en dataverzameling en -analyse.

**Wat?** Er worden overleggroepen en eventueel commissies ingericht, een praktijk- en regiobeleid ontwikkeld, onder meer door gebruik te maken van (geanonimiseerde) verzameling van populatiegegevens via VIP-live.

## 13.3.2 Pijlers en niveaus van het kwaliteitsbeleid

Uit ◘ fig. 13.2 komt naar voren dat kwaliteit op de verschillende niveaus verschillend wordt gedefinieerd en dat bijvoorbeeld de kwaliteit van de consultvoering in de spreekkamer en de uitkomst van het consult voor de patiënt andere dimensies hebben dan de kwaliteit voor de praktijkmedewerkers op praktijk- en voor de huisartsen op regionaal-organisatorisch niveau. Het is goed om die verschillen bij discussies over de inhoud van de zorg in de praktijk te betrekken.

Naast het individuele, praktijk- en regioniveau, is er uiteraard nog het landelijk niveau. De regio-organisatie kan een rol spelen om de discussie op het landelijk niveau (NHG, LHV, InEen) aan te kaarten, en dat gebeurt ook in toenemende mate. Zo is er een vruchtbare wisselwerking tussen de verschillende niveaus ontstaan (◘ fig. 13.3). Vanzelfsprekend zijn een goede organisatiegraad van de huisartsen(praktijken) in een regio en afstemming op praktijk-, wijk- en regioniveau, hierbij van groot belang.

(Zie voor voorbeelden van de praktische uitwerking van kwaliteitsbeleid de Bouwstenen De kunst van kwaliteit (▶ H. 8) en Veranderen in de praktijk (▶ H. 20).)

## 13.3.3 Flexibiliteit en samenwerking

Net als kwaliteit is samenwerken een breed begrip dat op verschillende manieren geïnterpreteerd wordt. Een ding is zeker: flexibiliteit is een eigenschap die van pas komt. Zie ▶ kader 13.2 voor de definitie van samenwerken die in deze bouwsteen aangehouden wordt.

> **Kader 13.2 Definitie samenwerken**
> Samenwerken is bijdragen aan een gezamenlijk resultaat door een optimale afstemming tussen de eigen kwaliteiten en belangen en die van de groep of een ander, ook wanneer de samenwerking een onderwerp betreft dat niet van direct persoonlijk belang is. De samenwerking draagt bij aan een goede sfeer.

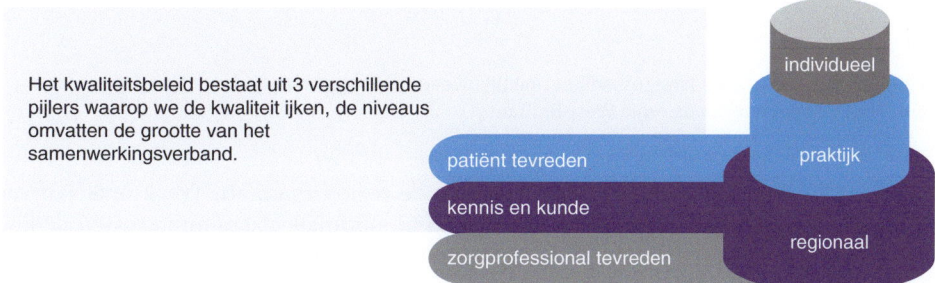

◘ **Figuur 13.2** Pijlers en niveaus van het kwaliteitsbeleid

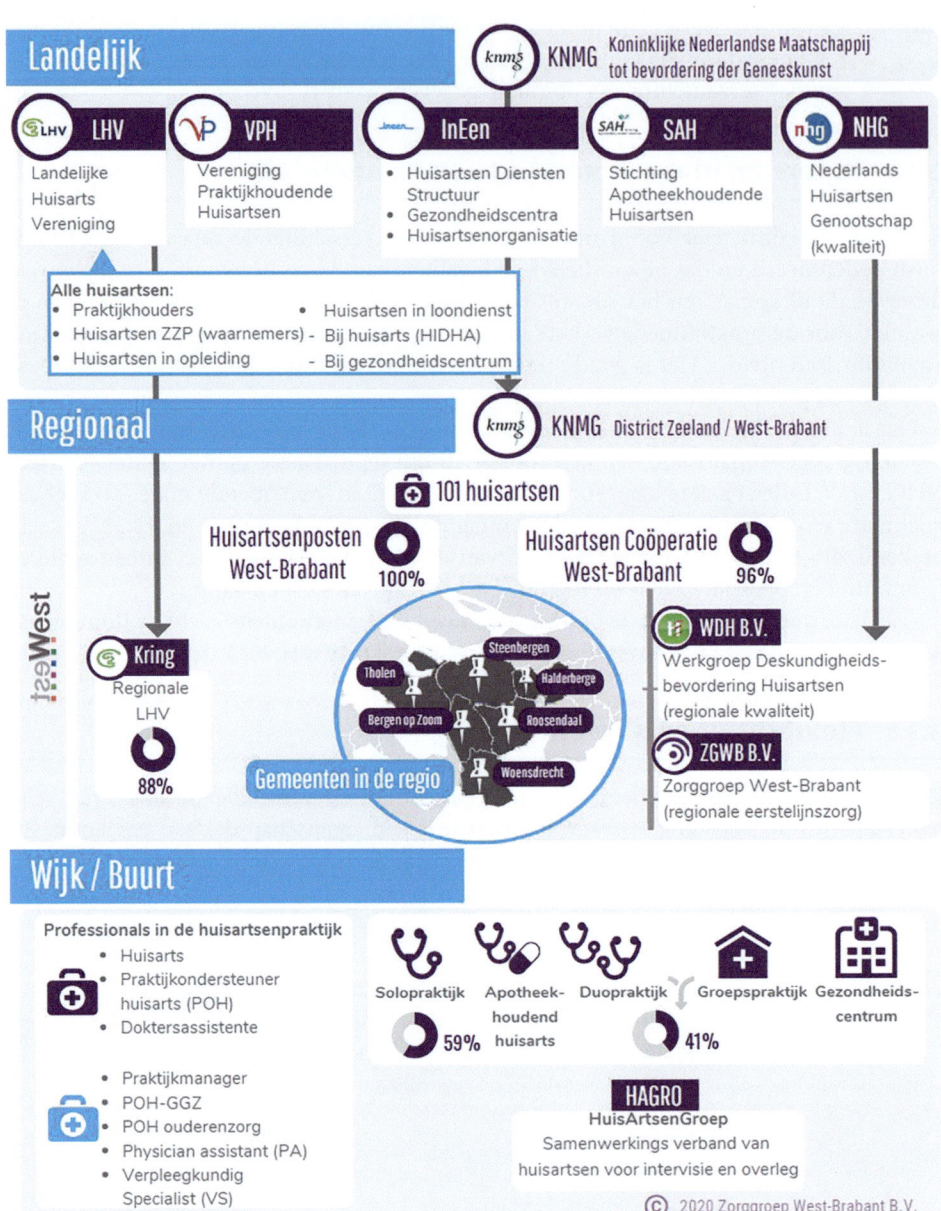

■ **Figuur 13.3** Wisselwerking tussen het praktijkniveau en de regionale en landelijke organisaties vanuit het perspectief van de regio West-Brabant

Een nauwe samenwerking van praktijken met de regio-organisatie (vaak ontstaan vanuit de zorggroep of huisartsenpost) kan helpen bij optimale afstemming tussen de kwaliteiten van de huisartsenpraktijk en de andere professionals van een organisatie. Een voorbeeld hiervan is het opzetten van een expertteam van (kader)huisartsen en medisch specialisten om regionale (soms op landelijke afspraken gebaseerde) transmurale afspraken te maken over het beleid en de behandeling van (groepen van) patiënten. Andere voorbeelden zijn goede afspraken over consultatie, triage of de inzet van e-healthprogramma's met de ggz-organisaties in de regio, of goede verwijsafspraken over opnamemogelijkheden op zogenoemde eerstelijnsverblijf (ELV)-bedden.

Je mag van jouw regio-organisatie (huisartsen/multidisciplinair) verwachten dat zij in ieder geval [2]:
- een regioplan opstellen;
- ondersteuning bieden bij het automatiserings-/informatiebeleid;
- gemandateerde samenwerkingsafspraken met belangrijke stakeholders maken, zoals gemeenten, regionale ziekenhuizen, ggz-instellingen en verpleeg- en verzorgingshuizen en thuiszorgorganisaties;
- ondersteuning bieden bij het zoeken naar oplossingen bij eventuele problemen op de arbeidsmarkt;
- 'ontzorgen' bij en faciliteren van de bedrijfsvoering;
- ondersteuning bieden bij het realiseren en vormgeven van het zorgaanbod en het kwaliteitsbeleid.

Voor een optimale samenwerking is van belang dat er vanuit de individuele huisartsen participatie is in het collectief. De huisarts en diens praktijk vormen de spil in de regionale eerstelijnszorg (◘ fig. 13.4). Dat geldt zeker voor de praktijkhoudende huisartsen. De input vanuit de dagelijkse ervaring van het werken in een huisartsenpraktijk kan de regio-organisatie helpen de juiste speerpunten te kiezen waarvan de praktijken voordeel zullen hebben. Deze input kan ook helpen vorm te geven aan de invulling van de samenwerking met anderen, zoals ziekenhuizen, verpleeg- en verzorgingshuizen, thuiszorgorganisaties, ggz-instellingen en gemeenten. Het delen van kennis over de bedrijfsvoering van de praktijk helpt, evenals het delen van medische kennis en ervaring. Daarnaast kan de regio-organisatie helpen om de praktijkorganisatie verder op orde te krijgen en te houden door verschillende diensten te leveren, vanuit het perspectief dat er collectief vaak voordeel kan worden behaald.

Voorbeelden van praktische ondersteuning door het leveren van diensten:
- inkoop, onderhoud, ijken en kalibreren van materialen;
- praktijkmanagement;
- collectieve verzekeringen;
- ICT: ondersteuning invoering e-healthapplicaties: beeldbellen, e-consult;
- aanvraag van subsidies.

Daarnaast kan de regio-organisatie vaste formats aanbieden op het gebied van:
- hrm;
- kwaliteitsagenda;
- begroting;
- beleidsplan en jaarverslag;
- jaarplannen.

Deze ondersteuning van praktijken op regionaal niveau brengt meer eenheid, eenheid die weer ten goede kan komen aan het borgen van kwaliteit, en die de flexibiliteit van de inzet van waarnemende huisartsen, HIDHA's en andere praktijkondersteunende

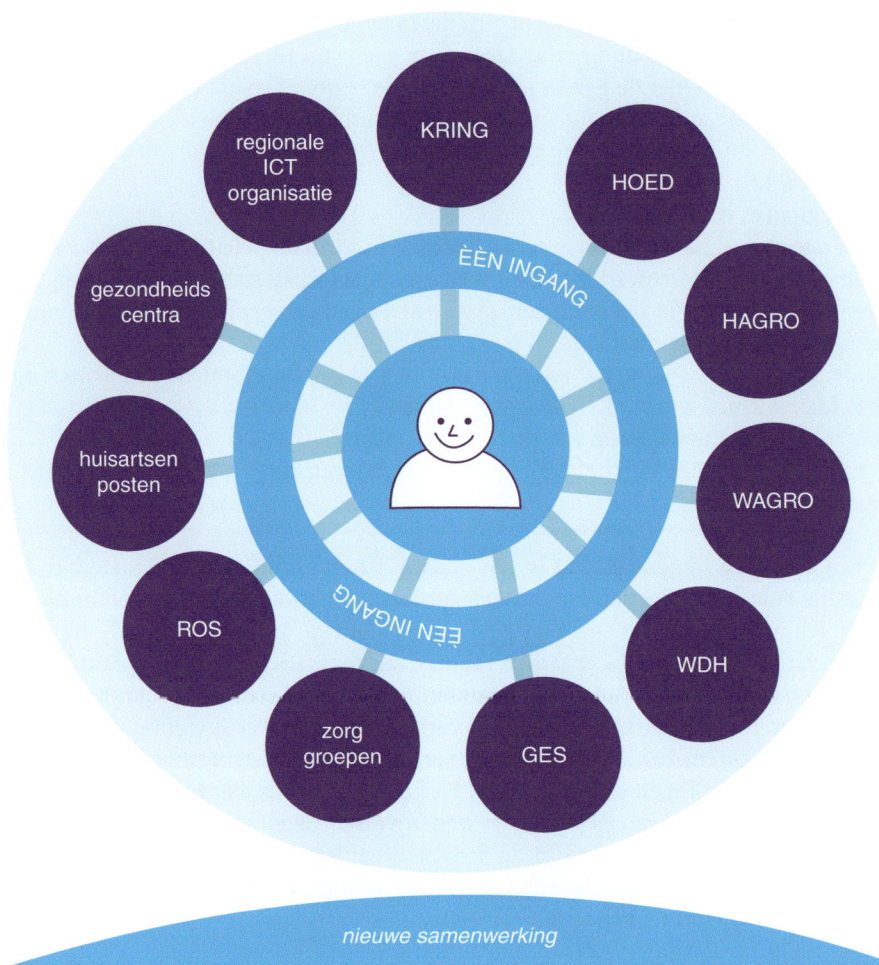

**Figuur 13.4** De huisarts als spil in de regio

medewerkers zoals praktijkmanagers, in de regio vergroot. Het is immers eenvoudiger om met één of hooguit twee systemen (HIS'en, formats, telefoon) te werken dan steeds opnieuw met een ander systeem te werken en een andere werkwijze aan te leren. Dit is minder efficiënt. Een regio met onderlinge afspraken en met onderlinge waarneming, om bij drukte elkaar snel te kunnen helpen (via bijvoorbeeld dezelfde telefooncentrale) voorkomt overbelaste praktijken en zo'n regio is aantrekkelijk voor startende huisartsen om zich te vestigen.

Efficiënter werken levert meer op, vanuit de huisartsenpraktijk bezien is *slim organiseren* het geheim.

Bovendien is vanuit patiëntenperspectief bekeken een eenduidige praktijkvoering ook een voordeel omdat de patiënt overal dezelfde kwaliteit en dezelfde service ontvangt, ongeacht welke professional 'aan het roer staat'.

Huisartsen hebben nog weleens de angst om bij het aangaan van meer intensieve vormen van samenwerking aan autonomie in te boeten. En betekent verlies aan autonomie niet dat afspraken met patiënten over het beleid en de behandeling onder druk kunnen komen te staan? Toch biedt samenwerken in een collectief waarschijnlijk meer voor- dan nadelen. Zo kan een efficiëntere bedrijfsvoering de autonomie zelfs versterken, aangezien er meer tijd is voor de huisarts om de regierol te nemen en aandacht te hebben voor het uitvoering geven aan het kwaliteitsbeleid.

Om de eigen inbreng te borgen, de eigen mening, de individuele stem in het collectief te laten horen, zijn er verschillende juridische vormen mogelijk van een regio-organisatie (zie ook de Bouwsteen Governance in de huisartsgeneeskunde (▶ H. 4)).

Een coöperatie is bijvoorbeeld een organisatievorm waarbij de individuele huisarts invloed kan uitoefenen op het beleid. (Zie ◘ fig. 13.5 voor een voorbeeld.)

## 13.4 Tot slot

Onthoud: flexibiliteit bij het zoeken naar vormen van samenwerking helpt en blijkt zelfs een belangrijke voorwaarde voor succes. Zie ▶ kader 13.3 voor een voorbeeld van een succesvolle ondersteuning van de individuele praktijk en de individuele patiënt.

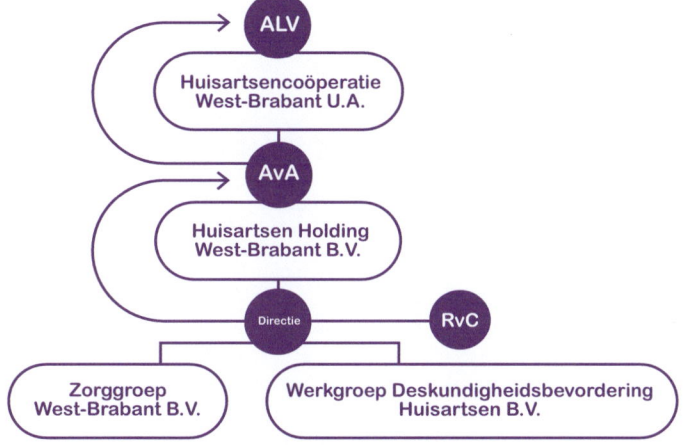

◘ Figuur 13.5 Structuur van de Huisartsen Coöperatie West-Brabant

> **Kader 13.3**
> Als een regio-organisatie als vertegenwoordiger van alle huisartsen met de verschillende samenwerkingspartners afspraken kan maken over het 'snel opschalen' van zorg voor een patiënt indien nodig, draagt dat enorm bij aan goede patiëntenzorg. Immers, de juiste zorg op de juiste plek op het juiste moment maakt de professional blij (geen uren, dagen of zelfs weken zoeken naar een (tijdelijke) opname), zorgt voor mantelzorgers die gerust kunnen zijn en een patiënt die niet het gevoel heeft iedereen te veel te zijn. De afspraken dragen bij aan een vermindering van kosten. Het resultaat? Iedereen profiteert van dit goede resultaat!
> Of, zoals in een Afrikaans gezegde (onder meer geciteerd door Nelson Mandela), onder woorden wordt gebracht: *Alleen ga je sneller, samen kom je verder.*

## 13.5 Aan de slag

- Heb je voor je eigen organisatie een uitgewerkt kwaliteitsbeleid? Door wie en voor wie is dit kwaliteitsbeleid geschreven?
- Welke bronnen/input worden gebruikt voor het opstellen van het kwaliteitsbeleid?
- Wordt een dergelijk kwaliteitsbeleid gebruikt? Zo ja, door wie?
- Staat je kwaliteitsbeleid op je website?
- Wat is de positie van jouw organisatie ten opzichte van ketenpartners in de wijk of regio?

## Literatuur

1. Sinek, S. (2012). *Begin met het waarom*. Amsterdam: Business Contact.
2. InEen-NHG-LHV (2019). *Visie regionale samenwerking en organisatievorming in de huisartsenzorg.* Utrecht: InEen-NHG-LHV. ▶ www.ineen.nl.

# De financiële *tools* voor de huisarts

R. H. G. Kok en F. C. G. Stünkel

14.1 In het kort – 134

14.2 Inleiding – 134

14.3 Het huisartsinformatiesysteem (HIS) – 135

14.4 De administratie – 135

14.5 De jaarrekening – 135
14.5.1 De balans en de winst- en verliesrekening – 137
14.5.2 Privéopnamen en stortingen – 140
14.5.3 Opbrengsten en kosten versus ontvangsten en uitgaven – 140

14.6 Tot slot – 141

14.7 Aan de slag – 141

© Bohn Stafleu van Loghum is een imprint van Springer Media B.V., onderdeel van Springer Nature 2021
J. N. Belo et al. (Red.), *Handboek praktijkvoering*, https://doi.org/10.1007/978-90-368-2647-1_14

## 14.1 In het kort

In de afgelopen decennia is de huisartsenpraktijk enorm veranderd. Van de solopraktijk aan huis naar de grotere samenwerkingsverbanden van een (A)HOED ((Apothekers), Huisartsen Onder Een Dak), maatschap of gezondheidscentrum. Naast deze schaalvergroting zijn ook de activiteiten binnen de huisartsenpraktijk de laatste jaren fors uitgebreid. Uitbreiding van het aantal disciplines in de praktijk is hiervan het gevolg, en hierbij valt te denken aan de praktijkondersteuner of -verpleegkundige (POH) somatiek, POH-ggz en -ouderenzorg, eventueel een physician assistant of nurse practitioner, een praktijkmanager en administratieve ondersteuning. Ook wordt de huisartsenzorg geconfronteerd met een verdere verschuiving van zorg van de tweede lijn naar de eerste lijn en bovendien is het beleid erop gericht dat ouderen langer thuis blijven wonen. De uitbreidingen in personele bezetting, verruiming van de huisvesting alsmede de continue wijzigingen in de financiering van de zorg hebben de huisarts van zorgverlener naar ondernemer getransformeerd. De huisarts zal steeds vaker te maken krijgen met bedrijfseconomische keuzes (zie ▶ casus 14.1). Om deze keuzes verantwoord te kunnen maken heeft de huisarts financiële hulpmiddelen, tools nodig. In dit hoofdstuk willen wij nader ingaan op de middelen die de huisarts hiervoor ter beschikking heeft.

> **Casus 14.1 Veranderingen in de praktijk**
>
> Door de coronacrisis zal de omzet de komende twee jaren gemiddeld 10 % dalen. Tegelijk moeten forse investeringen worden gedaan om te voldoen aan de nieuwe eisen van anderhalve meter afstand houden, desinfectie en schoonmaak van de praktijk, beeldbellen en om spreiding van de openingstijden mogelijk te maken. Wat zijn de consequenties uiteindelijk voor de praktijkvoering en voor het eigen inkomen? Waar haal je deze informatie vandaan en op welke informatie kun je (bij)sturen?

## 14.2 Inleiding

De gewijzigde rol van de huisarts van zorgverlener naar ondernemer (en zorgverlener) vereist dat er informatie aanwezig moet zijn op grond waarvan keuzes kunnen worden gemaakt. De zogenoemde financiële tools die de huisarts ter beschikking staan zijn als volgt weer te geven:
- huisartsinformatiesysteem (HIS);
- administratie;
- jaarrekening;
- begrotingen;
- kostprijsberekening;
- fiscaliteiten.

De rol van het HIS bij de financiële ondersteuning, de administratie en boekhouding en de jaarrekening komen in dit hoofdstuk aan de orde.

## 14.3 Het huisartsinformatiesysteem (HIS)

In het huisartsinformatiesysteem vindt de vastlegging plaats van de patiëntgegevens. Deze patiëntgegevens betreffen onder andere de persoonsgegevens, het medisch dossier, de gedane verrichtingen alsmede de mate van het gebruik van de ketenzorg binnen de patiëntenpopulatie. Op basis van deze gegevens kan in samenhang met de financiering van de huisartsenzorg en de gemaakte afspraken met de zorgverzekeraars informatie worden verkregen over de te realiseren omzet binnen de praktijk. Ook van nieuwe zorgproducten en de daarbij horende financiering kan met de informatie uit het HIS herleid worden welke invloed dit heeft op de praktijkomzet.

Het gebruik van het HIS als een financiële tool kan derhalve een bijdrage leveren aan de analyse van de batenkant van de onderneming.

## 14.4 De administratie

Om van de boekhouding een waardevol financieel hulpmiddel te maken is het van belang dat deze dagelijks wordt bijgewerkt. Zeker met de huidige boekhoudprogramma's die automatische koppelingen met de bankrekeningen mogelijk maken, kan op eenvoudige wijze de boekhouding actueel worden gehouden. Daarnaast kunnen facturen middels scan- en herkenoplossingen direct in de boekhouding worden 'gehangen'. Deze actuele boekhouding geeft direct inzicht in de huidige financiële situatie van de praktijk. Tevens maakt deze informatie het mogelijk om eerder gemaakte begrotingen of budgetafspraken eenvoudig te toetsen en bij te sturen of mogelijke aanpassingen te realiseren.

De bijgewerkte boekhouding en de jaarrekening(en) van voorgaande perioden kunnen tevens de gewenste informatie verschaffen voor begrotingen ten behoeve van nieuwe initiatieven of voorgenomen investeringen.

## 14.5 De jaarrekening

Als vrijgevestigd huisarts kom je vanzelf in aanraking met cijfers. Deze cijfers worden uiteindelijk vertaald in een jaarrekening. De jaarrekening kan door jezelf worden opgesteld, het is immers niet verplicht om een jaarrekening op te laten stellen door een boekhouder, belastingadviseur of accountant. Er is een aantal partijen geïnteresseerd in jouw financiële gang van zaken. Uiteraard ben je dat primair zelf.

Voor jezelf geldt dat je vaak op detailniveau naar de cijfers en jaarrekening kijkt. Deze detailinformatie is vaak het beste om analyses te maken en daarmee uiteindelijk de jaarstukken beter te begrijpen. Op deze manier kun je je praktijk draaiende houden en waar nodig bijsturen.

Een andere belanghebbende bij jouw jaarrekening is uiteraard de Belastingdienst. Ook de Belastingdienst wil inzicht in jouw praktijk hebben en zal inzicht in de cijfers verlangen. Het doel van de Belastingdienst is de grondslag te berekenen waarover belasting geheven wordt. Fiscale jaarrekeningen en commerciële jaarrekeningen kunnen van elkaar afwijken. De fiscale jaarrekening is vaak zó opgesteld om een optimale belastingdruk te bewerkstelligen. Naast de Belastingdienst is vaak de huisbankier geïnteresseerd in jouw jaarstukken. Jouw bankier kan vaak op basis van de financieringsvoorwaarden hierom vragen.

Zoals er in je beroep protocollen zijn, zijn deze er ook voor het opstellen van een jaarrekening. Een aantal van deze protocollen/regels is vastgelegd in het Burgerlijk Wetboek. Naast de regels genoemd in ons Burgerlijk Wetboek zijn er enkele belangrijke andere bronnen waaruit protocollen/regels kunnen worden afgeleid: richtlijnen voor de jaarverslaggeving, jurisprudentie, (internationale) accountantsstandaarden en literatuur.

In het Burgerlijk Wetboek is een belangrijk artikel opgenomen dat breed uitgelegd kan worden maar uitermate geschikt is als uitgangspunt:

> 'De jaarrekening geeft volgens normen die in het maatschappelijk verkeer als aanvaardbaar worden beschouwd een zodanig inzicht dat een verantwoord oordeel kan worden gevormd omtrent het vermogen en resultaat.'

Wanneer je dit leest, kun je misschien concluderen dat het opstellen van een jaarrekening geen exacte bezigheid is. Dit is een juiste conclusie, de cijfermatige uitwerking kan voor iedere accountant, administrateur of belastingadviseur tot andere uitkomsten leiden. Het beeld dat je aan de jaarstukken zult ontlenen, zal echter hetzelfde zijn.

Wanneer er binnen een jaarrekening gekozen is voor een bepaalde grondslag, dan kan daarvan niet zomaar worden afgeweken en is sprake van een zekere 'stelselmatigheid'. Het volgen van een bestendige gedragslijn staat hierbij voorop.

Uniformiteit in het presenteren van een jaarrekening versterkt het inzicht. Hoe een jaarrekening moet worden 'ingericht' is daarom vastgelegd.

Wanneer een jaarrekening door een accountant wordt opgesteld, is het vaak zo dat de accountant ook een verklaring bij de jaarrekening verstrekt. In deze verklaring geeft de accountant aan welke werkzaamheden door hem zijn uitgevoerd, mogelijk aangevuld met zijn bevindingen.

Er zijn drie verschillende verklaringen te herkennen:
- Samenstelverklaring (meest voorkomend bij huisartsenpraktijken): de werkzaamheden van de accountant hebben zich beperkt tot het opstellen van de jaarrekening op basis van de aangeleverde administratie (samenstellen). De accountant heeft geen onderzoek gedaan naar de betrouwbaarheid van de door de huisartspraktijk aangeleverde getallen. De samenstelling geeft geen zekerheid over de betrouwbaarheid van de jaarrekening.
- Beoordelingsverklaring: de accountant heeft een beoordeling uitgevoerd, met andere woorden: er heeft een globale toetsing van de jaarrekening plaatsgevonden, maar duidelijk minder diepgaand dan bij een echte controle.
- Accountantsverklaring: de accountant voert een controle uit, deze controle resulteert uiteindelijk in een hoge mate van zekerheid betreffende de betrouwbaarheid van de jaarrekening.

In de meeste gevallen zul je niet verplicht zijn een jaarrekening op te laten stellen door een accountant. In het Burgerlijk Wetboek is duidelijk omschreven wanneer dit wel verplicht is en aan welke vereisten een jaarrekening moet voldoen.

Daarnaast zijn er fiscale en commerciële jaarrekeningen. Voor de meeste huisartsenpraktijken geldt dat er een fiscale jaarrekening wordt opgesteld. Een commerciële jaarrekening wordt vaak opgesteld volgens de regels genoemd in het Burgerlijk Wetboek. Een fiscale jaarrekening wordt echter opgesteld volgens fiscale regels die ervoor dienen om een belastbaar resultaat vast te stellen. Er zijn dus voor beide jaarrekeningen verschillende regels. Bij de fiscale jaarrekening zijn sommige zaken dwingend voorgeschreven. Fiscaal gezien loont het vaak om tot een zo laag mogelijk resultaat te komen. Immers,

| debet (activa) = bezittingen | vermogen (passiva) credit |
|---|---|
| vaste activa | eigen vermogen |
| vlottende activa | vreemd vermogen |
| | |
| totaal vermogen | totaal vermogen |

◘ **Figuur 14.1** Balans

een laag fiscaal inkomen leidt ook tot een lagere belastingaanslag. Hoe langer je de belastingheffing kunt uitstellen, hoe voordeliger het is. Voor het verkrijgen van een financiering of een herfinanciering bij een bank is het echter van belang om een zo positief mogelijk beeld te laten zien.

De meeste verschillen tussen een commerciële en fiscale jaarrekening zien op verschuiving van aftrek tussen de verschillende jaren. Het is mogelijk om in een bepaald jaar een aftrekpost fiscaal in één keer te nemen terwijl dit commercieel over meerdere jaren wordt gespreid.

## 14.5.1 De balans en de winst- en verliesrekening

Een jaarrekening bestaat uit een balans, een winst- en verliesrekening en een toelichting. De gegevens die nodig zijn om een jaarrekening op te stellen kunnen hoofdzakelijk uit jouw financiële administratie, de boekhouding, worden gehaald. De jaarrekening geeft inzicht in de financiële positie en het resultaat van jouw praktijk.

### De balans

De balans is een overzicht van het binnen de praktijk vastgelegde vermogen. Dit overzicht is een momentopname, feitelijk een foto van jouw praktijk op dat moment. Een balans wordt meestal per 31 december van een kalenderjaar opgemaakt, maar kan feitelijk op ieder willekeurig moment worden opgesteld. Het is een overzicht van alle bezittingen en schulden op een bepaald moment. De presentatie van een balans is vaak in sconto-vorm. Dit is een overzicht in de vorm van een T met aan de linkerkant (debet- of activa-zijde), bezittingen en aan de rechterkant (credit-of passiva-zijde), het vermogen (◘ fig. 14.1).

Aan de debetzijde staat het geld dat geïnvesteerd is in de verschillende soorten bezittingen (wat is er allemaal?) binnen jouw praktijk. Adviseurs gebruiken ook wel de term activa. Activa zijn te onderscheiden in twee soorten: vlottende en vaste activa. Het verschil tussen beide is dat vaste activa langer en korte activa korter dienstbaar zijn aan de praktijk. Vaste activa gaan in de regel langer mee dan één jaar; je moet dan denken aan praktijkinrichting of een praktijkpand. Vlottende activa gaan vaak maximaal één jaar mee; je moet dan denken aan banktegoeden of vorderingen op zorgverzekeraars. Met andere woorden: vlottende activa zijn vaak weer snel in geld om te zetten. Bij vaste activa is dit vaak minder, ze worden geacht voor een langere periode aan de praktijk te zijn verbonden.

Aan de creditzijde staat het vermogen. Met andere woorden: hoe zijn de activa verkregen? Gefinancierd met vreemd vermogen (geleend bij een derde) of betaald met eigen vermogen. Een praktijkpand zal vaak gefinancierd zijn met een hypothecaire lening bij een bank. Het voorfinancieren van vorderingen op zorgverzekeraars gebeurt vaak uit eigen vermogen.

Vreemd vermogen is te onderscheiden in vreemd vermogen op lange termijn en vreemd vermogen op korte termijn. Vreemd vermogen op lange termijn bestaat uit leningen met een looptijd van langer dan één jaar. Bijvoorbeeld de eerdergenoemde hypothecaire lening van het praktijkpand. Vreemd vermogen op korte termijn bestaat uit leningen/verplichtingen met een looptijd van korter dan één jaar. Bijvoorbeeld de afdracht van loonbelasting voor personeel, waarvan je de aanslag van december betaalt in januari van het daarop volgende jaar.

*De balans in evenwicht*
Het kenmerk van een balans is dat deze in evenwicht is. Aan de debetzijde van de balans staan de aanwendingen van het ondernemingsvermogen in de vorm van de diverse bezittingen binnen jouw praktijk. Iedere door jou geïnvesteerde euro in bezittingen van je praktijk moet op een of andere manier zijn verkregen. Uit eigen middelen (eigen vermogen) of uit geleend geld (vreemd vermogen). Er is altijd evenwicht omdat jouw praktijkbezittingen moeten zijn gefinancierd.
Dit evenwicht kan in een vergelijking worden uitgedrukt:

**Bezittingen = Eigen vermogen + Vreemd vermogen**
Maar ook als:
**Bezittingen − Vreemd vermogen = Eigen vermogen**

Je praktijkbezittingen minus het vreemd vermogen vormen je eigen vermogen. Je bezittingen en het vreemde vermogen vormen en bepalen dus de omvang van je eigen vermogen. Het eigen vermogen is daarmee het sluitstuk van de balans. Het eigen vermogen is ook te omschrijven als het door de huisarts zelf geïnvesteerde bedrag in zijn praktijk. Een gezonde financiële situatie is vaak te herkennen aan een steeds hoger wordend eigen vermogen binnen de praktijk. Deze stijging zou niet moeten voortkomen uit privéstortingen in de praktijk maar door het maken van winst.

Van winst is sprake wanneer de opbrengsten van de praktijk hoger zijn dan de uitgaven van de praktijk kosten. De veranderingen van het eigen vermogen (door opbrengsten en kosten) worden administratief getoond in de winst- en verliesrekening. Andere benamingen voor de winst- en verliesrekening zijn: staat van baten en lasten, exploitatierekening en resultatenrekening.

## De winst- en verliesrekening

Regelmatig wordt de winst- en verliesrekening ook in T-vorm opgesteld. Aan de linkerzijde (debetzijde) staan de kosten. Aan de rechterzijde (creditzijde) staan de opbrengsten. Wanneer de opbrengsten groter zijn dan de kosten is er sprake van winst. Bij verlies zijn de kosten groter dan de opbrengsten (◘ fig. 14.2).

De T-vorm komt voort uit het zogenoemde boekhoudkundige evenwicht. De winst- en verliesrekening wordt echter vaak op een andere manier gepresenteerd. Waarom? Deze andere manier van presenteren geeft een beter inzicht. Deze andere manier heet de staffelvorm. De opbrengsten en kosten staan onder elkaar. De kosten worden van de opbrengsten afgetrokken. Het saldo, positief of negatief, wordt als het resultaat gepresenteerd (◘ fig. 14.3).

## De financiële *tools* voor de huisarts

| | winst- en verliesrekening | |
|---|---|---|
| kosten | | opbrengsten |
| winst | | |
| | | |
| totaal | | totaal |

◘ **Figuur 14.2** Winst- en verliesrekening in T-vorm

opbrengsten
af: kosten
resultaat

winst- en verliesrekening in uitgewerkte vorm:
(op basis van fictieve getallen)

|  | € | € |
|---|---|---|
| netto-omzet | | 320.000 |
| kostprijs van de omzet | | 35.000 |
| bruto-omzetresultaat | | 285.000 |
| | | |
| af: | | |
| lonen en salarissen | 60.000 | |
| sociale lasten | 6.000 | |
| pensioenlasten | 34.000 | |
| afschrijvingen | 12.000 | |
| overige personeelskosten | 1.000 | |
| huisvestingskosten | 25.000 | |
| verkoopkosten | 2.000 | |
| autokosten | 10.000 | |
| kantoorkosten | 8.000 | |
| algemene kosten | 15.000 | |
| | | 173.000 |
| | | 112.000 |
| financiële baten en lasten | | 2.000 |
| resultaat uit gewone bedrijfsuitoefening | | 110.000 |
| | | |
| buitengewone baten | p.m. | |
| buitengewone lasten | p.m. | |
| | | p.m. |
| resultaat | | 110.000 |

◘ **Figuur 14.3** Winst- en verliesrekening in staffelvorm

Waar de balans een momentopname is, is dit bij de winst- en verliesrekening duidelijk anders. De winst- en verliesrekening is een periodeverslag, in de meeste gevallen is er sprake van een kalenderjaar.

Onder de opbrengsten wordt verstaan: de in rekening gebrachte gelden aan zorgverzekeraars. Alle verstuurde declaraties in een verslagperiode worden ook wel omzet genoemd. Voor opbrengsten wordt ook wel het synoniem 'baten' gebruikt. Door het hebben van opbrengsten stijgt je eigen vermogen. Om opbrengsten te kunnen genereren maak je als huisarts ook kosten. Kosten worden ook wel lasten genoemd. Kosten verminderen je eigen vermogen. De winst of het verlies uit een bepaalde periode heeft dan ook invloed op de hoogte van je eigen vermogen.

Het verschil tussen de winst- en verliesrekening en de balans is dat de balans een momentopname is (foto van dat specifieke moment) en de winst- en verliesrekening een periodeverslag (film over een bepaalde periode). Wanneer we een balans opmaken aan het begin van de periode en aan het einde van de periode zal het resultaat het verschil zijn in het eigen vermogen op beide momenten.

Eerder hebben we gezien dat het eigen vermogen de sluitpost is van de balans. Het resultaat van de opbrengsten en de kosten is de sluitpost van de winst- en verliesrekening. Deze twee sluitposten zijn aan elkaar gelijk.

### 14.5.2 Privéopnamen en stortingen

Het eigen vermogen van je praktijk muteert dus door het resultaat. Het eigen vermogen kan echter ook veranderen doordat je als huisarts vermogen (vaak geld) in de praktijk stort of eraan onttrekt. Van een storting zal sprake zijn wanneer je vanuit privé gelden in de praktijk stort, bijvoorbeeld om een investering te doen. Wanneer je als huisarts je praktijk uitoefent als eenmanszaak, zul je met een zekere regelmaat geld aan je praktijk onttrekken om in privé aan je verplichtingen te voldoen. Als vrijgevestigd huisarts heb je geen arbeidsovereenkomst met je eigen praktijk; van een vast salaris is dan ook geen sprake. De praktijk leert echter dat de meeste huisartsen kiezen voor een 'vaste arbeidsbeloning' uit de praktijk. Je hebt immers geld in privé nodig om in je levensonderhoud te voorzien. Deze privéopnamen of -stortingen hebben niets met je praktijkvoering te maken. Derhalve spelen zij geen rol in de winst- en verliesrekening.

Tussen het beginvermogen en het eindvermogen bestaat een logisch verband. Immers, het eindvermogen is het beginvermogen plus of min resultaat plus of min de privéstortingen min de opnamen. Met andere woorden: het resultaat en de privémutaties bepalen het verschil in vermogen op beide momenten.

### 14.5.3 Opbrengsten en kosten versus ontvangsten en uitgaven

Bij het opstellen van een winst- en verliesrekening wordt er gesproken over baten en lasten (opbrengsten en kosten). Bij het opstellen van een winst- en verliesrekening is sprake van het zogenoemde omzetstelsel. Met andere woorden: opbrengsten worden toegerekend aan de periode waarop ze betrekking hebben. Dit geldt dan uiteraard ook voor de kosten. Het bijzondere is dan ook misschien wel dat de opbrengsten en kosten niet gelijk zijn aan de ontvangsten en de uitgaven.

Het omzetstelsel rekent opbrengsten toe aan de verslagperiode waarin een behandeling heeft plaatsgevonden. De betaling die betrekking heeft op deze behandeling kan buiten de verslagperiode liggen. Er ontstaat dan feitelijk een vordering op een zorgverzekeraar. Deze vordering (ook wel openstaande post genoemd) op een zorgverzekeraar wordt ook wel debiteur genoemd. Een vordering hoeft niet te worden opgenomen wanneer je zeker weet dat de verstuurde declaratie niet betaald wordt. Je kunt de vordering dan geheel of gedeeltelijk afboeken.

Wanneer kosten na afloop van de verslagperiode worden betaald aan leveranciers, ontstaan er feitelijk schulden. Deze schulden aan leveranciers worden ook wel crediteuren genoemd (nog te betalen posten). Bijvoorbeeld de telefoonkosten van de maand december vormen een kostenpost voor de winst- en verliesrekening, maar worden pas betaald in de maand januari van het jaar daarop.

## 14.6 Tot slot

Om een jaarrekening te lezen en te begrijpen heb je nu genoeg informatie. De systematiek is zoals al eerder gezegd gegoten in protocollen en afspraken. Er komt voor veel huisartsen vaak nog net iets te veel bij kijken om zelf een jaarrekening op te kunnen stellen. Er zijn vandaag de dag steeds meer technologische ontwikkelingen waardoor administreren steeds makkelijker, eenvoudiger en goedkoper kan worden. Wanneer je zelf een belangrijke bijdrage levert bij het opstellen van jouw jaarrekening versterkt dit je financieel inzicht en zal het over het algemeen leiden tot minder accountantskosten.

Daarnaast is het periodiek bijwerken van je administratie een must voor financieel inzicht. Alleen dan ben je in staat tijdig bij te sturen en zaken te veranderen. Vaak wordt het als lastig, tijdrovend en vervelend werk gezien. Het kiezen van een goed boekhoudpakket in combinatie met het HIS kan hierbij uitkomst bieden. Steeds meer boekhoudpakketten worden aangeboden als online-applicatie. Groot voordeel hiervan is dat je adviseur met je mee kan kijken. Daarnaast is je administratie op elke gewenste plek met internetaansluiting te benaderen. Moderne boekhoudapplicaties kunnen tegenwoordig aan de hand van scans al herkennen op welke kostenrekening inkomsten en uitgaven geboekt moeten worden. Ook zijn directe koppelingen mogelijk tussen je bankmutaties en je boekhoudapplicatie. Vaak is het voldoende om één keer een koppeling te maken met de naam of bankrekening van je patiënt en/of leveranciers, en de volgende keer herkent het boekhoudpakket vanzelf wat voor soort inkomsten of uitgaven het betreft. De modernste pakketten zorgen voor een beter financieel inzicht, up-to-date informatie, gebruiksgemak en beperking van kosten en tijd. Laat je daarom goed voorlichten over wat er vandaag de dag kan en leverbaar is. Vaak heeft je adviseur een voorkeur, maar overleg ook eens met een collega, wat zijn ervaringen zijn: Wat zijn de kosten en hoe staat het met het gebruiksgemak? Je zult dan vast een goede keuze maken!

## 14.7 Aan de slag

- Is je organisatie financieel gezond? Op welke informatie baseer je dat?
- Wie doet binnen je organisatie financieel beheer? Hoe houd je inzicht in de financiële situatie van je organisatie?

- Je wilt van vijf naar vier patiënten per uur? Is dat rendabel? En wat levert het je op (denk ook aan niet-financiële opbrengsten)?
- Hoeveel externe activiteiten heb je en op welke wijze worden deze bekostigd (commissies, bestuur, etc.)?
- Maak je gebruik van afschrijvingen en reserveringen daarop? Waarom wel/niet (wanneer gaat het zeer doen en wanneer niet?)
- Hoe selecteer je een goede accountant bij jou in de buurt? Waarop selecteer je? Kies je ervoor om privé en praktijk bij dezelfde accountant onder te brengen?

# Toekomstbestendig (ver)bouwen van de praktijk

LHV Bouwadvies (G. H. M. Koekkoek, praktijkvoorbeeld)

15.1 In het kort – 144

15.2 Inleiding – 144

15.3 Ontwikkelingen – 144

15.4 Kopen of huren? – 145

15.5 Bouwproces – 145

15.6 Uitgangspunten, visie – 147

15.7 Programma van eisen – 148

15.8 Investeringskosten, huisvestingskosten en het huisvestingsbudget – 149

15.9 Wat kost een m$^2$ huisartsenpraktijk? – 149

15.10 Bouwkundige kwaliteit – 149

15.11 Gouden Regels – 150

15.12 Oppervlak, functionele indeling – 150

15.13 Duurzaam bouwen – 152

15.14 Realisatie van een nieuwe praktijkruimte: de theorie in praktijk gebracht – 154

15.15 Aan de slag – 156

© Bohn Stafleu van Loghum is een imprint van Springer Media B.V., onderdeel van Springer Nature 2021
J. N. Belo et al. (Red.), *Handboek praktijkvoering*, https://doi.org/10.1007/978-90-368-2647-1_15

## 15.1 In het kort

Goede passende huisvesting is voor de praktijkvoering van elke huisarts essentieel. Veranderende communicatie en organisatie van zorg vragen om een continu bijstellen van de visie op de huisvesting. Een uitdaging, want huisvesting in het algemeen en het ontwerpen en realiseren van nieuwe huisvesting in het bijzonder is voor een huisarts geen dagelijkse kost. Daar komt van alles bij kijken. De praktijk moet immers een plek worden die past binnen jouw visie en strategie. Een plek waar het goed, gezond en prettig werken is. Waar samenwerking wordt ondersteund. Waar je patiënten zich prettig en in goede handen voelen én waarvoor je niet te veel betaalt aan huisvestingslasten. In deze bouwsteen wordt inzicht gegeven in het denken en de taal van de architect en komt een aantal belangrijke overwegingen bij de voorbereiding en uitvoering van bouw en verbouw van praktijkruimte aan de orde. Immers, passende huisvesting is meer dan alleen stenen, het vraagt onder meer ook om nadenken over de toekomst, de inhoud van de zorg, samenwerking binnen het team en met andere zorgverleners, de mogelijkheden van toekomstige communicatiemiddelen (bijv. digitale communicatie met patiënten, het gebruikmaken van algoritmes bij het nemen van beslissingen) en welke infrastructuur daarvoor aanwezig moet zijn in het pand.

## 15.2 Inleiding

Bouwen is een ingewikkeld en vaak langdurig proces. De gemiddelde doorlooptijd is twee tot vier jaar. Het is dan ook belangrijk dat je je hier goed op voorbereidt. De doelen moeten duidelijk zijn en realiseerbaar binnen het beschikbare budget en de geplande tijd.

Het is essentieel om goed advies in te winnen en je te laten bijstaan door deskundige adviseurs. Een goed startpunt is daarbij de Landelijke Huisartsen Vereniging (LHV). Sinds 1995 adviseert en informeert de LHV huisartsen bij bouw en verbouw van praktijkruimte. Aan het eind van dit hoofdstuk is een casus opgenomen (casus 15.1) waarin de theorie in praktijk wordt gebracht.

## 15.3 Ontwikkelingen

Substitutie van zorg van de tweede naar de eerste lijn leidt ertoe dat er meer zorgverleners in de huisartsenpraktijk werkzaam zijn. Dit resulteert in toenemende mate in ruimtetekort in de bestaande huisartsenpraktijken.

Het aandeel van solopraktijken in het totale aantal huisartsenpraktijken daalt en dat van duo- en meermanspraktijken groeit, net als het aantal centra met meerdere (zorg)disciplines onder een dak. Naast eerstelijnszorgverleners zijn in dergelijke centra ook in toenemende mate de tweede lijn (buitenpoliklinieken), gemeentelijke instanties en sociaal-maatschappelijke partijen gevestigd.

De bouwprijzen stijgen sterk sinds 2015, met als gevolg stijgende huur- en financieringslasten, terwijl de zorgverlener gebonden is aan een budget. Deze ontwikkeling kan ten koste gaan van het besteedbaar inkomen uit de praktijkvoering. Landelijk zijn er

grote verschillen tussen koop- en huurprijzen. Bovendien worden geschikte en betaalbare locaties een schaarser goed. De groeiende activiteiten binnen de praktijk dwingen meer ruimte af. Hierdoor staan de volgende uitgangspunten onder druk:
- beschikbaarheid huisartsenzorg in de buurt/wijk;
- een gezonde verhouding tussen praktijkomzet en huisvestingskosten;
- adequate huisvesting (functioneel en technisch).

Verder kunnen onverwachte calamiteiten zorgverleners verder onder druk zetten, zoals de COVID-19-pandemie in 2020, met gevolgen voor de indeling van spreekuren, het gebruik van wachtruimtes, looplijnen in de praktijk et cetera.

Eerstelijnsgezondheidszorggebouwen waarin is gekozen voor een ruimere opzet en een indeling hanteren zoals bijvoorbeeld de LHV adviseert, genieten van de voordelen van hun 'vooruitziende blik' en kunnen nu profiteren van de ruimere opzet.

## 15.4  Kopen of huren?

Veel huisartsen worstelen met de vraag of zij een praktijk moeten huren of kopen. Uiteindelijk is het gebouw een bedrijfsmiddel om goede zorg te kunnen bieden. Het maakt daarmee dus niet uit of je huurt of koopt. Dit staat daarom niet vast aan de start van de realisatie van je praktijk, behalve als je om eigen redenen een voorkeur hebt. Het is belangrijk om de voor- en nadelen van huur of koop zorgvuldig tegen elkaar af te wegen. Om je te helpen bij het maken van je keuze zetten we deze voor- en nadelen in tab. 15.1 op een rij.

Als je zelf gaat bouwen, ben je als opdrachtgever vanaf de aankoop van de grond of het bestaande pand tot en met de oplevering zelf verantwoordelijk voor alle beslissingen. Tijdens het bouwproces krijg je te maken met tal van zaken: grondaankoop, overheidsvoorschriften, bestemmingsplan, architectenkeuze, adviseurs, voorlopig en definitief ontwerp, bestek en bestektekeningen, begrotingen, aanbestedingen, et cetera.

Wanneer je huurt, liggen veel verantwoordelijkheden bij de ontwikkelende partij. Ook bij huur is het echter van groot belang om bij alle beslissingen betrokken te zijn en keuzes weloverwogen te maken.

## 15.5  Bouwproces

Als je besluit een praktijk of gezondheidscentrum nieuw te bouwen of een bestaand gebouw te verbouwen ziet het proces er voor beide vormen grotendeels hetzelfde uit. Je kunt ervan uitgaan dat het een complex en langdurig proces is dat professionele voorbereiding en een strakke planning vergt.

Het helpt je om aan de start een aantal zaken voor jezelf vast te leggen. Leg vast hoe je omgaat met uitdagingen tijdens het proces en met het nemen van beslissingen. Dit zijn vaak tijdrovende bezigheden die makkelijker gezegd zijn dan gedaan. Het is dan ook niet vreemd om voor het bewaken en begeleiden van het proces en de planning een professional in te schakelen.

In het bouwproces zijn vier invalshoeken van belang: de bouw, de organisatie, de financiën en de juridische structuur.

**Tabel 15.1** Voor- en nadelen van huren of kopen

|  | voordelen | nadelen |
|---|---|---|
| huren | op korte termijn vaak goedkoper | indexering verhoogt jaarlijks de huur |
|  | eenvoudige overdracht bij pensioen | minder invloed op energiezuinigheid |
|  | geen zorgen over onderhoud | minder fiscale voordelen of beleggings-voordeel |
|  | leegstandrisico in huur te verdisconteren | je moet onderhandelen over de voorwaarden |
|  | flexibel overdraagbaar |  |
| kopen | annuïteit in kosten | bij onderhuur baas van collega's |
|  | spaarpot voor oude dag | leegstandrisico |
|  | volledig verantwoordelijk voor eindresultaat | onderhoudskosten, beheer |
|  | je kiest zelf jouw huurders | lastig verkoopbaar bij eenzijdige bestemming |
|  |  | risico's van faillissement van een (mede-)eigenaar |

Het ontwerp- en bouwproces kent zes stappen (zie tab. 15.2):
- initiatief;
- haalbaarheid;
- projectdefinitie;
- ontwerp en contract;
- uitvoering;
- gebruik en exploitatie.

In de praktijk zal niet altijd alles precies volgens het stappenplan verlopen. Maar naarmate het proces vordert, wordt de planning steeds belangrijker. Dit begint met het tekenen van een intentieverklaring.

De deelnemers verplichten zich dan serieus tot het realiseren van het project en terugtreden heeft dan financiële gevolgen.

Iedere stap heeft een '*go/no-go*-moment'. Dit is belangrijk voor een weloverwogen besluitvorming en het al dan niet doorgaan naar een volgende stap. Bij het afsluiten van iedere stap moeten jij en de andere betrokkenen jezelf afvragen:
- Is de kosten-batenbalans nog steeds positief voor alle betrokkenen?
- Is er nog voldoende vertrouwen in elkaar om door te gaan?

Naarmate het bouwproces vordert, heeft afwijken van de planning en uitgangspunten steeds grotere financiële consequenties (zie fig. 15.1). Het is dan ook belangrijk dat je de besluitvorming en de planning van het hele project goed bewaakt. Wij raden je aan om je bij iedere fase te verdiepen in de inhoud en de financiële consequenties, voordat je groen licht geeft voor de volgende stap.

Toekomstbestendig (ver)bouwen van de praktijk

**Tabel 15.2** Ontwerp- en bouwproces

|  | bouw | organisatie | financiering | juridisch |
|---|---|---|---|---|
| initiatieffase | – inwinnen advies<br>– documentatie LHV<br>– cursus LHV | – inwinnen advies<br>– contacten leggen<br>– stappenplan maken | – inwinnen advies bij financiers | – inwinnen advies |
| haalbaarheid | – inschatten investeringskosten<br>– haalbaarheidsonderzoek | – vaststellen visies en uitgangspunten | – budget vaststellen<br>– huur of koop?<br>– onderzoek financiële haalbaarheid | – samenwerkingsvorm bespreken |
| projectdefinitie | – programma van eisen<br>– globale begroting investeringskosten | – organisatieplan | – onderhandelen huur-/koopprijs<br>– financiering zekerstellen, geldlening in 'bouwdepot' | – samenwerkingsvorm vastleggen<br>– intentieovereenkomst (concept) |
| ontwerpfase | – ontwerp<br>– toetsen budget aan begroting verschillende ontwerpfasen<br>– huur: huurprijs vaststellen, huurcontract<br>– koop: aanbesteding, koopcontract<br>– onderhandeling honorarium architect en overige adviseurs | – samenwerking formaliseren | – vanuit 'bouwdepot':<br>– ontwerp- en advieskosten, leges gemeente etc. | – huur- of koopcontract<br>– overeenkomsten met architect en overige adviseurs |
| uitvoering | – uitvoering<br>– toetsen budget aan aanneemsom, meer- en minderwerk | – regelen verhuizing<br>– regelen publiciteit | – vanuit 'bouwdepot':<br>– uitvoeringskosten | – uitvoeringscontracten |
| gebruiksfase | – oplevering, evaluatie en eindafrekening | – start samenwerking | – verhuiskosten etc. | – onderhoudscontracten |

## 15.6 Uitgangspunten, visie

De eerste drie stappen in het bouwproces (initiatief, onderzoek haalbaarheid en projectdefinitie) zijn bepalend voor het ontwerp van het gebouw. Het is dan ook van essentieel belang dat je de uitgangspunten zorgvuldig vastlegt.

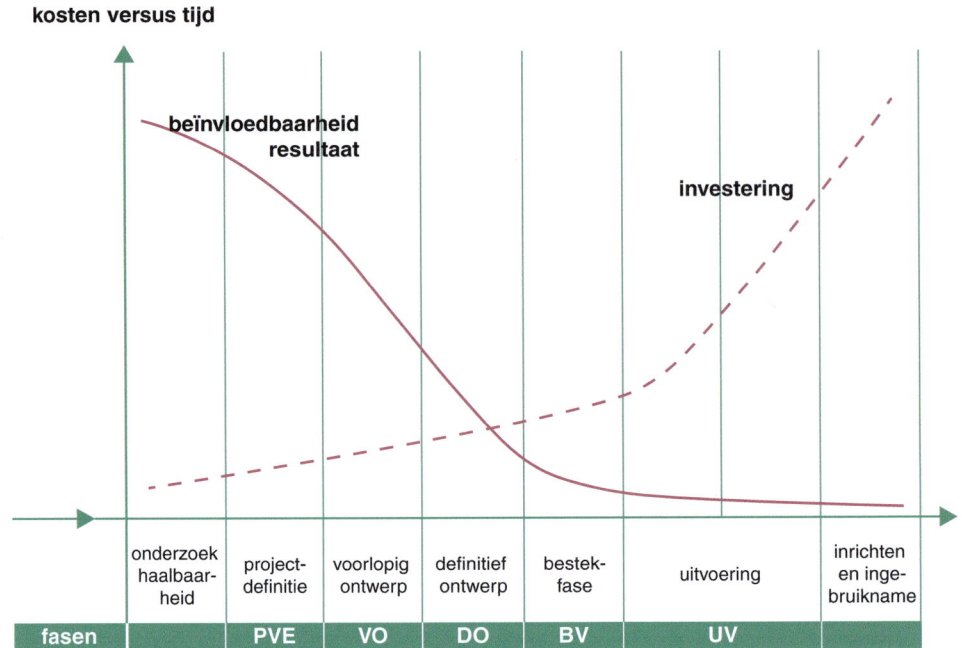

**Figuur 15.1** Kosten bij wijzigingen in de opzet uitgezet in de tijd

Wie komen er in het gebouw? Op welke manier ga je samenwerken? Welke uitstraling moet het gebouw hebben?

Door overleg en het afwegen van de voor- en nadelen gaan de plannen steeds vastere vormen aannemen. Uiteindelijk zal dit resulteren in een programma van eisen; dit bevat de eisen waaraan het gezondheidscentrum of jouw praktijk straks moet voldoen.

## 15.7 Programma van eisen

In het Programma van Eisen (PvE) staan de (basis)eisen waaraan het gebouw volgens de opdrachtgever(s) moet voldoen. Het is belangrijk dat iedereen zijn wensen en eisen zo volledig en duidelijk mogelijk uitschrijft. Zo kun je voorkomen dat er in de ontwerp- en uitwerkingsfase onduidelijkheden ontstaan. De architect en de overige adviseurs (zoals de installatieadviseur) gaan vervolgens met het PvE aan de slag.

De rol van een 'PvE op maat' in het ontwerpproces:
- een middel om de ideevorming over de samenwerking binnen het gebouw te structureren;
- het uitgangspunt voor de architect bij het ontwerpen;
- de 'liniaal' om het ontwerp langs te leggen en te toetsen op kwaliteit;
- de basis voor het opstellen van een eerste globale begroting om de haalbaarheid van het project te kunnen inschatten;
- de toetssteen om te kunnen bepalen of een bepaalde (eventueel bestaande) ruimte, bijvoorbeeld een cascoruimte in een groter project, in aanmerking komt voor een gezondheidscentrum.

## 15.8 Investeringskosten, huisvestingskosten en het huisvestingsbudget

De huisvestingskosten dienen in een gezonde verhouding tot de praktijkomzet te staan.

In het kostenonderzoek uit 2017 van de Nederlandse Zorgautoriteit (NZa) staat dat de totale huisvestingskosten (huur + servicekosten) in 2015 gemiddeld 9 % van de praktijkkosten bedroegen (bron: Praktijkkostenonderzoek huisartsenzorg 2015, NZa 2017, ▶ www.puc.overheid.nl).

Het budget voor huisvesting is niet gelabeld in de tarieven van de NZa, huisvesting is onderdeel van de component Praktijkkosten (personeelskosten en overige kosten) die door de NZa in de tarieven verwerkt is.

Naast de vastgestelde tarieven van de NZa bestaat je omzet ook uit inkomsten vanuit de zorggroep en zorgverzekeraar. De huisvestingscomponent zit op die manier op verschillende manieren 'verweven' in de tarieven en vergoedingen.

De LHV volgt zowel de huur- als de bouwkosten. Informeer als je plannen gaat maken bij de LHV naar de meest recente cijfers.

## 15.9 Wat kost een m² huisartsenpraktijk?

Het antwoord op deze vraag is te vinden in ◘ tab. 15.3.

## 15.10 Bouwkundige kwaliteit

De bouwkundige kwaliteit van een gebouw gericht op eerstelijnsgezondheidszorg moet in ieder geval voldoen aan de geldende wet- en regelgeving, zoals het Bouwbesluit en de Arbowet. Helaas leiden de wettelijk minimum eisen tot een gebouw van minder goede kwaliteit, een minder aangename plek voor medewerker en patiënt. LHV bouwadvies biedt hierom een pakket van aanvullende eisen die dit voorkomen. Bijvoorbeeld als het gaat om zaken als geluidsisolatie, duurzaamheid en het creëren van een hygiënische omgeving.

◘ Tabel 15.3 Bouwkosten per m² bruto vloeroppervlak (BVO), incl. 21 % btw (prijspeil 2019). Zie voor een omschrijving van de onderdelen de publicaties van de Bouwgroep LHV met adviezen over (ver)bouw van je praktijk, te vinden op ▶ www.lhv.nl

|  |  | per m² |
|---|---|---|
| A | grond | [a] |
| B1 | casco | € 1.000 [a] |
| B2 | inbouw ('sleutelklaar') | € 1.000 |
| C | vaste inrichting | € 250 |
| D | bijkomende kosten | € 250 |
| TOTAAL bouwkosten/m² BVO | *exclusief interieurarchitect, ICT, parkeren, losse inventaris* | € 2.500 |

[a] Hiervoor zijn geen vaste algemeen geldende bedragen aan te geven per vierkante meter, de prijzen verschillen per regio.

Concrete voorbeelden hiervan zijn onder meer de kwaliteits- en prestatie-eisen voor binnenwanden, hang- en sluitwerk en sanitair. De LHV stelt deze eisen omdat het Bouwbesluit weinig zegt over geluid/spuiventilatie en over toegankelijkheid. Als de wettelijke eisen worden aangescherpt, moet je steeds de zwaarste eis aanhouden.

Daarmee zijn de 'LHV-eisen' nog niet tot norm of wet verheven. Ze krijgen pas juridisch status op het moment dat je ze van toepassing verklaart op contracten en in situaties waar het oordeel van de LHV over een praktijk wordt verlangd.

Je vindt de minimale technische eisen van de LHV terug in de uitgave 'De minimale technische eisen (ver)bouw' van de bouwadviesgroep LHV. Deze eisen worden regelmatig geactualiseerd en zijn te vinden op de website van de LHV (▶ www.lhv.nl).

## 15.11 Gouden Regels

In de Gouden Regels van LHV Bouwadvies staan de belangrijkste kenmerken van een goed ontworpen huisartsenpraktijk. Zoals de privacy aan de balie, en een goede scheiding tussen 'rust' (werkersdeel) en 'onrust' (entree, balie, wachten).
— Zorg voor een optimale indeling.
— Zorg voor optimale privacy.
— Zorg voor optimaal onderscheid tussen rust en onrust.
— Zorg voor toegankelijkheid.
— Zorg voor belevingswaarde, sfeer en comfort.
— Zorg voor kwaliteit.
— Zorg voor gezonde huisvestingslasten.

Je vindt een toelichting op de Gouden Regels op de website van de LHV: ▶ www.lhv.nl.

## 15.12 Oppervlak, functionele indeling

Het benodigde oppervlak en het aantal spreekkamers dient goed te worden afgestemd op het aantal patiënten en de wensen en verwachtingen voor de toekomst (groei patiëntenaantal, opleiden). LHV Bouwadvies rekent vanuit de basis met de zogeheten normpraktijk; een balans tussen fulltime-equivalent (fte), patiënten en oppervlakte. Deze is vastgesteld op 3,02 fte (waarvan 1,26 fte huisarts), 2.095 patiënten en 150 m². Door de normpraktijk tegenover je behoeften en ideeën te plaatsen, kan worden vastgesteld hoe deze zich tot elkaar verhouden en eventueel moeten worden bijgesteld. Neem hiervoor contact op met de coördinator Bouwadvies van de LHV.

Tot 2020 rekende LHV Bouwadvies met de vuistregel dat per volledige normpraktijk een bruto vloeroppervlak nodig was van 120 m² (zie ◘ fig. 15.2). Voor solo- en duopraktijken was dat ontoereikend. Die zijn doorgaans groter (ca. 130 m²), omdat ook zij – evenals de grotere praktijken – moeten beschikken over een laboratorium en behandelkamer.

Ruimte-advies per fte-huisarts (2019):
— oppervlak 130 m² BVO;
— minimaal 2 (liever 3) spreekkamers;
— assistentie-zone met: frontoffice, backoffice, laboratoriumruimte en behandelkamer;
— wachtruimte voor 9 personen.

# Toekomstbestendig (ver)bouwen van de praktijk

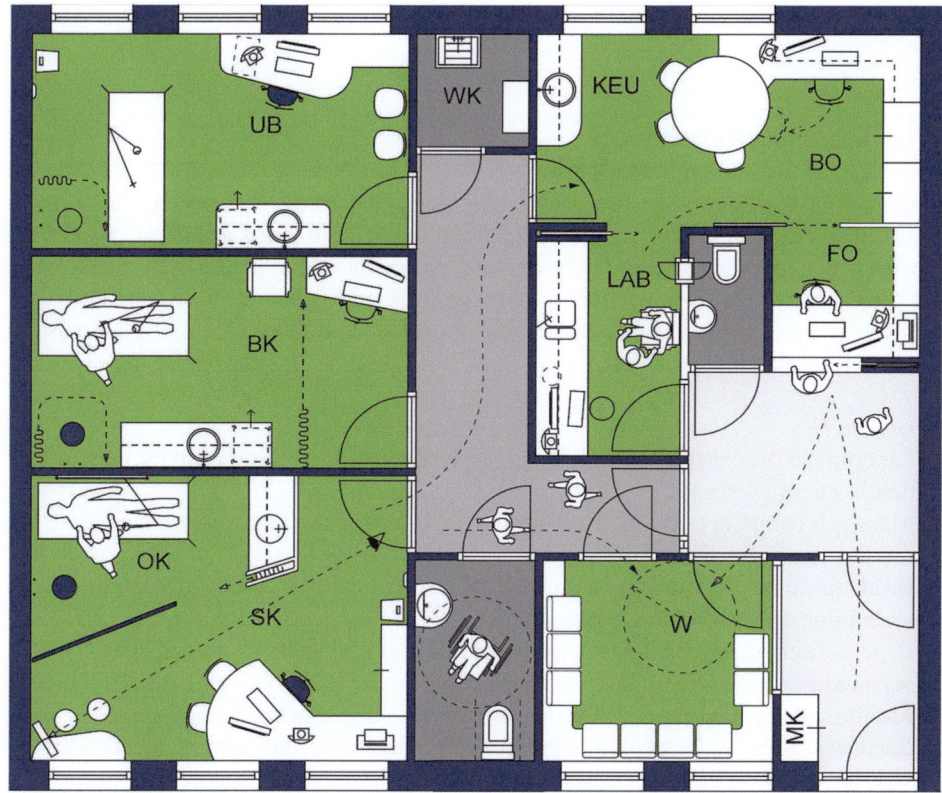

◘ **Figuur 15.2** Voorbeeld plattegrond praktijk 1 FTE – 120 m². (Bron: Brochure Gouden Regels, LHV)

De laatste jaren zijn de activiteiten binnen de praktijk gegroeid. Voor extra praktijkondersteuners is inmiddels meer werkruimte nodig. Er wordt gerekend met 1 extra universele behandelkamer (spreek/behandelkamer) per 2 normpraktijken.

Vanwege deze uitbreiding gaat de vuistregel van 120 m² niet meer op. De rekenregel wordt nu:
- voor praktijken groter of gelijk aan 3 normpraktijken: **130 m²/volledige normpraktijk**
- voor solo- en duopraktijken (1 en 2 normpraktijken): **130 m²/normpraktijk + 20 m²**

Zoals al eerder aangestipt leidt de COVID-19-pandemie opnieuw tot een heroverweging van de opzet en oppervlakte van de normpraktijk. Op het moment van schrijven is de impact van deze crisis nog niet duidelijk. Wel worden de voordelen van de uitgangspunten die LHV Bouwadvies hanteert bevestigd. Bijvoorbeeld het hebben van een extra personeelstoegang en de mogelijkheid tot eenrichtingsverkeer. Het ruimteadvies is ook wat aangepast:

Ruimteadvies per fte-huisarts (2.095 patiënten):
- oppervlak 150 m² BVO;
- minimaal 1 spreekkamer en 2 universele behandelkamers;
- assistentie-zone met: frontoffice, backoffice, laboratoriumruimte en behandelkamer;
- wachtruimte voor 11 personen.

Naast het juiste oppervlak en voldoende spreekkamers is de indeling van de spreek- en onderzoekkamer belangrijk (zie ◘ fig. 15.3).

## 15.13 Duurzaam bouwen

Samen met 132 andere partijen, waaronder het Nederlands Huisartsen Genootschap (NHG), heeft de LHV op 10 oktober 2018 de *Green Deal* Zorg getekend. Hierin zijn afspraken gemaakt om de zorg in Nederland duurzamer te maken. De ontwikkelingen met betrekking tot het terugdringen van energieverbruik en het op termijn stoppen met gas hebben grote invloed op keuzes rond bouw en verbouw van praktijkhuisvesting. Goed advies is daarbij van belang.

*Groene Tips*
- Let erop dat ontwerp, uitvoering en gebruik allemaal van invloed zijn op het uiteindelijke energieverbruik.
- Maak een compact ontwerp. Hoe minder gevel-, dak- en vloeroppervlakte, des te minder energieverliezen er zijn.
- Maak optimaal gebruik van daglicht. Hoe meer daglichttoetreding, des te minder verlichting en verwarming noodzakelijk is.
- Beperk de energievraag. Isoleer, gebruik ledverlichting, gebruik en verbruik verstandig.
- Monitor energieverbruik. Bewustzijn zorgt voor bewust gebruik.
- Maak een integrale keuze met betrekking tot installaties: verwarming, koeling en ventilatie.
- Betrek in een vroeg stadium een installatieadviseur bij het ontwerp.
- Kies een groene energieleverancier, investeer in zonnepanelen of een warmtepomp.
- Denk op lange termijn bij het nemen van (investerings)beslissingen.
- Vraag tijdig subsidie aan.
- Kies voor de bouw en inrichting zo veel mogelijk voor hernieuwbare materialen.
- En: airco is niet duurzaam… (circa € 10/m$^2$ elektriciteit per jaar).

Bij verbouw van de praktijk kun je energie besparen door:
- het beperken van de energievraag (Verbeter de isolatie van gevels en dak.);
- het vervangen van inefficiënte installaties;
- energiezuinige verlichting (Stel een verlichtingsplan op en vervang lampen door ledlampen.);
- hergebruik van een bestaand gebouw.

*Dé gouden bespaartip*:
Je kunt het meest besparen door minder te gebruiken. Door de verwarming lager te zetten wanneer de praktijk gesloten is en de verlichting in niet-gebruikte kamers uit te doen. Of door een bureau te kopen dat vijftien jaar mee gaat en niet na zeven jaar vervangen hoeft te worden.

Uit onderzoek blijkt dat 'gedragsaanpassing' 5–10 % besparing op kan leveren.

**Meer informatie**:
LHV Bouwadvies, ► www.lhv.nl.

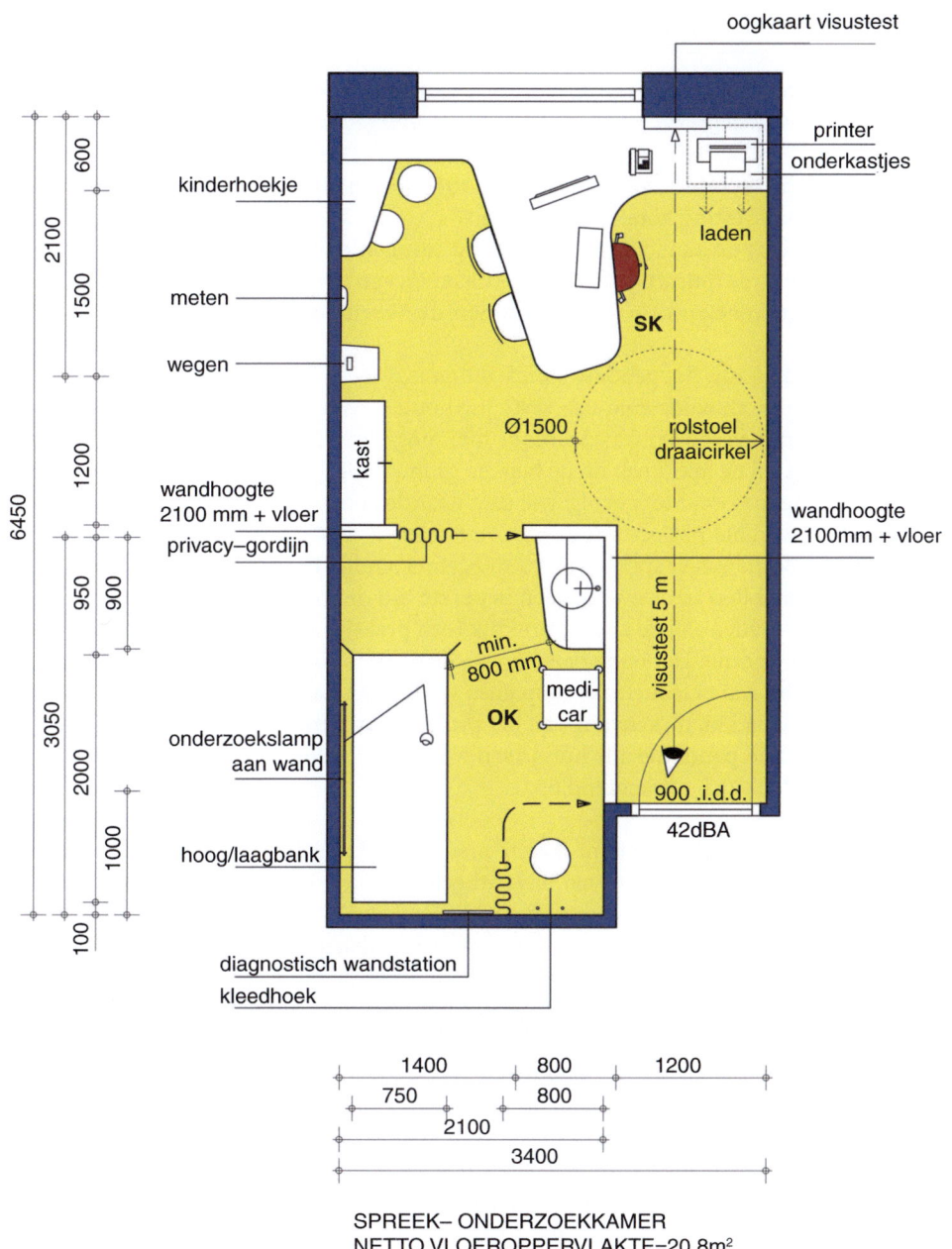

**Figuur 15.3** Voorbeeld plattegrond Spreek- onderzoekkamer. (Bron: LHV-Bouwgroep Brochure Gouden Regels bij de (ver)bouw van uw praktijk (► www.lhv.nl))

## 15.14 Realisatie van een nieuwe praktijkruimte: de theorie in praktijk gebracht

*In 2018 betrokken Gerard Koekkoek, huisarts en kaderhuisarts Beleid en Beheer en zijn collega's een nieuwe praktijkruimte in een verbouwd bankgebouw in Denekamp. Hij deelt zijn ervaringen*:

'Ons bouwproject duurde vier jaar (van 2014 tot 2018), van de oriëntatiefase totdat we de nieuwe huisvesting konden betrekken.

Het resultaat is de aankoop & verbouwing van een oud bankgebouw door drie partijen/eigenaren: twee huisartsen-(duo)praktijken en een apotheek (eind 2015-eind 2018). De drie partijen vormen drie BV's die samen de Vereniging van Eigenaren (VvE) vormen.

Een groot deel van het gebouw stond al tien jaar leeg; de bank was nog gevestigd in een klein gedeelte, en wilde daar een vestiging houden. Aankoop van het pand zonder de verplichting om te verhuren was daardoor niet mogelijk. Het betekende ook dat niet alle praktijkruimtes én de apotheek op de begane grond ondergebracht konden worden. Met onderhandelingen vooraf tot gevolg: wie gaat naar de eerste verdieping?

Bij de start van het project was de motivatie niet voor alle partijen gelijk:
- In onze praktijk was er sprake van ruimtegebrek en het huurcontract van de huidige praktijkruimte liep af; er was dus een beperkte tijd om beslissingen te nemen.
- De praktijkhouder van de andere praktijk (een praktijk aan huis) was verhuisd naar een nieuwe woning. Het oude pand (inclusief de praktijk) was nog niet verkocht en er was tot aan een eventuele verkoop geen sprake van haast.
- De apotheek had bij de aanvang van het project geen verhuisplannen, maar vond vestiging in een pand met alle huisartsen wel aantrekkelijk. Toch stelden twee van de drie apothekers zich afwachtend op.

De motivatie voor het zoeken naar een nieuwe praktijkruimte kan dus uiteenlopen. Soms gaat het om het oplossen van bijvoorbeeld ruimtegebrek en spelen vooral praktische motieven een rol, soms is er sprake van meer idealistische motieven (denk aan de vorming van een gezondheidscentrum met meerdere disciplines) en soms moet de praktijk eenvoudigweg verhuizen, zoals bij beëindiging van de huur van een praktijkpand, bij overname van een bestaande praktijk zonder dat de bestaande praktijkruimte kan worden gebruikt of bij dissociatie.

De samenwerking tussen de praktijken was voorheen beperkt en om die reden is besloten om samenwerking niet leidend te laten zijn bij het maken en uitwerken van de plannen, maar in eerste instantie te kiezen voor een 'bedrijfsverzamelgebouw'.

Alle betrokkenen hadden wel het besef dat het gegeven van twee huisartsenpraktijken die allebei op zoek zijn naar praktijkruimte een unieke gelegenheid bood om samen op te trekken en zo ruimte te laten voor toekomstige ontwikkelingen.

Ook bood het pand ruimte voor verhuur van praktijk- en werkruimte aan derden (op weg naar een gezondheidscentrum?).

Vervolgens is het gebouw volgens appartementsrecht kadastraal in vijf appartementen verdeeld: drie voor de eigenaren (die daarmee alleen eigenaar zijn van het eigen gedeelte), één voor verhuur en één voor de bank. Voor de bouw en inrichting is daar waar mogelijk gebruikgemaakt van de diensten van lokale ondernemers om de verbinding te leggen met de bewoners van Denekamp.

Het is goed om bij het maken van de plannen stil te staan bij welke problemen (nu én in de voorzienbare toekomst) door de nieuwe praktijkruimte dienen te worden opgelost en dit gedurende de (ver)bouw niet uit het oog te verliezen.

Wij stelden onszelf de volgende vragen:
- Wat zijn de doelen die we voor ogen hebben?
- Wat willen wij als samenwerkende partijen delen en wat juist niet?
- Hoe kan dit worden bereikt én voor de komende jaren geborgd? Zeker daar waar het (nieuwe) samenwerkingsverbanden betreft, kan een (eventueel begeleid) Visietraject helpen bij de beantwoording van deze vragen!

Ik zei het al eerder: het doel om een goede samenwerking te realiseren hoeft niet per se uitgangspunt van de verbouwing te zijn en dat was in ons geval zeker niet zo.

De deelnemende partijen hebben dat naar elkaar toe expliciet uitgesproken, zodat een 'verplicht' streven naar samenwerking niet belemmerend of zelfs verstorend kon werken.

In de Bouwsteen worden zes 'uitvoeringsstappen' beschreven. Wat ons betreft zat er nog een belangrijke (misschien wel de belangrijkste?) fase voor: de oriënterende of planfase.

Daar kunnen vragen aan bod komen als: huur of koop, alleen of samen, gezondheidscentrum of alleen huisartsenpraktijk(en), wat wil ik anders en wat mag hetzelfde blijven, met wie ga ik in zee, maar ook: wordt er ruimte en/of personeel gedeeld et cetera?

Kortom: de beoogde deelnemende partijen geven een antwoord op alle vragen die bepalend zijn voor van waar men start en waar men naartoe wil, het hoe, met wie en op welke termijn. Enkele van deze vragen staan bij de verschillende categorieën in de rubriek Haalbaarheid, maar zouden in onze ervaring vooraf gesteld moeten worden, zodat men in ieder geval een voorkeur heeft geformuleerd. Er zijn modellen waarbij de planfase de helft van de tijd krijgt!

Zie ook: ▶ https://tinyurl.com/probleemoplossing-8-stappen. Hoewel dit niet direct met het bouwproces te maken heeft, kan dit er sterk door worden beïnvloed. Een goede voorbereiding is (meer dan) het halve werk en kan veel ellende besparen!

Wij hebben ervaren dat de evaluatie van de planning en uitvoering, waarbij wordt vastgehouden aan de uitgangspunten, moeilijk is te overzien zonder (bouw)begeleiding. Zelf hadden we dat in ieder geval niet gekund en we hebben samen met een financieel adviseur de plannen doorberekend tot in de privésituatie. Bovendien: het wordt ALTIJD duurder en het is dan ook raadzaam om voor reserves te zorgen, bijvoorbeeld door in de begroting niet tot het financiële uiterste te gaan.

TIP: Wij hebben ons vooraf voorgenomen om van het bouwproces te *genieten*. Dit heeft ons enorm geholpen bij het nemen van 'zure' beslissingen en compromissen. Wij stimuleerden elkaar op de moeilijke momenten om het plezier vast te houden en het uiteindelijke doel niet uit het oog te verliezen.

Dan nog iets over de huisvestingskosten. Die blijken mede afhankelijk te zijn van je doel(en) en van de financiële constructie waarvoor wordt gekozen. Dit jaar zijn bij ons de huisvestingskosten (betaald door de praktijk aan de BV) 25 %!! Dat lijkt heel veel, maar omdat in de BV dezelfde personen zijn vertegenwoordigd, is dit meer een vorm van *intensief sparen*; in plaats van dat het naar de privérekening wordt overgemaakt, gaat het naar de BV voor aflossing en rente en dus eigendom van het gebouw.

Naast het juiste oppervlak en voldoende spreekkamers is ook de maatvoering van kamers en verkeerruimtes van groot belang. Ons advies luidt: deel de informatie van de LHV ook met jouw architect en opdrachtgever.

Dit kan wat ons betreft niet duidelijk genoeg gezegd worden! Dit geldt niet alleen voor spreekkamers maar ook voor behandelkamers, wachtkamers (denk ook aan gedeelde wachtkamerruimte bij huurders), ruimtes voor vergaderingen en/of scholing, gezamenlijke personeels/huurdersruimte (kantine?) en *last but not least*, houd rekening met extra ruimte voor onverwachte ontwikkelingen. De meeste collega-praktijken met recente bouwervaring waar wij hebben geïnformeerd, zaten bij de opening eigenlijk alweer 'vol'.

TIP: Informeer bij collega-praktijken met recente bouwervaring naar tevredenheid over de hoeveelheid ruimte(s) en het gebruik en de tevredenheid van 'bijzondere' ruimtes (kantine, ruimtes voor scholings- of andere bijeenkomsten, ontspanning). In het algemeen geldt: als er ruimte is binnen de mogelijkheden van het pand en de begroting, kies dan voor ruimte! Wij hebben voor een duopraktijk 550 m$^2$ oppervlakte en we ervaren het als een genot om nog voldoende ruimte over te hebben om in de toekomst nieuwe ideeën te kunnen ontwikkelen.

Tot slot: ons centrum is vier dagen geopend ná het tekenen van de *Green Deal* Zorg… Als we ons spiegelen aan het bovenstaande geldt voor ons:

- Vooraf zijn uitgebreid adviezen ingewonnen over duurzaamheid. Niet alleen met betrekking tot energiegebruik, maar ook met betrekking tot hergebruik.
- Wij zijn overgegaan op 'gasloos'.
- Ondanks de toch al grote hoeveelheid ramen, zijn extra ramen toegevoegd.
- De isolatie is vervangen/aangepast. De verlichting is vervangen door ledlampen (houd in het kader van werkcomfort wel rekening met de juiste kleur).
- De oude verwarmings- en ventilatie-installaties zijn vervangen door een integraal systeem van koelen, verwarmen en ventilatie (VRF) in het hele centrum.
- We zijn recent overgegaan op groene stroom en zonnepanelen zijn inmiddels geïnstalleerd.
- Subsidie voor deze 'verduurzamende' maatregelen is aangevraagd met behulp van een adviesbureau.
- Klimaatbeheersing in de praktijk vraagt veel energie en is om die reden niet duurzaam. Maar, afhankelijk van de omstandigheden, valt er soms niet aan te ontkomen en past het bij de gouden regel: zorg voor belevingswaarde, sfeer en comfort in de praktijk.

## 15.15  Aan de slag

- Je wilt gaan bouwen of verbouwen: hoe kom je aan een goede en bij jou passende architect in je eigen regio?
- Heeft jouw accountant voldoende expertise om goed advies over nieuwbouw of verbouwing te geven?
- Aan wie kun je de bouwbegeleiding overlaten?
- Wat kan de bank voor jou betekenen? Wat kan de zorgverzekeraar voor jou doen? En de gemeente? Zijn er andere financieringspartners die willen investeren in de gezondheidszorg?
- Hoe weet je wat de ontwikkelingen van jouw buurt/wijk/regio zijn (denk aan een wijkscan, scans van GGD en RIVM, beleid van de gemeente/provincie)?
- Wat zijn landelijke ontwikkelingen waar je rekening mee moet houden, niet alleen in de gezondheidszorg maar ook wat betreft de demografie en ruimtelijke ontwikkeling in jouw regio?

## Intermezzo 4: Praktijkorganisatie, werk in uitvoering

*C. Emaus, huisarts Huisartsenpraktijk Sagenhoek, Amersfoort, Medisch directeur Huisartsen Eemland*

Vol verwachtingen en met goede voornemens trad ik toe tot een maatschap in een middelgrote stad in het midden van het land. Een samenwerkingsverband met ruimte voor wensen en ambities waarin ik dacht al mijn opgedane kennis te kunnen benutten. Kortom: een plek waar ik mijn ideeën over kwaliteit en organisatie van de praktijk ten uitvoer kon brengen. Ik had voor ogen wat ik wilde en ik had hoge verwachtingen, maar niet te hoog. Onderweg heb ik wel eens gedacht dat er misschien wel te veel ruimte was. Of dat ik te veel en te snel wilde en dat sommige medewerkers afhaakten door al mijn veranderdrang…

En nu halverwege terugkijkend? Het heeft zeker gebracht wat ik hoopte en verwachtte: een praktijk waar het fijn werken is, waar iedereen in het team zich inzet en waar patiënten zich gehoord voelen en goede zorg krijgen.

Wat hielp, was de visie en een meerjarenbeleidsplan. Daardoor konden we ons steeds afvragen: past het bij onze strategie? Levert het echt iets op? Krijgen we iedereen mee? Maar ook vragen als: Waarom doen we dit? Levert het betere kwaliteit op? Is het financieel aantrekkelijk? Of vinden we het gewoon leuk?

Juist die laatste vragen zijn zo belangrijk. Als ik het over zou kunnen doen dan zou ik dat nog meer naar voren halen, die vragen eerder willen stellen, want de laatste tien jaar bleek nog meer dan toen ik begon dat er zich steeds veranderingen aandienen en tijd schaars is en blijft… Het samen met je maten hierover sparren en alle aspecten boven water krijgen en op tafel leggen bleek heel belangrijk.

Het gaat om keuzes maken en soms je koers bijstellen. Juist die flexibiliteit maakt dat het leuk blijft (en soms ook niet). Het werk als praktijkhouder levert enorm veel op aan voldoening, regie en autonomie, maar maakt ook dat je soms moe wordt van de confrontatie met weer een verandering. In financiering, in organisatie, in personele bezetting. Als je in staat bent om elke verandering te zien als een kans, het klinkt een beetje als een cliché, dan belemmert het je minder op weg naar de praktijk van je dromen. Verder helpt het om gelijkgestemden om je heen te verzamelen en zo nu en dan even flink te klagen over alles wat beter kan en niet handig gaat.

'Samenwerken vergt onderhoud', 'Hoe willen we met elkaar omgaan?' en 'Hoe komt iedereen tot zijn recht?'. Dat geldt voor de maten onderling net zoals voor de praktijkmedewerkers voor wie het van belang is dat ze zich zo veel mogelijk kunnen ontplooien. Voor een goede samenwerking met de maten is het behulpzaam om te kijken naar wat wel kan en goed gaat en niet te veel naar wat niet zo goed gaat. Gebruikmaken van elkaars sterke kanten. En aandacht voor de medewerkers; HR is een baan op zich met bijbehorende opleiding. Als praktijkhouder denk je al snel dat je dit er wel bij doet. Werving en selectie op een krappe arbeidsmarkt, conflicten op de werkvloer, CAO en arbeidsrecht, zwangerschappen en ziekte, feedback geven, leidinggeven en welke stijl past nu bij wie; al doende leert men en al vallend en opstaand… Achteraf had ik me hier wel meer in willen verdiepen. Wat helpt, is hulp inroepen als je vastloopt en ook hier geldt: accepteren dat het erbij hoort. De andere kant van de medaille is dat het veel voldoening geeft om te zien dat werknemers zich met veel plezier en passie voor de patiënt inzetten en groeien in hun functie maar ook als mens. En mooie bijkomstigheid is dat je met enige regelmaat zelf ook een lesje krijgt. Een praktijkmanager kan je hierin ook veel uit handen nemen, maar uiteindelijk blijf jij toch de baas.

Tien praktijkjaren en een Woudschotenconferentie verder staan de kernwaarden van het vak nog steeds overeind. Sterker nog, er is er één bij gekomen. Samenwerken. De komende tien jaar wordt dat de grootste uitdaging, verwacht ik. We gaan het niet redden op ons eiland, maar tegelijkertijd zijn de mogelijkheden ook wel beperkt op een eiland. Hoe gaan we de zorg in onze wijk zó vormgeven dat de gezondheid van onze patiënten verbetert, de kosten binnen de perken blijven, de patiënt óók goede zorg ervaart en, niet minder belangrijk, de zorgverleners ook nog plezier hebben in hun werk. Zo wandelt *The Quadruple Aim: care, health, cost and meaning in work* (1) onze spreekkamer binnen. Een mooie uitdaging! Doe het niet alleen, maar werk samen. Met andere huisartsen in de regio, met andere zorgverleners in je wijk, maar zeker ook met je team. Dat is mijn persoonlijke missie voor de komende tien jaar. Werk in uitvoering…

1. Sikka R, Morath JM, Leape L. *The quadruple aim: Care, health, cost and meaning in work.* ▶ http://dx.doi.org/10.1136/bmjqs-2015-004160.

# Samenwerking

*M. G. Wats, D. de Jongste, R. Roothans en J. Leferink*

16.1 In het kort – 160

16.2 Inleiding – 160

16.3 Wat is het probleem? Verdiep je in de aard van het samenwerkingsvraagstuk – 160

16.4 Wat betekent dit voor een effectieve samenwerking? – 165

16.5 Zorg voor de juiste structuur – 167

16.6 Aan de slag – 168

Literatuur – 168

© Bohn Stafleu van Loghum is een imprint van Springer Media B.V., onderdeel van Springer Nature 2021
J. N. Belo et al. (Red.), *Handboek praktijkvoering*, https://doi.org/10.1007/978-90-368-2647-1_16

## 16.1 In het kort

Goede zorg is niet meer mogelijk zonder samenwerking. Cliënten hebben steeds vaker meerdere of meer complexe zorgvragen die niet door één zorgverlener of door één organisatie kunnen worden behandeld. De kennis van iedere professional en iedere instelling in de zorg kan alleen ten goede komen aan de gezondheid van de cliënt/patiënt als de professional weet waar zijn expertise begint en eindigt en waar hij anderen bij de zorg moet betrekken. Ook de noodzaak om zorg te dragen voor goed gebruik van de beschikbare middelen en vooral van schaars personeel dwingt tot samenwerking. Substitutie ofwel 'de juiste zorg op de juiste plaats' vraagt om samenwerking tussen zorgaanbieders en stelt eisen aan de overdracht van de patiënt van de ene aanbieder naar de andere. Een laatste reden om samen te werken ligt in de constatering dat innovaties steeds vaker plaatsvinden op het grensvlak van verschillende professionele domeinen en de grensvlakken tussen de verschillende wettelijke kaders. Daarom is in dit boek een bouwsteen aan samenwerking gewijd om theoretische en deels praktische handvatten voor een geslaagde samenwerking te bieden.

## 16.2 Inleiding

Samenwerken is dus het parool; met professionals binnen een organisatie, maar ook met professionals uit verschillende organisaties en met verschillende organisaties. Alle geschetste ontwikkelingen hebben er in de afgelopen tijd toe geleid dat samenwerking op ieders netvlies staat. Dat is mooi, maar tegelijkertijd heeft de focus op samenwerking er ook toe geleid dat de begrippen 'samenwerken' en 'verbinden' flink aan inflatie onderhevig zijn; iedereen heeft een goed gevoel bij samenwerken en verbinden. Je kunt er niet tegen zijn en iedereen vindt dat hij het moet doen. Maar door deze schijnbare vanzelfsprekendheid dreigen het doel, de afbakening, de belangen en de zakelijke aspecten van samenwerken uit beeld te raken. Met als gevolg verspilling van energie, teleurstelling en demotivatie. In de volgende paragrafen volgt een aantal uitgangspunten die handvatten bieden voor beter doordachte samenwerking en vooral ook voor betere conditionering en facilitering van samenwerking. Met als doel de slagingskans van alle inspanningen te verhogen om uiteindelijk betere zorg te leveren. De uitgangspunten kunnen bijvoorbeeld worden toegepast wanneer je wilt streven naar het verbeteren van de zorg voor kwetsbare ouderen in de praktijk (of in een wijk), wanneer je als huisarts of praktijkmedewerker (bijvoorbeeld als praktijkmanager) vanuit een praktijk deelneemt in een grotere organisatie, samenwerking organiseert rond de substitutie van zorg of met professionals werkzaam in verschillende domeinen aan een project deelneemt.

## 16.3 Wat is het probleem? Verdiep je in de aard van het samenwerkingsvraagstuk

Samenwerken komt in veel soorten en maten. Het is van belang bij de start van een samenwerkingsrelatie goed na te denken over wat het doel en wat de aard en de complexiteit van de samenwerking precies is. Beantwoording van deze vragen heeft namelijk gevolgen voor de wijze waarop de relatie moet worden ingericht en voor de voorwaarden waaronder de samenwerking goed verloopt. Soms is samenwerking simpel en logisch, maar in andere gevallen kan samenwerken complex zijn; er spelen dan veel, vaak tegenstrijdige, belangen mee. In deze paragraaf worden drie hoofdtypen samenwerkingsrelaties beschreven. We starten met de meest simpele vorm en eindigen met complexe relaties:

1. *Eenvoudig eendimensionaal.* De meest simpele vorm van samenwerken is als de professionals werken aan een eenduidig doel en alle betrokkenen dezelfde belangen hebben. De samenwerking kan dan worden gebaseerd op simpele werkafspraken. De lijnen zijn kort en het is relatief duidelijk wat ieders taak en verantwoordelijkheid is. Als er al fricties zijn, liggen deze in de interpersoonlijke sfeer. De casus van huisarts Renske de Vries in haar rol als personeelscoördinator is er een mooi voorbeeld van (▶ casus 16.1). Elkaar feedback geven en irritaties bespreken en regelmatig intervisie organiseren is dan aangewezen. Hier zijn veel technieken voor.

> **Casus 16.1 Samenwerking in een praktijk binnen een HOED**
>
> Renske de Vries werkt als nieuwe huisarts in een praktijk in een HOED (Huisartsen Onder Een Dak) samen met één andere huisarts. De assistentes werken voor beide praktijken. De huisartsen hebben onderling een aantal taken verdeeld en Renske heeft personeelsbeleid onder haar verantwoordelijkheid. Helaas is er sprake van wrijving tussen de assistentes. Het conflict loopt zo hoog op dat een van de assistentes overweegt om te vertrekken. Renske wil graag het gesprek aangaan met de assistentes, en als voorbereiding op het gesprek vraagt ze de assistentes om een samenwerkingsscan in te vullen. Een vragenlijst die zowel punten van de 'bovenstroom' als de 'onderstroom' meeneemt. De bovenstroom gaat over afspraken die op papier staan en de onderstroom over datgene wat juist niet op papier staat. Een belangrijk onderdeel hierbij is het gevoel van veiligheid. Op basis van de samenwerkingsscan maakt Renske een plan van aanpak en begint met een probleemanalyse volgens de SOEP-methode (Subjectief, Objectief, Evaluatie en Plan): wat is er aan de hand, wat is er al gedaan, met welk effect, wat is in essentie het probleem dat opgelost moet worden en wat zou een oplossingsrichting kunnen zijn. Als laatste volgt dan het plan dat in afstemming met assistentes en huisartsen moet worden uitgevoerd om voldoende draagvlak te hebben.
> Bij de analyse blijkt dat er veel ongeschreven en onuitgesproken regels zijn die Renske als nieuwe huisarts niet kent. Tegelijk komt ook naar voren dat de huisartsen onderling niet volledig op dezelfde lijn zitten. Hebben de huisartsen wel hetzelfde doel voor ogen? Renske besluit om het gesprek aan te gaan met haar collega over de resultaten van de scan. Tijdens het gesprek wordt afgesproken om meer samen te gaan werken aan een gezamenlijk beleid. De werkafspraken worden eerst tussen de huisartsen onderling besproken en daarna gezamenlijk met de assistentes. Hierdoor kunnen onduidelijkheden bij de assistentes snel verhelderd worden, vragen worden beantwoord en werkafspraken meer op elkaar afgestemd. Afgesproken wordt om de scan over een aantal maanden te herhalen.

2. *Gecompliceerd en multifactorieel.* Het wordt al ingewikkelder als professionals samen moeten werken aan één gemeenschappelijk doel, het bereiken van dat doel langere tijd vraagt én het proces ingewikkeld is. Dit zijn de zogenoemde gecompliceerde, ingewikkelde vraagstukken. Toch is de aanpak van deze vraagstukken

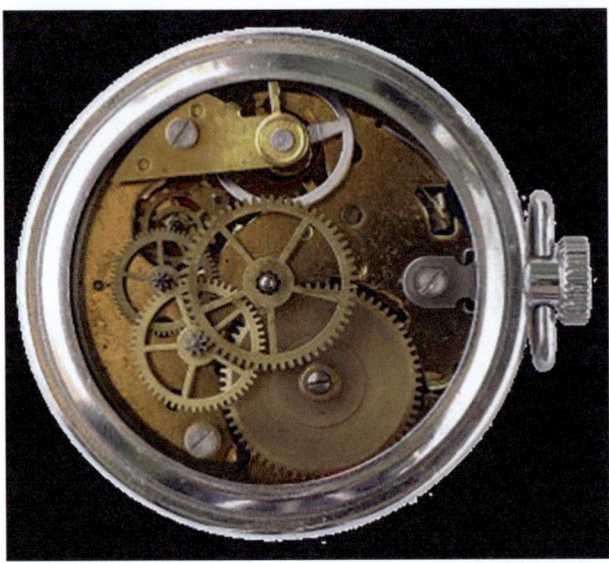

**Figuur 16.1** In control, like a clockwork

beheersbaar, planbaar en oplosbaar. De analogie met het bouwen van een vliegtuig dient zich aan. Met een goed ontwerp en goede taakverdeling tussen alle partijen is het mogelijk de klus te klaren. Voorbeelden in de zorg zijn bijvoorbeeld complexe chirurgische interventies of de behandeling van een patiënt op de IC, maar ook het voorbeeld in ▶ casus 16.2 waarbij alle praktijken die deel uitmaken van een zorggroep besluiten om met één huisartsinformatiesysteem te gaan werken. Het is ingewikkeld maar het doel kan volstrekt duidelijk worden gemaakt. Als iedereen weet wat hij moet doen, er een goed ontwerp is en iedereen over de juiste technische kennis beschikt, dan is het te doen.

Het is wel zaak om te zorgen dat er goede taakverdelingen zijn op basis van gezamenlijk overeengekomen protocollen. Eenduidige leiding is eveneens van belang. Partijen moeten elkaar regelmatig ontmoeten om te evalueren of de afspraken worden nageleefd c.q. aanpassing nodig is. Kortom: samenwerking aan dit soort vraagstukken vereist een goed gecontroleerd en geregisseerd proces (zie ◘ fig. 16.1).

### Casus 16.2 Samenwerking in een zorggroep

Renske de Vries is ook lid van een zorggroep van waaruit alle chronische multidisciplinaire zorg wordt gecoördineerd. De directie van de zorggroep wil dat alle praktijken overstappen naar één gemeenschappelijk huisartsinformatiesysteem (HIS). Renske, en dat geldt ook voor veel van haar collega's, is over het algemeen tevreden met het huidige HIS, maar vreest dat de keus mogelijk op een ander HIS valt. Ze ziet wel de voordelen van één gezamenlijk HIS, maar het geeft een enorm gedoe. Het betekent dat de samenwerking met de apotheek mogelijk anders gaat verlopen. Maar ook de samenwerking met andere huisartspraktijken die niet bij dezelfde zorggroep zitten, komt hierdoor mogelijk in het gedrang. Met haar collega binnen de HOED, maar ook met andere collega's binnen de zorggroep voert zij discussie over (met name) de nadelen. Het is een ingewikkeld vraagstuk waar ze niet goed uitkomen, met veel haken en ogen. Uiteindelijk wordt besloten om het probleem zo veel mogelijk te ontdoen van emotie en zo zuiver mogelijk te kijken naar wat het beste HIS is voor de hele zorggroep. Hiertoe worden verschillende huisartsen bij elkaar gebracht in een 'denktank' met als opdracht om een objectief beeld te schetsen van de situatie en tot een voorstel te komen. Het allerbelangrijkste is te beginnen met het einddoel voor ogen: waar moet de zorggroep over vijf jaar staan en vooral waarom? De collega's in de denktank maken gebruik van en hebben ervaring met verschillende HIS'en en maken samen een lijst met items waarop de HIS'en gescoord worden op basis van het vijfjarenplan. Dit proces wordt gedeeld met de achterban en hierdoor ontstaat bij alle leden een duidelijk beeld van het doel, waarom dit doel belangrijk is en het te volgen proces. De argumenten voor en tegen elk systeem worden gedeeld en er is binnen de denktank consensus ontstaan. Dit zorgt uiteindelijk voor het draagvlak dat nodig is om te besluiten in gezamenlijkheid over te stappen op hetzelfde HIS.

3. *Complex en multidimensionaal*. Het meest lastig zijn de zogenoemde VUCA-vraagstukken (*volatile, uncertain, complex and ambigue*). Dit zijn vraagstukken waarbij de oplossingen niet duidelijk zijn. Er zijn geen bewezen effectieve interventies, er is geen eenduidigheid over wat het probleem is en ook niet wat de definitie van een succesvolle aanpak is. Tevens zijn er veel aangrijpingspunten voor een mogelijke aanpak. De betrokken partijen komen veelal uit diverse sectoren, alle met hun eigen werkelijkheid, overtuigingen en belangen. De vraagstukken zijn weerbarstig ofwel *wicked*. Aanpak van dit type vraagstukken vraagt een ander proces. Een rationele *clockwork*-aanpak werkt niet. Het gaat veel meer over trefzeker meebewegen (zie ◘ fig. 16.2 en 16.3); ▶ casus 16.3, over samenwerking met de gemeente, vormt een mooie illustratie.

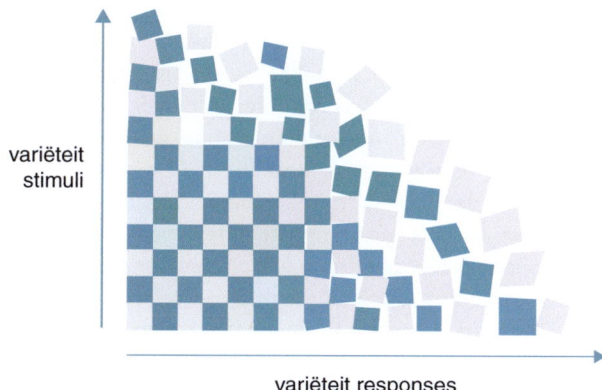

◘ **Figuur 16.2**    Complex en multidimensionaal

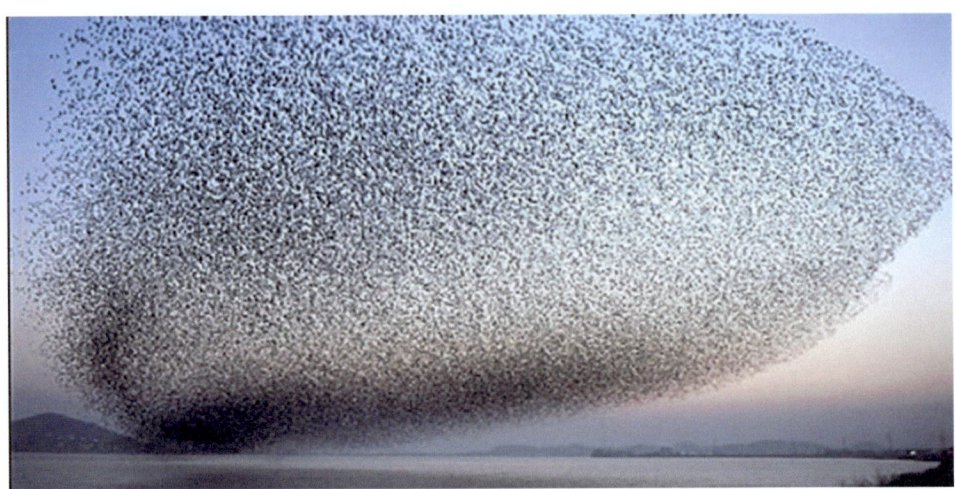

▶ **Figuur 16.3** Trefzeker meebewegen

> **Casus 16.3 Samenwerking met de gemeente**
>
> Op een dag heeft Renske de wethouder, tevens patiënt in de praktijk, op haar spreekuur en ze komen te spreken over de jeugdzorg. De wethouder verzucht dat het een immens probleem is voor de gemeente, omdat de kosten de pan uitvliegen. Ze heeft gelezen over andere gemeenten waar samenwerking met de huisartsen lijkt te resulteren in lagere kosten en al pratende komen de twee tot het idee om hier eens verder op door te gaan. Voor Renske is het duidelijk; de jeugdhulpverlening is een ondoordringbaar oerwoud van verschillende organisaties die op de een of andere manier nooit echt daadwerkelijk bij lijken te dragen aan een gedegen oplossing voor de problemen van het kind. Ze besluit zich in te zetten om hier verbetering in te brengen. Enkele maanden en vele overleggen later is ze behoorlijk gedesillusioneerd. Er lijkt niets te veranderen bij de gemeente, terwijl ze zich de blaren op haar tong gepraat heeft. Ze heeft met vele verschillende ambtenaren gesproken waarbij ze steevast het gevoel kreeg dat er vooral veel gepraat moest worden, maar tot daden kwam het zelden. Ze besluit het over een andere boeg te gooien en het onderwerp bij de zorggroep aan te kaarten. De directeur begrijpt haar maar al te goed, want zij blijkt getrouwd te zijn met een gemeenteambtenaar. Ze vertelt over de complexiteit binnen een gemeente en de problemen waar haar man tegenaan loopt. De cultuur en organisatie van een gemeente is een compleet andere wereld. Wil je samenwerken met de gemeente, zo legt ze uit, dan heb je een andere benadering nodig; eentje van heel veel geduld. Juist omdat de cultuur en organisatie zo enorm van elkaar verschillen, ligt frustratie op de loer en bestaat het risico op afhaken. Dit fenomeen is op te vangen door eerst te leren hoe de gemeente werkt. Wie mag wat beslissen en hoe kan dat uiteindelijk tot uitvoer komen? Daarnaast kan het ook bijzonder prettig werken om een manager af te vaardigen en alleen heel specifiek te zijn in je keuze naar welke vergadering je toegaat: 'Choose your battles'. Bij complexe problemen

> bestaat dé oplossing niet, maar zoek je samen je weg. Daarbij is van belang dat er een gezamenlijke visie bestaat om richting te geven aan je zoektocht en om te zorgen dat je elkaar onderweg niet uit het zicht verliest. Ga voor optimale samenwerking en niet direct voor maximale samenwerking. Omgekeerd geldt voor veel gemeenten dat het voor hen volstrekt onbegrijpelijk is hoe huisartsen georganiseerd zijn. Daarom zijn vele kleine stapjes nodig om de richting in te slaan die beide partijen voor ogen hebben. Dat betekent ook dat in de gezamenlijke visie de juiste prioritering moet worden aangegeven. Het is doorgaans goed om met kleine experimenten te beginnen, deze te evalueren en daarna bij te stellen en verder uit te rollen. Huisartsen, ambtenaren, gemeenteraad én inwoners van de gemeente moeten het kunnen volgen en ermee instemmen. Bedenk daarbij dat de media de gemeentepolitiek ook scherp in de gaten houden!

## 16.4 Wat betekent dit voor een effectieve samenwerking?

Gelet op wat is beschreven in ▶ par. 16.3 vraagt effectieve samenwerking altijd een uitgekiend proces en een goede voorbereiding. De basis ligt in een gedegen analyse van de aard van het vraagstuk. Is het vraagstuk eenvoudig, gecompliceerd of complex? Is het een simpel probleem en kunnen we het aanpakken door een goed protocol te ontwerpen en te controleren of iedere partner zich aan de afspraken houdt, een zogenoemde interventiegerichte benadering?

Of is het vraagstuk daarvoor te complex en is een integrale benadering aangewezen? Dit type vraagstukken vraagt een intensief proces waarin partijen samen leren, samen ontwerpen, ontwikkelen en steeds opnieuw evalueren en verbeteren. Het gaat dan veel meer om het creëren van een overlegvorm waarin alle belangen op tafel kunnen komen en partijen samen kunnen werken aan een gezamenlijk overeengekomen doel. Het vraagt de organisatie van een proces waarin alle betrokkenen continu kunnen leren, elkaars perspectieven leren kennen en een aanpak ontwikkelen die past bij het vraagstuk in de lokale context. Continu evalueren en aanpassen is een belangrijk aspect daarbij. In ◘ tab. 16.1 worden de verschillen tussen de op een interventie gerichte en de meer integrale benadering opgesomd.

De praktijk is dikwijls weerbarstiger. Als het gaat om (complexe) *samenwerkings*-vraagstukken tussen verschillende organisaties hanteren professionals en organisaties de integrale aanpak niet in alle gevallen. De stap van 'vraagstuk naar oplossing' wordt (te) snel gemaakt. Men gaat er voetstoots van uit dat alle partijen dezelfde visie op het vraagstuk hebben, hetzelfde belang hebben bij de samenwerking en zich in willen zetten voor de aanpak. Tegenstrijdige of te beperkte belangen, financiële consequenties en juridische consequenties worden niet besproken, maar blijken na een tijdje dikwijls cruciaal te zijn voor succes. Iedereen kent de samenwerkingsprojecten waar men vol enthousiasme aan begint. Gaandeweg worden de vergaderingen minder goed bezocht, verdwijnt het doel uit beeld en loopt de energie eruit. Dat leidt vaak tot teleurstelling, irritatie en het afbreken van voor de patiënt cruciale samenwerkingsverbanden.

Hoe kun je deze werkwijze proberen te voorkomen?

◘ **Tabel 16.1** De verschillen tussen de op een interventie gerichte en de meer integrale benadering

| interventiegerichte benadering (New Public Management) | integrale benadering (Complex Adaptive Systems) |
|---|---|
| – Organisatie is een machine. | – Organisatie is een samenstel van visies, doelen en belangen. |
| – Het gaat om plannen, beheersen, opleggen. | – Het gaat om leren en aanpassen. |
| – Oplossingen en ideeën komen van experts. | – Oplossingen en ideeën kunnen van iedereen komen (creatief, multidisciplinair) op basis van gezamenlijke visie, |
| – Implementatie is planbaar, succes kan worden bereikt door kopiëren van structuren en processen die elders hebben gewerkt. | – Implementatie kan gevoed worden door wat elders heeft gewerkt, maar vereist altijd aanpassing aan lokale context. |
| – Het gaat om verspreiding van bewezen effectieve interventies. | – Het gaat om het delen van kennis en ideeën en aanpassen daarvan aan de lokale situatie. |
| – Organisaties en situaties zijn in grote lijnen identiek. | – Organisaties delen eigenschappen, maar bezitten ook unieke karakteristieken. |

*Bereid je goed voor*
Maak een eerste analyse van alle aspecten van een vraagstuk en identificeer de partijen die nodig zijn bij de aanpak van het vraagstuk. Meestal zijn dit partijen die elkaar niet vanzelfsprekend tegenkomen in het dagelijks werk, verschillende culturen hebben, verschillen in visie op het vraagstuk en verschillen in ideeën over de aanpak en mogelijke oplossingen en, niet onbelangrijk, ook een andere bekostigingssystematiek kennen.

*Breng partijen samen*
Creëer een nieuwe overlegstructuur en besteed aandacht aan het opstellen van een gezamenlijke visie op het vraagstuk:
— Wat is volgens iedere partij de aard van het vraagstuk?
— Welke aangrijpingspunten voor aanpak ziet iedere partij en zitten er partijen niet aan tafel die wel nodig zijn?
— Wat kan iedere partij doen en waar liggen ieders grenzen (wat moet er niet gebeuren)?
— Waar zien partijen knelpunten?
— Is de aanpak van het vraagstuk van strategisch belang, met andere woorden: is er *commitment* van het bestuur?
— Is er ruimte voor compensatie als er een partij is die 'moet inleveren'?

*Prioriteer vervolgens met elkaar de eerste acties*
Zorg voor een goede overlegstructuur en voor een goede bestuurlijke terugkoppeling. Als blijkt dat een van de partijen niet levert, is deelname blijkbaar niet van strategisch belang. Dan moet er discussie zijn over de vraag of de betreffende partij mee wil blijven doen, of dat de samenwerking wordt beëindigd.

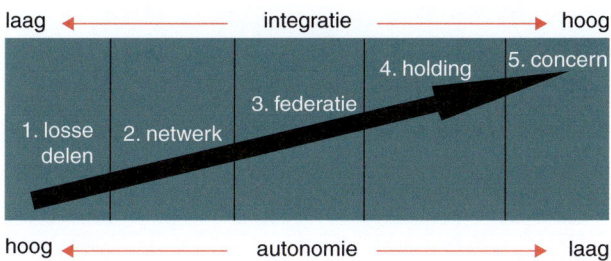

■ **Figuur 16.4**   Niveaus van integratie

*Evalueer de eerste acties*
Op grond van de evaluatie volgt een nieuwe 'experimenteerronde', zo nodig worden eerdere stappen herhaald, prioriteiten verlegd en/of het actieplan aangepast. Het is goed je te realiseren dat bij complexe problemen de normale PDCA-cyclus (*Plan, Do, Check, Act*) niet altijd gevolgd kan worden. Het gaat erom gezamenlijk een lerend proces in te richten.

## 16.5   Zorg voor de juiste structuur

De methode van *Experimentalist Governance* is hierbij goed bruikbaar [1]. Met deze methode formuleren samenwerkingspartijen doelen op hoofdlijnen (*framework goals*) en indicatoren en bepalen ze de experimenteerruimte (wat is acceptabel en wat mag niet gebeuren?). Daarna worden verbeteracties uitgevoerd. Deze worden getoetst en geëvalueerd. Samenwerkingspartners formuleren inzichten en stellen acties bij of ontwerpen nieuwe acties. Vervolgens doorloopt men de cyclus opnieuw.

Samenwerking betekent altijd verlies van autonomie. Immers, partijen verplichten zich, omwille van een hoger doel, tot rekening houden met elkaar. Partijen investeren in de relatie en om te voorkomen dat die investering plotseling verdampt, zijn betrouwbaarheid en formele betrokkenheid nodig. Het is voor effectieve langdurige samenwerking daarom zinvol om goed te kijken naar de structuur van de samenwerking. Dat betekent zeker niet altijd het aangaan van een fusie of het opzetten van andere tijdrovende constructies. Maar naarmate de samenwerking voor partijen belangrijker wordt, neemt ook het belang van het maken van formele afspraken toe. Men moet dan structureel op elkaar kunnen rekenen. De wijze waarop men afspraken formaliseert en de intensiteit van de afspraken, hangen samen met het doel van de samenwerking. Ook in dit opzicht geldt: zorg dat partijen een gedeeld beeld hebben van de betrokkenheid die men van elkaar verwacht en kies een passend model. Hierna geven we een denkmodel weer (■ fig. 16.4 en 16.5).

Het is van belang zeker te stellen dat alle betrokken partijen een gedeeld beeld hebben van de mate waarin iedere partij autonomie heeft en de mate waarin betrokkenheid nodig is bij de onderlinge afspraken.

consequenties voor de organisatie

| intergratieniveau | 1. losse delen | 2. netwerk | 3. federatie | 4. holding | 5. concern |
|---|---|---|---|---|---|
| karakter van de samenwerking | vrijblijvend overleg | rekening houden met | afstemmen op elkaar | samen besluiten, apart doen | samen besluiten, samen doen |
| focus van de partners | op zichzelf | vanuit zichzelf | vanuit zichzelf op totaal | vanuit totaal op zichzelf | op het totaal |
| autonomie van de partners | volledige autonomie | relatieve autonomie | gecoördineerde autonomie | vrijheid in gebondenheid | strikte gebondenheid |
| management van de integratie | individuen | vertegenwoordigers | coördinatoren | managementteams | lijnmanagement |
| taak van de manager | initiëren | toestaan | ondersteunen | stimuleren | voorschrijven |
| managementstijl | overleggen | combineren | coördineren | delegeren | sturen |
| commitment aan de integratie | vrijblijvend | enigszins aanwezig | bewust aanwezig | afdwingbaar | oplegbaar |
| onderlinge afstemming | zelden | af en toe | regelmatig | vaak via kaders | continu via richtlijnen |
| output van de samenwerking | onbeheersbaar | onvoorspelbaar | te schatten | globaal te bepalen | in detail te bepalen |
| cultuur/relaties | bekenden | kennissen | vrienden | partners | familie |

◘ **Figuur 16.5** Consequenties voor de organisatie

## 16.6 Aan de slag

— Werk je op dit moment in de wijk samen aan een complex vraagstuk (een lastige puzzel) of gecompliceerd vraagstuk (een niet op te lossen puzzel)? Wat zijn de afspraken in deze samenwerking? Is het doel, het waarom van deze samenwerking duidelijk?
— Zitten bij dit vraagstuk de 'juiste' partners aan tafel? Ontbreken er partners of zitten er 'verkeerde' partners aan tafel?
— Kennen jullie elkaars kwaliteiten en worden deze ook ingezet in de samenwerking?
— Zijn er tegenstrijdige belangen in de samenwerking en hoe ga je daarmee om?
— Wordt de samenwerking geëvalueerd en zo ja, op welke manier?

## Literatuur

1. Sabel, C. F., & Zeitlin, J. (2012). Experimentalist governance. In D. Levi-Faur (Red.), *The Oxford handbook of governance*. Oxford: Oxford University Press.

# Onderhandelen

*M. M. de Ridder en W. M. Raadgers*

17.1 In het kort – 170

17.2 Wat is onderhandelen? – 170

17.3 In welke situaties wordt onderhandeld? – 171

17.4 Wat is een goed onderhandelaar? – 171

17.5 Belangen – 171

17.6 Opties – 172

17.7 Tips – 172
17.7.1 Manieren om uit een impasse te komen – 175

17.8 Aan de slag – 177

© Bohn Stafleu van Loghum is een imprint van Springer Media B.V., onderdeel van Springer Nature 2021
J. N. Belo et al. (Red.), *Handboek praktijkvoering*, https://doi.org/10.1007/978-90-368-2647-1_17

## 17.1 In het kort

Onderhandelen is een deel van het leven in de huisartsenpraktijk en lang niet iedere huisarts is er bekwaam in. Of heeft er zin in: waarom, verzucht menig collega, is een redelijk overleg niet voldoende om mijn maten mee te krijgen? Waarom kan ik bij de assistentes niet volstaan met een mededeling? Zou het niet veel eenvoudiger zijn als die patiënt mijn advies zonder morren zou accepteren?

De reden waarom het niet altijd zo makkelijk gaat, is dat de belangen niet gelijklopen. En dan moet er worden onderhandeld, het is niet anders. In deze bouwsteen wordt op een heldere en vooral praktische wijze toegelicht wat onderhandelen is en wat erbij komt kijken. Het belangrijkste element is de voorbereiding. Veel reacties en gedragingen van je gesprekspartners kun je immers zien aankomen. En enige zelfkennis helpt ook, net als de bereidheid om je in de belangen van de ander te verdiepen en te proberen daarbij aan te sluiten – zonder te vergeten om wat terug te vragen.

## 17.2 Wat is onderhandelen?

Zolang de belangen tussen jou en 'de ander' redelijk samen oplopen en er weinig meningsverschillen bestaan over te maken keuzes hoeft er niet te worden onderhandeld, dan kom je er met een of meer overlegrondes wel uit. Maar als er belangentegenstellingen ontstaan die een vlotte besluitvorming verhinderen, moet er worden onderhandeld. Onderhandelen is balanceren tussen de inhoud (wat wil ik bereiken) en de relatie (we moeten ook weer met elkaar verder). Het balanceren komt eenvoudig gezegd hierop neer: geef ik veel weg, dan word ik zeer waarschijnlijk erg aardig gevonden maar sta ik met lege handen; geef ik niets weg, dan kan ik misschien winnen maar de relatie wordt beschadigd en de kans is groot dat we in een impasse terechtkomen.

De speelruimte bij een onderhandeling wordt bepaald door de onderlinge afhankelijkheid van elkaar. Een aantal voorbeelden om dat toe te lichten. Als je een auto wilt kopen, dan kun je in de eerste de beste garage proberen om af te dingen – er zijn immers veel andere aanbieders en de afhankelijkheid tussen jou en de garagehouder is nul. Als je een auto wilt kopen bij je eigen, vertrouwde dealer, die jou al diverse malen heeft 'gered' door tussendoor snel een reparatie uit te voeren en jou altijd een leenauto ter beschikking stelt tijdens onderhoudsbeurten van je auto, dan vind je het wellicht geen prettig idee om de allerlaagste prijs te bedingen. Je wilt op dezelfde voet met hem verder. Maar als jouw maat zijn auto te koop wil zetten en je hebt een auto nodig en je ziet er wel wat in, is de onderlinge afhankelijkheid heel erg hoog. Spanningen en ergernissen als gevolg van een moeizame onderhandeling hebben direct hun impact op de sfeer in de praktijk en het werkplezier. Stel dat je er later achter komt dat je veel te veel hebt betaald, heropen je dan de prijsonderhandeling? En wat doe je dan als jouw maat niet op de koopprijs terug wil komen? Of niet thuis geeft als de auto allerlei mankementen blijkt te hebben waarvan je vindt dat hij dat vooraf had moeten aangeven?

Onderhandelen gaat niet over trucjes of slimmigheidjes, maar over het behalen van resultaten met behoud van een plezierige, of op zijn minst werkbare, relatie. Dat vergt evenwichtskunst, tijd, geduld, de bereidheid om naar elkaar te luisteren en om naar oplossingen te zoeken.

# Onderhandelen

## 17.3 In welke situaties wordt onderhandeld?

Een gesprek met collega-praktijken in het gezondheidscentrum over de verdeling van vrijkomende ruimte, een arbeidsvoorwaardengesprek met een sollicitant, een gesprek met de aannemer over een in jouw ogen te hoge offerte, een gesprek met de wethouder zorg over de participatie van de praktijk bij de uitvoering van de Jeugdwet, om een paar voorbeelden te noemen, zullen snel als onderhandelingssituaties worden herkend. Maar de maatschapsvergadering, het werkoverleg met de assistentes, het gesprek met de partners in de ketens kunnen ook alle karakteristieken hebben van een onderhandeling. We zijn misschien niet gewend om dat zo te beschouwen. Die wethouder 'is niet van ons', de maten of de ketenpartners wel. Als die gesprekken echter moeizaam verlopen, kan het helpen om ze als onderhandelingen te beschouwen.

## 17.4 Wat is een goed onderhandelaar?

Een goed onderhandelaar is bovenal een goed voorbereid onderhandelaar. De voorbereiding schiet er dikwijls bij in en dat komt door tijdgebrek (en door de praktische instelling van menig huisarts: doen). En als er toch wordt voorbereid, dan is die voorbereiding beperkt tot de eigen inhoudelijke belangen: wat kom ik (of komen wij) halen, wat wil ik bereiken? Dat de ander ook belangen heeft, lijkt weleens minder relevant: dat zien we tijdens het gesprek wel. In ▶ par. 17.5 laten we zien waarop je je moet voorbereiden.

## 17.5 Belangen

Allereerst moet je je voorbereiden op de materiële belangen, datgene waarover je concreet overeenstemming moet zien te bereiken. Dat kan over geld gaan, over tijd, vierkante meters, beleid, uitbreiding. Zet vooraf jouw inhoudelijke belangen en prioriteiten op een rij en bedenk welke argumenten je daarbij hebt. Stel ook vast of jouw belangen realistisch zijn. Veel te hoog inzetten doet meestal weinig goeds. Maar doe vooraf hetzelfde voor jouw gesprekspartner: wat zijn (vermoedelijk) diens inhoudelijke belangen en prioriteiten en welke argumenten heeft hij? En wat zijn jouw mogelijkheden, dus ook jouw grenzen, om daaraan tegemoet te komen?

Bedenk ook welke belangen overeenkomstig zijn en welke tegengesteld. Een beginnende onderhandelaar focust alleen op de tegengestelde belangen; een ervaren onderhandelaar begrijpt dat hij ook de gemeenschappelijke argumenten en belangen moet benadrukken. Hoe meer er daarvan zijn, hoe groter de bereidheid is om elkaar op de tegengestelde belangen tegemoet te komen.

Maar er zijn ook niet-materiële belangen. Daarmee worden de verborgen verwachtingen van jouw gesprekspartner bedoeld. Die kan bijvoorbeeld joviaal van karakter zijn en makkelijk een vertrouwde sfeer creëren. Stel jij je dan zeer gereserveerd op, dan verloopt het gesprek stroefjes. Andere voorbeelden zijn: je gesprekspartner gebruikt makkelijk humor; is uiterst punctueel; praat veel en heeft veel bevestiging nodig; stelt zich altijd coöperatief op; is dominant; laat nooit het achterste van zijn tong zien, is formeel; luistert goed, enzovoort. Als je bij deze kenmerken kunt aansluiten, zonder jezelf compleet weg te cijferen uiteraard, werk je aan de sfeer. Een gesprekspartner die zichzelf graag hoort praten, wordt wat toeschietelijker als je hem daarvoor de ruimte geeft. Binnen grenzen uiteraard. Voelt hij zich niet gehoord, dan ontstaat het omgekeerde.

Tot slot: realiseer je dat jij ook niet-materiële belangen hebt en er ook gevoelig voor bent als de ander daar wel of niet bij aansluit.

Het is, als je jouw gesprekspartner niet of onvoldoende kent, lang niet altijd mogelijk om de belangen van de ander in de voorbereiding op een rijtje te hebben. De remedie is dan om naar de materiële belangen te vragen in het gesprek, er goed naar te luisteren, vragen te stellen en ze samen te vatten. Probeer niet in te vullen voor de ander: luister objectief. De niet-materiële belangen moet je ontdekken door je antennes uit te zetten en aan het begin niet direct ter zake te komen, maar eerst het ijs te breken.

## 17.6  Opties

Bedenk vooraf welke opties je op tafel kunt leggen om tot een oplossing te komen. Die opties dienen rekening te houden met ieders belangen en kunnen de vorm hebben van wisselgeld: wat kun je weggeven, wat zijn de aanvaardbare concessies die je kunt doen om de ander te motiveren om naar jou toe te bewegen? Een discussie over de opties is meestal constructiever dan een discussie over wie er gelijk heeft op het niveau van de belangen. Het is een veiliger en positiever domein om over te discussiëren, omdat de gesprekspartners hiermee eigenlijk laten zien dat zij het vraagstuk willen oplossen – ze verschillen alleen van mening over de manier waarop. Dat is beter dan elkaar het vuur na aan de schenen te leggen over wie er gelijk heeft op de inhoudelijke belangen.

Neem in het gesprek een onderzoekende houding aan, bekijk welke opties voor oplossingen zich aftekenen en exploreer deze. Denk hardop. Je zorgt daarmee voor een sfeer van participatie. Sommige opties kunnen om nader onderzoek vragen en dat is ook een resultaat. In een vervolgafspraak kun je dan de deal sluiten.

Een neutrale manier om opties te wegen is om er objectieve criteria aan te koppelen. Bijvoorbeeld door een beroep te doen op een of andere vorm van autoriteit die boven twijfel is verheven. Dat kan afhankelijk van het onderwerp de wet zijn, de jurisprudentie, de LHV, het NHG, het CPB, een vergelijking met drie andere praktijken, de VvAA, de bank, principes, uitgangspunten. Voor de aankoop van de auto van jouw collega zou het de ANWB kunnen zijn: je laat de auto door de ANWB keuren; hun adviesprijs is: verkoopprijs en noodzakelijke reparaties komen voor rekening verkoper. Dat voorkomt gezeur achteraf: jij hebt het niet gezegd, de ANWB heeft het gezegd.

## 17.7  Tips

*Plan B*
Betrek bij je voorbereiding wat je alternatieven zijn en die van je gesprekspartner als er geen resultaat tot stand komt. Degene die een 'plan B' heeft, zit rustiger aan tafel. Scherm er echter niet mee.

*De helft van de tafel is van jou*
Balanceren tussen inhoud en relatie kun je vergelijken met ruimte innemen en ruimte geven. Innemen: ervoor zorgen dat je belangen helder en duidelijk op tafel komen.

Geven: luisteren naar de belangen van de ander. Houd voor ogen dat de helft van de tafel van jou is, de andere helft van je gesprekspartner. Om die ruimte in te nemen is soms enige assertiviteit vereist. Zijn ieders belangen eenmaal helder op tafel gekomen, dan is de vervolgvraag: wat kunnen we doen om de verschillen te overbruggen? Die ruimte ontstaat pas als jij je gehoord weet én de ander zich gehoord weet.

Sommige mensen hebben de neiging om de tafel geheel aan de ander te laten. Of, sterker nog: vooral heel goed voor de ander te zorgen door veel weg te geven, vanuit de hoop dat de ander dan ook voor hen zal zorgen. Dat is niet altijd hoe het werkt. Net zomin als het omgekeerde: willen winnen (zie onder kopje 'Winnen, winnen, winnen').

*Niet opvoeden*
Je kunt te maken krijgen met lastige tegenspelers. Mensen die creatief met de waarheid omgaan, een selectief geheugen hebben, drammen, intimideren, alles buiten zichzelf leggen, om een paar voorbeelden te noemen. Hun gedrag kan jou verbazen of verbijsteren en voordat je het weet ben je bezig met de vraag hoe je deze persoon kunt veranderen – zó mag iemand zich niet gedragen. Doe dat niet, het heeft geen zin, volwassen mensen laten zich niet meer zo makkelijk opvoeden. Bedenk dat je zaken moet zien te doen en steek je energie in een slimme tegenzet. Houd je einddoel voor ogen.

*Winnen, winnen, winnen*
Af te raden: ten koste van alles willen winnen. Dat ontneemt het zicht op het continueren van de relatie en uit zich door: de ander aanvallen, veel tegenvoorstellen doen, oneigenlijke argumenten gebruiken, tijdsdruk inzetten, ongeduld tonen, gezichtsverlies van de ander aanwakkeren, dreigen, constant hameren op het eigen belang, geen gezamenlijke belangen benoemen. Het levert altijd een forse beschadiging van de relatie op.

*Overtuigingskracht*
Om mensen mee te nemen, te overtuigen, is het belangrijk om je belangen en oplossingen helder over te brengen.
— Formuleer kernboodschappen van maximaal tien woorden.
— Een goed argument is een argument dat de ander als zodanig beschouwt, daarvoor moet je dus eerst goed luisteren.
— Beperk het aantal argumenten. Er hoeft maar één zwak argument tussen te zitten die door je gesprekspartner bestreden wordt en alle andere, goede argumenten raken besmet.
— Heb je een valide tegenargument? Breng het direct in, haal wind uit de zeilen, dan ligt het maar op tafel. Hetzelfde geldt voor problemen die je ziet, zorgen die je hebt, gebrek aan oplossingsruimte aan jouw kant: zeg het. Vertel persoonlijke anekdotes om je verhaal kracht bij te zetten.
— Kop, romp, staart: vertel wat je wilt gaan vertellen, vertel het, vertel wat je zojuist hebt verteld.

*Nee, kan niet, lukt niet, het zit er niet in, no way*
Als je op een muur van weerstand stuit, komt de natuurlijke neiging op om je argumenten nog eens te herhalen of aan te vullen. Dat leidt tot tegen een muur tennissen: hoe harder je slaat, hoe harder de bal terugkomt. De muur hoeft niet veel te doen, die herhaalt dat het er echt niet inzit. En jij maar werken. Beter is om de ander te laten werken door vragen te stellen naar het waaróm van het nee. Ofwel: ga erop in, in plaats van het

aan te vallen. Een voorbeeld: je bent in gesprek met de voorzitter van de huisartsencoöperatie en je wilt toestemming krijgen voor een extra investering voor scholing. Hij zegt dat dat niet kan. Je legt uit waarom het belangrijk is. Hij herhaalt dat het er niet inzit. Je benadrukt de voordelen nog een keer. Enzovoort. Beter is om hem te vragen waarom het niet kan, en daar weer op door te vragen. Hij zegt bijvoorbeeld dat de budgetten reeds afgestemd zijn en er geen ruimte is buiten de budgetten. Jij vraagt door, en hij zegt dat dat nu eenmaal is afgesproken in de spelregels van de coöperatie. Jij vraagt naar de spelregels en hij licht deze toe. Vervolgens vraag je of hij tegen de extra scholingsactiviteit is, hij zegt 'nee' maar hij zit met die regels. Dat is zijn belang. Waar zit nu de ruimte? Hem helpen om dat probleem op te lossen: verbieden de regels het om een voorschot op te nemen op het komende budgetjaar? Mag er extra geld voor scholing worden uitgetrokken als daar ergens een potje voor te vinden is?

Het stellen van vragen moet je zien alsof je op een perron staat. De antwoorden die op jouw vragen komen, zijn als wagonnetjes die langsrijden. Tien tegen één dat er een geschikt wagonnetje tussen zit, waar je wat mee kunt. Daar stap je in.

*Niet na de oorlog in het verzet*
Als er eenmaal een deal tot stand is gekomen, accepteer deze dan als het best mogelijke resultaat. Ga niet mee in opmerkingen van anderen dat het allemaal veel beter had gekund (niets is zo frustrerend om, als jij vol trots vertelt eigenaar te zijn geworden van een nieuw huis, van je broer te horen krijgen dat je veel te veel hebt betaald) en, belangrijker nog: ga niet na de oorlog in het verzet. Achteraf niet meer aan het resultaat sleutelen bij je onderhandelingspartner of, erger nog: in de omgeving laten blijken dat je niet tevreden bent met het resultaat. Het ondermijnt het vertrouwen. Je had jouw bezwaren tijdens het onderhandelingsgesprek moeten aangeven.

*Het probleem verkopen in plaats van de oplossing*
Het is een cliché: artsen zijn oplossingsgericht en dat klopt ook wel. In een consult van tien minuten moet een resultaat worden geboekt en dat vraagt om effectieve communicatie. Maar in het bestuurlijke of politieke domein komen oplossingen meestal niet zo snel en is geduld nodig. En draagvlak. Dat bereik je meestal niet door de oplossing te verkopen, ofwel de door jou gewenste verandering te benadrukken met alle argumenten van dien. Tenzij je over een enorme overtuigingskracht beschikt. Handiger is om eerst het op te lossen probleem te verkopen, en je mond te houden over de oplossing. Accepteren de gesprekspartners het probleem, dan ontstaat vanzelf een gesprek over de oplossing.

*Dubbelop*
Als je als vertegenwoordiger van jouw maatschap onderhandelt met een externe gesprekspartner, realiseer je dan dat je te maken hebt met een dubbele onderhandelingsrelatie: met de externe partij maar ook met de eigen achterban. Misschien zul je dat geen prettig idee vinden, omdat je vindt dat je met jouw maten overleg pleegt en niet onderhandelt. En dat is vaak ook zo. Maar je kunt, als je niet oppast, makkelijk klem komen te zitten tussen de maatschap en de externe partij. Hoe werkt dat? Doordat je je door de maatschap op pad laat sturen met onrealistisch hoge doelstellingen: 'dit moeten we minimaal bereiken'; 'dit pikken we niet'; 'we doen het zo en anders niet'. Onderhandelen met een externe partij is geen kwestie van een boodschappenlijstje afgeven. Houd ruimte door de verwachtingen te temperen: 'ik ga een verkennend gesprek voeren'. Kom je met

meer resultaat terug dan verwacht, dan heb je het goed gedaan. Omgekeerd werkt het precies zo: doe geen toezegging aan de externe partij waarvan je niet zeker weet of de maatschap het ermee eens is of niet. Anders moet je met hangende pootjes terug naar de externe partij: 'mijn maten vonden het toch geen goed idee…'. Houd ruimte, zeg dat je het voorstel zult bespreken in de maatschap en geef aan wanneer je erop terugkomt.

Bedenk ook dat het vanuit de maatschap moeilijk is om een juiste inschatting te maken van het verloop van het onderhandelingsproces en de (tussen)resultaten: je maten hebben immers niet deelgenomen. Rapporteer zakelijk aan de maatschap en vraag hen om advies als dat nodig is, maar bewaak je rol, houd ruimte. Is de maatschap boos over een tussenresultaat en jij bent ook boos, dan schroef je hun verwachtingen nog eens fijntjes op. Het volgende resultaat moet dan wel zeer, zeer goed zijn.

Stel ook vast (liefst in de voorbereiding maar zeker tijdens het gesprek) hoe het zit met de beslissingsbevoegdheid van je gesprekspartner. Die moet soms ook ruggespraak houden voordat hij jou iets kan toezeggen.

*Impasses*
Soms kom je er niet uit, draai je in cirkels rond: de onderhandeling zit muurvast. Een impasse biedt echter kansen om het over een andere boeg te gooien, andere aanvliegroutes te gebruiken. Impasses werken ook positief in op de waardering van de oplossing: de deelnemers hebben na afloop van de onderhandeling meer het gevoel dat het resultaat er zijn mag dan wanneer het gladjes tot stand zou zijn gekomen.

### 17.7.1 Manieren om uit een impasse te komen

*Schorsen*
Schorsen is een uitstekend procedureel middel om vastzittende besluitvorming los te trekken. Het biedt de mogelijkheid om ruggespraak en informeel overleg te houden, een nieuwe strategie te bedenken, emoties te laten zakken en het hoofd koel te houden. Soms is zelfs helemaal niets doen verstandig: de tijd doet dan zijn werk. Er zijn kleine schorsingen (van tien minuten) maar ook grote (van weken).

Je schorst door de impasse te benoemen. Op deze manier doorgaan heeft geen zin, en je stelt voor te schorsen. Spreek af wanneer je elkaar weer ziet. Geef je gesprekspartners het verzoek mee om na te denken over welke oplossingen of stappen in elkaars richting voorhanden zijn. In grote, zakelijke onderhandelingen, bijvoorbeeld tussen werkgevers en werknemers en in de politiek, vindt tijdens de impasse intensief informeel overleg plaats. Dat kan in een maatschap ook: vertel elkaar de resultaten van het denkwerk, maar zorg ervoor dat de besluitvorming niet achter de schermen plaatsvindt – die hoort thuis in de vergadering van de maatschap. Als iedereen weer aan het overleg deelneemt, stel je vast wat de schorsing heeft opgeleverd en welke zetten nodig zijn om de impasse te doorbreken.

*Verkennen van de gevolgen*
Verken de consequenties van het niet komen tot een oplossing. Dat wil zeggen: stop het inhoudelijk overleg, stel vast dat je er niet uit dreigt te komen en vraag om de gevolgen daarvan in kaart te brengen. Daarna volgt de vraag of de gesprekspartners deze gevolgen voor hun rekening willen nemen. De gevolgen kunnen het besef doen indalen dat het afbreukrisico van 'geen oplossing' veel groter is dan 'een oplossing'. Benadruk het

gezamenlijke belang, geef aan dat het geven en nemen vergt, wil men de kwalijke gevolgen uit de weg gaan. Bespreek vervolgens de gevolgen van het wel komen tot een oplossing. Stel daarna een procedure vast.

*Emoties*
Hoewel ze het zicht op de ratio ontnemen, kunnen emoties helpen om impasses te doorbreken. Als de ramen eens tegenover elkaar worden opengezet, kan er een ander licht op de situatie vallen. Dat kan door jezelf kwetsbaar op te stellen en je teleurstelling te uiten ('ik wil kwijt dat de wijze waarop we met elkaar omgaan me zeer raakt') of door een appel te doen op je gesprekspartners ('naar mijn idee doet de discussie geen recht aan het krediet dat wij met elkaar hebben opgebouwd in de afgelopen jaren'). Maar let op: onecht en gespeeld emotioneel gedrag keert zich tegen je, net als emotionele uitspraken waar je later spijt van hebt.

*Instellen van werkgroepen/commissies*
Het is een in Nederland vaak gebruikt middel om uit een impasse te komen: het instellen van een werkgroep met een specifieke opdracht. Je verlegt daarmee de onderhandeling naar een ander podium. Vooraf moet er wel overeenstemming zijn over de samenstelling van de werkgroep, de formulering van de opdracht en over wanneer het resultaat gereed moet zijn. Bedenk ook of de werkgroep een mandaat meekrijgt: brengen zij advies uit, inventariseren zij slechts, of mogen ze de knoop doorhakken? Bedenk in de eerste twee gevallen het vervolg: wat gaan we doen met het advies of de inventarisatie?

Een ander voordeel van het instellen van een werkgroep is dat het de druk van de ketel haalt. Je ziet het veel in de politiek: er wordt een commissie ingesteld en vervolgens hoor je maanden niets meer over het onderwerp. In de tussentijd kunnen de emoties zakken, wordt de blik weer op andere onderwerpen gericht en slijten de scherpe kantjes er wat van af. Als de werkgroep rapporteert, flakkert het vuur van de discussie kortstondig weer op, maar leggen partijen zich meestal neer bij de uitkomst.

*Deskundigen*
Het kan nuttig zijn om een deskundige in te zetten, vooral als het complexe materie betreft. Kennis neemt vooroordelen weg, helpt bij het uitdiepen van een specifiek onderwerp en roept mogelijke oplossingen op. Het is handig om vooraf een lijst te maken met vragen waarop je antwoord wilt hebben.

*Parkeren*
Parkeer gevoelige onderwerpen voor behandeling in een later stadium en ga eerst aan de slag met minder beladen onderwerpen. Door het zetten van kleine stappen werk je aan het vergroten van de bereidheid om ook de grote problemen op te lossen.

*Enquête of vragenlijst*
Het presenteren van de resultaten uit een enquête of vragenlijst kan goed werken om de onderhandelingen vlot te trekken. Het probleemgebied blijkt dan vaak kleiner te zijn dan de voorafgaande discussies deden vermoeden. Tot slot worden breed uitwaaierende discussies ingeperkt: er kan nu direct gefocust worden.

# Onderhandelen

*Geef wat weg*
Als je de ander tegemoetkomt door een concessie te doen, is er een kans dat de onderhandeling weer vlot wordt getrokken. Datgene moet wel waarde hebben voor de ander en niet overkomen als een sigaar uit eigen doos. Doe er een strik omheen: maak duidelijk dat jouw concessie niet zomaar iets is. Vraag op jouw beurt wat terug als dat bij jou voor beweging kan zorgen.

*Vervang de poppetjes*
Er kan soms voortgang worden geboekt als iemand terugtreedt als onderhandelaar en een ander het dossier overneemt. Dan volgen hopelijk ook nieuwe inzichten, aanknopingspunten en voorstellen.

*Oplossingengalerij*
Zet een aantal oplossingen op een rij en geef de voor- en nadelen aan.

## 17.8 Aan de slag

— Zit je wel eens in een onderhandeling zonder dat je het zelf door hebt? Waar ligt dat aan?
— Terugkijkend op je laatste onderhandeling: weet je achteraf de speelruimte en de belangen van de ander? En had je voldoende je eigen speelruimte en belangen duidelijk? Kortom: was je voldoende voorbereid op zowel de inhoud als het speelveld?
— Ben jij nu de beste onderhandelaar op het onderwerp? Cave situationeel, emotioneel, inhoudelijk?
— Hoe maken jullie afspraken over het mandaat?

# Machine learning in de zorg

*J. J. Zeeuw*

18.1 In het kort – 180

18.2 Inleiding – 180

18.3 Beloftes – 182

18.4 Voorbeeld van een toepassing – 182

18.5 Uitdagingen – 183

18.6 Tot slot – 184

18.7 Aan de slag – 184

© Bohn Stafleu van Loghum is een imprint van Springer Media B.V., onderdeel van Springer Nature 2021
J. N. Belo et al. (Red.), *Handboek praktijkvoering*, https://doi.org/10.1007/978-90-368-2647-1_18

## 18.1 In het kort

*Machine learning*, een nieuwe technologische ontwikkeling, is niets anders dan het analyseren van gigantische hoeveelheden data om correlaties te vinden en zo tot nieuwe inzichten te komen. Dat is niet nieuw, wetenschappers en statistici doen het al decennia. Maar door de enorm toegenomen rekenkracht van computers kunnen we tegenwoordig zulke grote hoeveelheden data zo snel analyseren, dat er een echt nieuwe informatiebron beschikbaar is, behulpzaam bij het nemen van beslissingen.

## 18.2 Inleiding

Machine learning is niet alleen nieuw, het is ook een van de meest besproken ontwikkelingen van de eenentwintigste eeuw. De motor van deze ontwikkeling wordt gevormd door de beroepsgroep 'Data Scientists'. Het gerenommeerde *Harvard Business Review* bestempelde dit beroep in 2012 tot 'The sexiest job of the 21$^{st}$ century'. Een titel die door de vaak nuchtere econometristen, wiskundigen en natuurkundigen die dit werk doen, niet direct zo wordt ervaren. De gebruikte modellen prikkelen misschien wel, maar ze laten de makers vooral zuchten.

De toepassing van machine learning in de geneeskunde is veelbelovend, maar ook uiterst complex. In ▶ kader 18.1 geven we daarom uitleg over deze techniek aan de hand van een eenvoudig voorbeeld over de verkoop van ijs in een ijskraam.

> **Kader 18.1 Een algoritme om een ijsverkoper te helpen**
> Stel je voor, we hebben een ijskraam en willen voorspellen hoeveel ijs we op een bepaalde dag gaan verkopen. Natuurlijk kunnen we naar de verkoopcijfers van voorgaande jaren kijken en ook naar hoe het tot nu toe in deze zomer is gegaan. Daarmee kunnen we een redelijke inschatting maken. De uitdaging zit hier echter in de woorden 'redelijke inschatting'. Individualisatie zou deze inschatting veel preciezer kunnen maken. Welke specifieke omstandigheden maken de huidige dag tot wat hij is, en kunnen we van specifieke omstandigheden van duizenden losse dagen in het verleden iets leren over de te verwachten verkoopcijfers? Het antwoord is: ja, dat kan. Een gedreven Data Scientist likt hierbij de vingers af. Hoeveel voorspellende omstandigheden (variabelen) zijn te ontdekken en welke voorspellende waarde kan daaruit worden afgeleid? Kunnen we zo een algoritme maken dat de verkoopcijfers van ijs nauwkeurig voorspelt? De analyse begint met een overzicht van de dagelijkse verkoopcijfers van de afgelopen vijf jaar. Deze zetten we als kolom in een tabel waarvan iedere rij een dag vertegenwoordigt. Vervolgens voegen we aan die kolommen informatie toe die deze dagen beschrijven. Dat begint eenvoudig: was het een week- of weekenddag? Betrof het een vakantieperiode of een feestdag? Daarna breiden we uit: we halen alle weersvoorspellingen van de afgelopen vijf jaar uit de database van het KNMI en schetsen hiermee de weersomstandigheden van elke dag. Ten slotte halen we uit de database van de Kamer van Koophandel informatie over het aantal toeristen en het aantal concurrerende ijskramen in onze stad in al die jaren.

Het ophalen van al die gegevens kon vroeger weken duren. Door de grootschalige digitalisering van informatie kunnen we vandaag in enkele uren een tabel maken waarin elke dag van de afgelopen vijf jaar met honderden variabelen wordt beschreven.

Nu begint het echte werk. We laten een algoritme alle informatie analyseren om op die manier mogelijke correlaties tussen de variabelen en het aantal ijsjes dat is verkocht, te identificeren. Dit algoritme zal nauwkeurig de verkoopcijfers voor iedere dag kunnen voorspellen. De grote toegevoegde waarde van deze technologie komt voort uit twee begrippen; non-lineariteit en de invloed die de ene variabele heeft op de andere in hun voorspellende waarde. Non-lineariteit is een duur woord voor een simpel gegeven; de 10 graden temperatuurstijging van 5 graden Celsius naar 15 graden Celsius zal de verkoop van ijs een stuk minder verhogen dan die van 15 naar 25. De invloed van variabelen op elkaar is subtieler. Een warme maandag moet anders ingeschat worden door het algoritme dan een warme zaterdag, terwijl een derde warme dag op rij wellicht minder aanzet tot het kopen van ijs dan een verrassend warme dag in een koudere periode. Het algoritme identificeert al deze subtiele kruisverbanden en leert ze op gepaste wijze inschatten om zo het aantal verkochte ijsjes te voorspellen.

Wanneer het algoritme is voltooid, kan het worden gebruikt om de verkoopcijfers voor toekomstige dagen te voorspellen. Hier stuiten we echter op een van de grootste uitdagingen voor deze technologie, een uitdaging die ook zeker in de gezondheidszorg uitermate groot kan zijn. Deze uitdaging ligt hem in doelmatigheid. Een machine-learningalgoritme dat een bepaalde uitkomst voorspelt, is namelijk een middel tot een doel, niet een doel op zichzelf. Dit betekent dat we moeten kunnen handelen op de voorspellingen om waarde te leveren. In dit voorbeeld zouden we ons voor kunnen stellen dat we met deze voorspelling onze bevoorrading en de bezetting qua personeel kunnen optimaliseren. Maar ook kunnen we ons voorstellen dat de meerwaarde van het algoritme erg beperkt is wanneer ik een kleine ijskraam heb en in m'n eentje zowel honderd als tweehonderd klanten kan bedienen, zeker wanneer mijn ijsvoorraad groot en niet bederfelijk is. In dat geval hebben de goede voorspellingen weinig meerwaarde.

De ervaring heeft inmiddels geleerd dat een nauwe samenwerking tussen ontwikkelaar en gebruiker een cruciale voorwaarde is voor het ontwikkelen van bruikbare machine-learningalgoritmes. Het gaat erom dat het volkomen duidelijk moet zijn welke eindresultaten het algoritme uiteindelijk zal beïnvloeden. Ook moet zijn aangetoond dat de hiermee gemaakte voorspellingen op dat eindresultaat een positieve impact kunnen hebben. Pas dan zal het voorspellend vermogen van een algoritme tot echte meerwaarde leiden.

Het ontwikkelproces van een algoritme kost dus tijd en vereist zorgvuldig werken. En het maken van een goed algoritme lukt niet altijd. Een voorbeeld van een checklist met aandachtspunten dat door één van de leveranciers hiervoor wordt gebruikt is weergegeven op de website (▶ www.pacmed.nl).

## 18.3 Beloftes

Machine learning in de zorg is qua onderliggende technologie niet anders dan het voorbeeld over de verkoop van ijs. Alleen voorspellen we nu geen verkoopcijfers, maar gezondheidsuitkomsten. Daarbij maken we gebruik van alle informatie die is opgeslagen in het dossier van de patiënt.

Zeker binnen de gezondheidszorg is sprake van een enorme hype rondom deze technologie, en voor velen lijkt dit bijna een soort mythische ontwikkeling die ieder probleem in de wereld op gaat lossen. Daarom is het belangrijk om de technologie eerst in de juiste context te plaatsen. We grijpen daarmee meteen terug naar de rol van de algoritmes: middel tot een doel. Niet het doel zelf.

Machine learning moet worden gezien als de nieuwste toevoeging aan een lange reeks ontwikkelingen die zorgverleners in staat stelt hun patiënten zo goed mogelijk te behandelen. Mensen (artsen) kunnen niet 'naar binnen kijken' in het lichaam, in de organen; röntgenonderzoek, echografie en MRI-scanning maken dit mogelijk. Artsen kunnen geen inwendige tumoren zien; PET-scanners stellen ons hiertoe in staat. Inwendige infecties of verstoorde bloedspiegels zijn niet waarneembaar; klinische diagnostiek brengt afwijkingen aan het licht. Kortom, de moderne gezondheidszorg heeft een groot arsenaal aan technologische hulpmiddelen tot haar beschikking om vragen te beantwoorden die anders onbeantwoord zouden blijven door de beperkingen van ons zintuigelijk waarnemingsvermogen.

En wat is het menselijk vermogen dat we middels machine learning tot grotere hoogten kunnen brengen? *Complexiteit*. Tegen de mate van complexiteit die een computer kan verwerken kan een mens onmogelijk op. In luttele seconden het verband zien tussen duizenden variabelen (de gemiddelde mens kan zo'n 7 variabelen tegelijk meenemen in een overweging), en dit objectief en ongekleurd door persoonlijke ervaringen of zeldzame gevallen verwerken tot een antwoord, is iets waar een computer in excelleert.

De toepassing van machine learning in de zorg moet dus worden gezien als een uitbreiding van de bestaande 'gereedschapskist'. Samen met alle andere beschikbare middelen geeft het algoritme informatie die de zorgverlener kan gebruiken om tot een optimale beslissing voor een specifieke patiënt te komen. Het algoritme analyseert de informatie van honderdduizenden patiënten met een bepaald ziektebeeld en de karakteristieke eigenschappen van die patiënten. In combinatie met de kennis welke interventies voor wie succesvol waren, kan een algoritme vervolgens de kans op succes van mogelijke interventies voor een individuele patiënt voorspellen. Op basis van deze informatie en op die van alle andere informatiebronnen waarover een zorgverlener beschikt, kan een optimale behandeling gekozen worden.

## 18.4 Voorbeeld van een toepassing

Het praktijkvoorbeeld in ▶ kader 18.2 laat goed zien hoe een machine-learningalgoritme een huisarts kan ondersteunen.

> **Kader 18.2 Praktijkvoorbeeld Ondersteuning expertise van de huisarts**
> Jaarlijks worden er in Nederland meer dan een miljoen urineweginfecties behandeld. Bij het kiezen van het juiste antibioticum wordt de arts ondersteund door richtlijnen. Deze richtlijnen zijn het resultaat van vele klinische studies die over de jaren zijn uitgevoerd, studies waarin de efficiëntie van de verschillende middelen op zuiver wetenschappelijke wijze is aangetoond.
> Deze zuiverheid in klinisch wetenschappelijk onderzoek heeft een keerzijde. Voor zuivere resultaten mag er geen sprake zijn van enige comedicatie of comorbiditeit binnen de studiepopulatie. Vanwege ethische gronden en veiligheidsoverwegingen kunnen er ook geen ouderen, jongeren, zwangeren of patiënten met ernstige aandoeningen (bijvoorbeeld met weefselinvasie) deel uitmaken van de studiepopulatie. De studiepopulatie bestaat hierdoor voornamelijk uit jonge, gezonde, blanke vrouwen, die in de praktijk maar zo'n 50 % van de populatie vertegenwoordigen die de huisarts dagelijks op consult krijgt. Toch extrapoleren we de resultaten van deze studiepopulatie naar de gehele populatie, terwijl we weten dat er belangrijke fysiologische en farmacokinetische verschillen bestaan tussen groepen. Deze verschillen beïnvloeden de effectiviteit van medicamenten. Een ervaren huisarts weet dit en zal op basis van ervaring soms bewust afwijken van de richtlijnen. Hoe belangrijk deze ervaringskennis ook is, we mogen niet verwachten dat deze huisarts voor alle subgroepen een accuraat en objectief beeld heeft van de effectiviteit van de verschillende soorten antibiotica.
> Dit is waar machine learning grote toegevoegde waarde heeft. Een algoritme wordt opgebouwd uit karakteristieken van miljoenen individuele patiënten en hun aandoening. Door voor ieder individu de medische voorgeschiedenis in kaart te brengen en vervolgens te kijken of het voorgeschreven antibioticum is aangeslagen, laat een algoritme zien wat de efficiëntie van de verschillende interventies is voor alle subgroepen patiënten die zich in de spreekkamer melden.
> Dit algoritme kan nu gebruikt worden om in de spreekkamer tijdens ieder consult een voorspelling te geven van de verwachte kansen op succes van een voorgeschreven middel voor die individuele patiënt. Cruciaal daarbij is dat zo'n systeem niet alleen een voorspelling doet, maar ook inzicht geeft in hoe het tot deze conclusie gekomen is. Het systeem laat alle relevante informatie zien waarop de voorspelling gebaseerd is. Vervolgens kan de arts zelf besluiten het hiermee eens te zijn of niet. Op deze wijze ontstaat er een waardevolle synergie tussen de expertise van de arts en de ondersteuning door het systeem.

## 18.5 Uitdagingen

Het gebruik van een machine-learningalgoritme op het spreekuur ter ondersteuning kan ook worden gezien als een naslagwerk. Een naslagwerk voor die casus die een arts maar een aantal keer treft in zijn gehele loopbaan. Zoals al eerder opgemerkt heeft het machine-learningsysteem door het analyseren van een grote hoeveelheid data kunnen leren van de ervaring van duizenden artsen tezamen. Deze kennis kan het systeem nu teruggeven aan de leermeesters. Het functioneert dan als een soort naslagwerk voor de arts, wanneer deze laatste inschat dat de aanbevolen interventie toch niet de optimale zal zijn voor een specifieke patiënt. Het systeem kan nu ook laten zien welke uitkomsten er behaald zijn wanneer collega's alternatieve interventies kozen voor zeer vergelijkbare patiënten. Ten slotte kan het systeem simpelweg ondersteunen met een digitale second opinion. Op die manier kan een gemaakte keuze worden bevestigd (en een mogelijk 'onderbuikgevoel' worden beantwoord).

## 18.6 Tot slot

Kortom: machine learning kan zich ontwikkelen tot een waardevolle ondersteuning voor de zorgverlener in ziekenhuis of huisartsenpraktijk, omdat machine learning zicht geeft op ervaringen van duizenden collega's. Het middel is het algoritme, het doel is de arts in staat stellen om met meer informatie tot de beste zorg voor de individuele patiënt te komen.

## 18.7 Aan de slag

- Ga na wat je nu doet met de beschikbare data in je praktijk:
  a. Waar haal je ze vandaan (HIS, KIS, Vektis, Funda, etc.)?
  b. Zijn ze compleet en goed geregistreerd?
  c. Zijn ze relevant voor beantwoording van de vraag?
  d. Zijn ze behulpzaam als stuurinformatie of spreekuurondersteuning?
  e. Zou machine learning kunnen helpen bij besluitvorming binnen de praktijk of zorggroep/huisartsenpost en zo ja, op welke manier?
- Doorloop de stappen van de projectfilter (zie de website van dit boek) en ga voor jezelf na of je antwoorden kunt geven op de vragen bij aanvang van het project.

# Praktijkorganisatie rondom e-Health

*T. N. Bonten en N. H. Chavannes*

19.1　In het kort – 186

19.2　Inleiding – 186

19.3　Waarom e-health? – 186

19.4　Voorwaarden voor e-health in de huisartsenpraktijk – 187
19.4.1　Samenwerken – 187
19.4.2　Gecombineerd met gebruikelijke zorg (blended) – 188
19.4.3　Gepersonaliseerd – 188

19.5　Handvatten voor implementatie van e-health in de huisartsenpraktijk – 189

19.6　Tot slot – 191

19.7　Aan de slag – 191

　　　Literatuur – 191

© Bohn Stafleu van Loghum is een imprint van Springer Media B.V., onderdeel van Springer Nature 2021
J. N. Belo et al. (Red.), *Handboek praktijkvoering*, https://doi.org/10.1007/978-90-368-2647-1_19

## 19.1 In het kort

e-Health is een 'hot topic' in de (huisarts)geneeskunde en de verwachtingen ervan zijn hooggespannen. Het kan een middel zijn om patiënten beter te maken en om ze aan te zetten tot zelfmanagement. Maar is dit een *hype* of een nieuwe *tool* die bijdraagt aan toekomstbestendige en betere zorg? Wat is de rol van de huisarts hierin? En hoe moet de praktijk georganiseerd worden rondom e-health?

Voorwaarden voor een goede organisatie rondom e-health zijn dat de samenwerkingsafspraken helder zijn, e-health geïntegreerd (met een moderne term *blended*) wordt toegepast en waar mogelijk gepersonaliseerd. Er zijn duidelijke handvatten te gebruiken (*Rogers five factors*, zie ◘ tab. 19.1) en barrières op te lossen voor een huisarts bij de implementatie van e-health in de praktijk. De toekomst van e-health in de huisartsenpraktijk zal niet worden bepaald door de technische mogelijkheden. Door te onderzoeken wat daadwerkelijk bijdraagt aan de organisatie en verbetering van zorg in de praktijk kan het aanbieden van e-health evidence-based en persoonlijk worden gemaakt. Door *blended care*, waarbij persoonlijk contact met de huisartsenpraktijk gecombineerd wordt met e-healthtoepassingen blijven de kernwaarden van het huisartsenvak toekomstbestendig.

## 19.2 Inleiding

e-Health is het gebruik van nieuwe informatie- en communicatietechnologie om gezondheid en gezondheidszorg te ondersteunen of te verbeteren [1]. Dit kan helpen om patiënten beter te maken of om ze aan te zetten tot zelfmanagement. e-Health maakt het ook mogelijk om in de toekomst meer zieken te behandelen in de eerste lijn. Het is een 'hot topic' en de verwachtingen ervan binnen de huisartsenpraktijk zijn hooggespannen.

Toch blijft het gebruik van e-health in de dagelijkse praktijk achter [2]. Het starten is complex, omdat rekening gehouden moet worden met praktijkorganisatie, gebruiksvriendelijkheid en financiering. Onlangs kreeg e-Health een sterke impuls door een ingrijpende externe factor: de COVID-19-pandemie. Die zorgde dat driekwart van de huisartsenpraktijken meer gebruik is gaan maken van e-healthtoepassingen. Beeldbellen was daarbij de grootste stijger [3].

In dit hoofdstuk beschrijven wij waarom en op welke gebieden e-health in de huisartsenpraktijk toegevoegde waarde heeft en wat dan daarbij de voorwaarden zijn voor een goede praktijkorganisatie.

## 19.3 Waarom e-health?

De eerstelijnszorg staat voor de uitdaging om met schaarser wordende middelen zorg voor zieken te kunnen leveren en tegelijk aan gerichte preventie te doen. Met het toenemen en verouderen van de bevolking, het verplaatsen van zorg naar de eerste lijn, het personeelsgebrek en de tijdsdruk op huisartsen, zal de eerste lijn moeten innoveren [4]. Met e-health kan de zorg ook op de langere duur toegankelijk blijven met behoud van privacy. e-Health is ook gemakkelijk op te schalen tegen relatief lage kosten vergeleken met standaardzorg.

# Praktijkorganisatie rondom eHealth

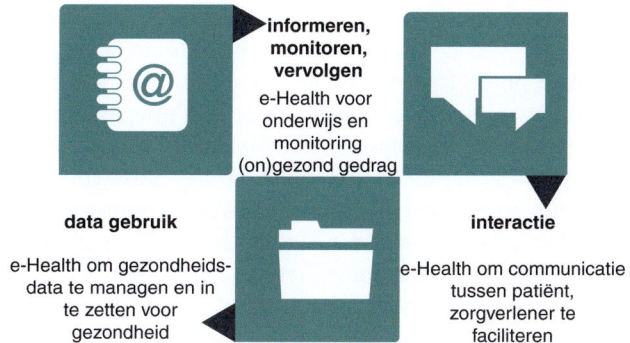

▶ **Figuur 19.1** Weergave van hoe e-health in de eerstelijnszorg op drie werkgebieden de huidige praktijk kan ondersteunen. (Bron: aangepast naar Shaw et al. [12])

e-Health kan worden ingezet bij metingen, bij interactie (e-consulten, videobellen) en bij data-analyse (▶ fig. 19.1). Voor enkele chronische aandoeningen, zoals COPD, hartfalen, diabetes en voor antistollingstherapie is het positieve effect van zelfmanagement met e-health al aangetoond [5–9]. Maar er zijn ook belangrijke kanttekeningen te maken, zoals blijkt uit ander wetenschappelijk onderzoek. Zo zijn er veel apps en toepassingen te vinden, maar bij slechts enkelen is er goed wetenschappelijk onderzoek verricht in de eerste lijn. En weer blijkt uit onderzoek, bijvoorbeeld bij diabetes en bloeddruk, dat voor het succes van een e-health-interventie de praktijkorganisatie belangrijk is [6, 8, 10]. Zo is telemonitoring bij de behandeling van hoge bloeddruk een effectieve en kosteneffectieve interventie [8, 11], maar de integratie hiervan in de werkprocessen binnen een huisartsenpraktijk blijkt een barrière voor grootschalige implementatie [10].

*Informeren, begeleiden en volgen*: e-health bij het informatie geven over en begeleiden van leefstijladviezen.

*Gebruik van data*: e-health bij het verzamelen, rangschikken en onderzoeken van gegevens.

*Interactie*: e-health bij de communicatie tussen patiënt, zorgverlener en andere betrokkenen.

## 19.4 Voorwaarden voor e-health in de huisartsenpraktijk

Hoe kunnen we de mogelijkheden van e-health en de daarbij horende bewezen effectiviteit omzetten naar daadwerkelijke implementatie? We zullen enkele belangrijke voorwaarden hiervoor bespreken [13].

### 19.4.1 Samenwerken

Adoptie en implementatie van een e-health-applicatie volgt meestal de zogenoemde 'hype-cycle' [12]. Hierin wordt adoptie voortgestuwd door voorlopers op het gebied van innovatie, gevolgd door een piek in het gebruik (waar iedereen erin gelooft) en een stadium van desillusie waarin de daadwerkelijke gevolgen voor implementatie duidelijk worden. Om deze 'staart' van desillusie zo klein mogelijk te laten zijn, moeten gebruikers worden betrokken bij de implementatie. Voor hen moet het werkproces duidelijk zijn, net als de sleutelprocessen waarbinnen de e-healthtoepassing plaats gaat vinden. Een bekende strategie om dit werkproces duidelijk te krijgen voor de implementatie, is cocreatie [14]. Hierbij ligt de focus niet alleen op het ontwerp van het proces, maar ook op het specificeren van waarden. Daarbij maken de samenwerkingspartners duidelijk welke waarde het e-healthsysteem voor hen heeft. Dat geeft inzicht in de meerwaarde van de nieuwe e-health-applicatie in het bestaande systeem. Die meerwaarde kan voor elke samenwerkingspartner anders zijn, maar kan wel keuzes bij de implementatie ondersteunen [15]. Gebleken is dat op deze manier de relevante visies en voorkeuren van gezondheidsprofessionals duidelijk zichtbaar worden, bijvoorbeeld bij het implementeren van een onlinesysteem voor diabeteszelfmanagement [16]. Samenwerking en het in kaart brengen van bestaande werkprocessen zijn essentieel om e-health succesvol te implementeren.

### 19.4.2 Gecombineerd met gebruikelijke zorg (blended)

De meeste e-health-applicaties worden door individuen gebruikt zonder ondersteuning van een zorgprofessional. Maar zogenoemde '*blended*' toepassingen, e-health gecombineerd met gebruikelijke zorg, worden steeds populairder. Voor de huisartsenpraktijk is deze ontwikkeling relevant, want het is onwaarschijnlijk dat e-health al het directe patiëntencontact kan vervangen. Een mix van face-to-facecontact en monitoring op afstand (met e-health) is waarschijnlijk veel meer plausibel en wenselijk. Blended e-health heeft de potentie om de huidige zorg te verbeteren en de efficiëntie te verhogen. Uit onderzoek bleek bijvoorbeeld dat deze strategie bij patiënten met somatisch onvoldoende verklaarde lichamelijke klachten (SOLK) zorgde voor minder onnodige consulten en deelname aan werk bevorderde [17]. Ook bij werknemers met een verhoogd cardiovasculair risico leidde een dergelijke benadering tot een groter gewichtsverlies dan de gebruikelijke coachingstrategie [18]. Binnen de huisartsenpraktijk is ▶ Thuisarts.nl het beste voorbeeld van een blended e-healthtoepassing: het wordt door 98 % van de huisartsen gebruikt tijdens consulten en patiënten gebruiken de website thuis voor gezondheidsinformatie en beslissingen rondom het contact met huisartsen [19]. Naar onze inschatting heeft een blended e-healthtoepassing meer kans van slagen binnen de huisartsenpraktijk dan een losstaande e-healthtoepassing.

### 19.4.3 Gepersonaliseerd

De zorg in de huisartsenpraktijk is vooral gericht op individuen (persoonsgerichte zorg). Ook dit is een voorwaarde voor succesvol gebruik van e-health. Een gepersonaliseerde e-health-interventie blijkt effectiever en sluit aan bij de behoeften (hulpvraag) van patiënten en de holistische blik van een huisarts [20]. e-Health in de eerste lijn kan interventies meer op maat maken dan we ze nu voorschrijven. Als we e-health zien als een mogelijkheid om data te verzamelen bij patiënten thuis (bijv. m.b.t. beweging, bijwerkingen van medicatie) en we kunnen die integreren met de zorggegevens die de praktijk genereert, dan kan deze individualisering in de toekomst uitgroeien door de toegenomen

Praktijkorganisatie rondom eHealth

◘ **Tabel 19.1** Rogers' vijf factoren. (Bron: Rogers, E. M. (2010). Diffusion of innovations. New York: Simon and Schuster)

| | |
|---|---|
| – relative advantage | Is dit beter dan wat we al hebben? |
| – compatibility | Past dit bij hoe wij werken? |
| – complexity | Is het niet te ingewikkeld? |
| – trialability | Kunnen we het uitproberen of aanpassen? |
| – observability | Zien wij en anderen dat het werkt? |

mogelijkheden van voorspellende computeralgoritmes [21, 22]. Zo blijkt uit onderzoek bij patiënten met diabetes dat computeralgoritmes de individuele respons van voedselinname op de glucoseregulatie (HbA1c) kunnen voorspellen. Deze 'dataverzameling- en koppeling'-toepassing van e-health zal in de toekomst steeds vaker plaatsvinden binnen de huisartsenpraktijk.

Voor een huisarts is het dus van belang om hier basiskennis over te hebben. Zo kan hij beoordelen of een bepaalde e-health-applicatie een gepersonaliseerde functie heeft, als een van de voorwaarden voor succesvolle praktijkvoering rondom e-health. Hierover zijn meerdere inleidende teksten geschreven [23, 24].

## 19.5 Handvatten voor implementatie van e-health in de huisartsenpraktijk

De huisarts en de organisaties eromheen (huisartsengroep (hagro), zorggroep) hebben te maken met het huidige landschap, waarin enkele leveranciers de IT-diensten in de eerste lijn domineren. Dat maakt het voor hen soms lastig om innovatieve e-healthprojecten te starten. Desondanks lukte het veel huisartsen om binnen enkele weken videobellen op te zetten toen de huisartsenpraktijken grotendeels op slot gingen door de COVID-19-pandemie. Ook daarbij bleek het belangrijk hoe een praktijk een dergelijk e-healthinstrument implementeert. Daarom willen wij hier enkele handvatten bieden die de huisarts of organisatie als uitgangspunt kan nemen bij het invoeren van e-healthtoepassingen. Deze handvatten zijn gebaseerd op het vijf-factorenmodel van Rogers (◘ tab. 19.1).

Allereerst moeten we ons afvragen wat het probleem daadwerkelijk is. Dat zou kunnen zijn dat er in de praktijk patiënten zijn met een slecht gereguleerde bloeddruk, waarvan we dat niet weten. Een e-healthtoepassing voor thuismeten van bloeddruk zou hierbij kunnen helpen. Als het probleem duidelijk is, moeten we bedenken of de e-healthtoepassing echt beter is dan de huidige praktijk. Een telemonitoringsysteem voor bloeddruk blijkt dan toch bewezen effectiever dan de standaardzorg in een eerstelijnssetting [8]. Volgende aandachtspunten zijn de vraag of de e-healthtoepassing past bij de manier waarop de huisarts nu al werkt en of de nieuwe toepassing niet te ingewikkeld is. Voor ons voorbeeld van de bloeddrukmeting gaat dat op. Het is een dagelijkse routine en er bestaat goede IT-ondersteuning voor. Ten slotte is een e-healthtoepassing makkelijker te implementeren wanneer de praktijk enige grip heeft op het uitproberen of het kan aanpassen en er ook de duidelijke voordelen van ziet. Zo bleek in het voorbeeld van bloeddruktelemonitoring dat papieren briefjes met bloeddrukwaarden toch gemakkelijker te verwerken waren in het bestaande systeem dan automatische invoer van de data

**Tabel 19.2** Belangrijkste barrières en mogelijke oplossingen voor implementatie van e-health in de huisartsenpraktijk

| barrière | mogelijke oplossing |
| --- | --- |
| veiligheid van het dossier bij nieuwe e-healthtoepassingen | parallelle ontwikkelomgeving voor praktijktesten met tijdelijke veilige koppeling met bestaand ICT-systeem |
| persoonlijk contact tussen huisarts en patiënt vermindert | blended care: e-health niet als vervanging van het persoonlijke contact, maar als aanvulling. (In welke mate, kan worden bepaald aan de hand van de wensen en mogelijkheden van de patiënt.) |
| financiering van e-health | zorgverzekeraars en overheid in beginstadium betrekken bij e-healthprojecten en bij gebleken meerwaarde afspraken maken over meerjarige financiering, *shared savings*-model met eerste en tweede lijn |
| verbetert e-health de zorg? | wetenschappelijk onderzoek naar de onderbouwing voor e-health |

in het bestaande huisartsinformatiesysteem (HIS) [10]. Voor een dergelijke, bewezen effectieve en kosteneffectieve, interventie zal dus eerst een aanpassing nodig zijn van het werkproces (*Past dit bij hoe wij werken?; bijv. verwerken van bloeddrukdata op papier versus digitaal*).

Nieuwe e-healthtoepassingen vereisen daarnaast controle en veiligheid. Terwijl het op dit moment nog veel tijd kost om nieuwe e-healthtoepassingen te integreren in bestaande ICT-systemen, zal dit in de toekomst sneller moeten. Dit kan bijvoorbeeld door een parallelle ontwikkelomgeving voor praktijktesten te realiseren, die tijdelijk en veilig is gekoppeld aan een bestaand ICT-systeem. Voorbeelden hiervan kunnen in andere sectoren gevonden worden. Banken, bijvoorbeeld, maken innovatieve betaalmethoden snel beschikbaar voor de smartphone. Betaalopdrachten uitvoeren en contactloos betalen met een smartphone maakt gebruik van de laatste technologie, dit is snel geïmplementeerd en door banken veilig genoeg geacht om grote bedragen over te maken.

Vragen over veiligheid en privacy van gezondheidsgegevens spitsen zich vooral toe op het versleutelen van deze informatie bij opslag hiervan op het internet, in de cloud. Patiënten en huisartsen vragen zich terecht af of alle gegevens te hacken zijn en dan kunnen worden ingezien door werkgevers, overheid of verzekeraars. Belangrijk bij deze praktische vragen is het onderzoeken en wegnemen van barrières op organisatorisch en inhoudelijk vlak. Deze barrières en mogelijke oplossingen zijn samengevat in ▸ tab. 19.2.

Concrete voorbeelden van oplossingen die op dit moment al kunnen worden toegepast, zijn ▸ Thuisarts.nl (200.000 bezoekers per dag), ▸ kijksluiter.nl en de ▸ GGDappstore.nl (betrouwbare apps gerangschikt naar toepassingsgebied). Ook zijn er in 2020 enkele goede overzichten verschenen van de mogelijkheden voor videobellen [25, 26].

## 19.6 Tot slot

In de huidige huisartsenpraktijk vindt e-health vooral zijn plaats op organisatorisch vlak: herhaalrecepten en afspraken maken. Er zijn duidelijke redenen waarom e-health een grotere rol zou kunnen spelen, maar goede praktijkvoering rondom e-health is daarbij essentieel. Voorwaarden hiervoor zijn dat de samenwerkingsafspraken helder zijn, dat e-health geïntegreerd (blended) wordt toegepast en waar mogelijk gepersonaliseerd. Er zijn duidelijke handvatten voor het gebruik, maar ook barrières te nemen voor een huisarts bij de implementatie van e-health in de praktijk. Concrete voorbeelden van goede e-healthtoepassingen zijn: ▶ Thuisarts.nl, ▶ kijksluiter.nl, de GGD Appstore en beeldbellen zoals tijdens de COVID-19-pandemie. Ook in de toekomstige, snel veranderende e-healthwereld zal de kern van het huisartsenvak behouden kunnen blijven: persoonlijk en continu. Als aan de juiste voorwaarden voor praktijkorganisatie is voldaan, kan de huisarts een belangrijke rol spelen bij het ondersteunen van en het geven van voorlichting over het gebruik van e-health door patiënten.

## 19.7 Aan de slag

— Waarom heb je op je smartphone apps geïnstalleerd, hoeveel zijn het er en hoe vaak maak je daar gebruik van?
— Welke apps raad je jouw patiënten aan en waarom?
— Van hoeveel nuttige e-healthtoepassingen maak je op dit moment gebruik in de praktijk?
— Wil je meer van de mogelijkheden van e-health gebruik gaan maken in de toekomst, hoe bereid je je daarop voor, welke keuzes maak je en waarom en wie of wat neem je daarvoor in de arm?

## Literatuur

1. Eng, T. (2001). *The e-Health Landscape a terrain map of emerging information and communication technologies in health and health care.* Princeton NJ: The Robert Wood Johnson Foundation.
2. Nictiz (2019). *eHealth monitor 2019.* ▶ https://www.nictiz.nl/rapporten/ehealth-monitor-2019-rapport/.
3. Van Tuyl, L., Batenburg, R., Keuper, J., Meurs, M., & Friele, R. (2020). *Gebruik van e-health in de huisartsenpraktijk tijdens de COVID-19-pandemie 2020.* ▶ https://www.nivel.nl/nl/project/toename-van-e-health-gebruik-de-huisartsenpraktijk-door-coronapandemie-tijdelijk-blijvend.
4. Reeves, D., Pye, S., Ashcroft, D. M., Clegg, A., Kontopantelis, E., Blakeman, T., et al. (2018). The challenge of ageing populations and patient frailty: Can primary care adapt? *British Medical Journal, 362,* k3349.
5. McCahon, D., Murray, E. T., Murray, K., Holder, R. L., & Fitzmaurice, D. A. (2011). Does self-management of oral anticoagulation therapy improve quality of life and anxiety? *The Journal of Family Practice, 28*(2), 134–140.
6. Van Vugt, M., De Wit, M., Sieverink, F., Roelofsen, Y., Hendriks, S. H., Bilo, H. J., et al. (2016). Uptake and effects of the e-Vita personal health record with self-management support and coaching, for type 2 diabetes patients treated in primary care. *Journal of Diabetes Research.* ▶ https://doi.org/10.1155/2016/5027356.
7. Bashshur, R. L., Howell, J. D., Krupinski, E. A., Harms, K. M., Bashshur, N., & Doarn, C. R. (2016). The empirical foundations of telemedicine interventions in primary care. *Telemedicine Journal and e-Health, 22*(5), 342–375.

8. McManus, R. J., Mant, J., Franssen, M., Nickless, A., Schwartz, C., Hodgkinson, J., et al. (2018). Efficacy of self-monitored blood pressure, with or without telemonitoring, for titration of antihypertensive medication (TASMINH4): An unmasked randomised controlled trial. *Lancet, 391*(10124), 949–959.
9. Slok, A. H., Kotz, D., Van Breukelen, G., Chavannes, N. H., Rutten-van Molken, M. P., Kerstjens, H. A., et al. (2016). Effectiveness of the Assessment of Burden of COPD (ABC) tool on health-related quality of life in patients with COPD: A cluster randomised controlled trial in primary and hospital care. *British Medical Journal Open, 6*(7), e011519.
10. Grant, S., Hodgkinson, J., Schwartz, C., Bradburn, P., Franssen, M., Hobbs, F. R., et al. (2019). Using mHealth for the management of hypertension in UK primary care: An embedded qualitative study of the TASMINH4 randomised controlled trial. *British Journal of General Practice, 69*(686), e612–e620.
11. Monahan, M., Jowett, S., Nickless, A., Franssen, M., Grant, S., Greenfield, S., et al. (2019). Cost-effectiveness of telemonitoring and self-monitoring of blood pressure for antihypertensive titration in primary care (TASMINH4). *Hypertension, 73*(6), 1231–1239.
12. Dedehayir, O., & Steinert, M. (2016). The hype cycle model: A review and future directions. *Technological Forecasting and Social Change, 108,* 28–41.
13. Van der Kleij, R., Kasteleyn, M. J., Meijer, E., Bonten, T. N., Houwink, E. J. F., Teichert, M., et al. (2019). SERIES: eHealth in primary care. Part 1: Concepts, conditions and challenges. *European Journal of General Practice, 25*(4):179–189.
14. Van Limburg, M., Wentzel, J., Sanderman, R., & Van Gemert-Pijnen, L. (2015). Business modeling to implement an eHealth portal for infection control: A reflection on co-creation with stakeholders. *JMIR Research Protocols, 4*(3), e104.
15. Van Limburg, M., Van Gemert-Pijnen, J. E., Nijland, N., Ossebaard, H. C., Hendrix, R. M., & Seydel, E. R. (2011). Why business modeling is crucial in the development of eHealth technologies. *Journal of Medical Internet Research, 13*(4), e124.
16. Bernhard, G., Mahler, C., Seidling, H. M., Stutzle, M., Ose, D., Baudendistel, I., et al. (2018). Developing a shared patient-centered, web-based medication platform for type 2 diabetes patients and their health care providers: Qualitative study on user requirements. *Journal of Medical Internet Research, 20*(3), e105.
17. Zeylemaker, M. M., Linn, F. H., & Vermetten, E. (2015). Blended care; development of a day treatment program for medically unexplained physical symptoms (MUPS) in the Dutch Armed Forces. *Work, 50*(1), 111–120.
18. Kouwenhoven-Pasmooij, T. A., Robroek, S. J. W., Kraaijenhagen, R. A., Helmhout, P. H., Nieboer, D., Burdorf, A., et al. (2018). Effectiveness of the blended-care lifestyle intervention 'PerfectFit': A cluster randomised trial in employees at risk for cardiovascular diseases. *BMC Public Health, 18*(1), 766.
19. Spoelman, W. A., Bonten, T. N., De Waal, M. W., Drenthen, T., Smeele, I. J., Nielen, M. M., et al. (2016). Effect of an evidence-based website on healthcare usage: An interrupted time-series study. *British Medical Journal Open, 6*(11), e013166.
20. Bousquet, J., Chavannes, N. H., Guldemond, N., Haahtela, T., Hellings, P. W., & Sheikh, A. (2017). Realising the potential of mHealth to improve asthma and allergy care: How to shape the future. *European Respiratory Journal, 49*(5): 1700447; DOI: ► https://doi.org/10.1183/13993003.00447-2017.
21. Dilsizian, S. E., & Siegel, E. L. (2014). Artificial intelligence in medicine and cardiac imaging: Harnessing big data and advanced computing to provide personalized medical diagnosis and treatment. *Current Cardiology Reports, 16*(1), 441.
22. Menden, M. P., Iorio, F., Garnett, M., McDermott, U., Benes, C. H., Ballester, P. J., et al. (2013). Machine learning prediction of cancer cell sensitivity to drugs based on genomic and chemical properties. *PLoS One, 8*(4), e61318.
23. Deo, R. C. (2015). Machine learning in medicine. *Circulation, 132*(20), 1920–1930.
24. ► https://becominghuman.ai/machine-learning-for-dummies-explained-in-2-mins-e83fbc55ac6d.
25. ► https://www.lhv.nl/service/advies-over-inzet-beeldbellen-en-videoconsult.
26. ► https://airtable.com/embed/shrsJNfRJq6Te4M0x/tblWCaPtkLniNU9pZ?viewControls=on.

# Veranderen in de praktijk

*G. H. Plat, J. Gouma, A. F. Norbart, E. T. I. M. Guldemond-Hecker en J. Leferink*

20.1 In het kort – 194

20.2 Inleiding – 194

20.3 Hoe kun je een veranderproces in de praktijk vormgeven? – 195
20.3.1 Waarom (*'start with why'*) – 196
20.3.2 Wat – 196
20.3.3 Hoe en met wie – 197

20.4 Veranderen met een team (teamleren bij veranderingen) – 199

20.5 Tot slot – 200

20.6 Aan de slag – 201

Literatuur – 201

© Bohn Stafleu van Loghum is een imprint van Springer Media B.V., onderdeel van Springer Nature 2021
J. N. Belo et al. (Red.), *Handboek praktijkvoering*, https://doi.org/10.1007/978-90-368-2647-1_20

## 20.1 In het kort

Het zorgveld en de eigen organisatie veranderen continu. Soms worden die veranderingen van bovenaf opgelegd, zoals in het voorbeeld (▶ casus 20.1). Soms zijn ze het gevolg van een veranderende omgeving, een veranderde samenstelling van het praktijkteam of een veranderende zorgvraag of samenwerking. Deze bouwsteen gaat over de vier kernvragen bij veranderingen: *Waarom? Wat? Hoe en met wie?*

> **Casus 20.1 Voorbeeld OPEN**
>
> Tijdens de COVID-19-pandemie is het aantal patiëntcontacten sterk afgenomen. De praktijkhouder wil de vrijgekomen tijd gebruiken om voorbereidingen te treffen voor het project OPEN.[1] Hiermee moet invulling worden gegeven aan de wettelijke opdracht om in het kader van transparantie de patiënt inzage in het eigen dossier te geven. Dit plan werd eerder besproken in het praktijkteam, maar er was toen weerstand om dat op te pakken.
> Na het volgen van een e-learningprogramma hierover en een korte introductie vanuit het huisartseninformatiesysteem (HIS) voor het hele praktijkteam, zijn de wijzigingen die bij dit project horen, doorgevoerd. Iedereen lijkt er klaar voor!
> Al op de eerste dag na het invoeren van de wijzigingen blijken de assistentes echter niet goed op de hoogte zijn van het nut en de noodzaak van OPEN. Zij zien leeuwen en beren op de weg en voelen het als een bedreiging dat de patiënt nu alles zomaar in het dossier kan lezen. Ook krijgen ze veel vragen omdat patiënten niet meer op de 'oude' manier hun vraag via een e-consult kunnen stellen en omdat het inloggen via het patiëntportaal toch lastiger is dan verwacht…
> De huisarts wordt gedwongen om de pas in te houden. Omdat het nog steeds de bedoeling is om OPEN in te voeren worden de eerstvolgende weken besteed aan luisteren. Alle bezwaren en problemen worden uitgewisseld, toegelicht en geïnventariseerd. Dit leidt tot de volgende acties:
>
> 1. Er volgt gericht uitleg over het waarom van OPEN en de noodzaak om dit in te voeren.
> 2. De medewerkers krijgen een aanvullende training.
> 3. Er wordt ruimte gemaakt om ermee te oefenen.
> 4. De communicatie naar patiënten wordt opgepakt en verbeterd.

## 20.2 Inleiding

*De enige constante is de verandering*
Er is de afgelopen jaren veel veranderd in de gezondheidszorg en er zal nog veel veranderen. Niets lijkt meer zeker. Maar is dat ooit anders geweest? Veranderingen worden vooral gedreven door demografische, technologische en financiële ontwikkelingen: meer

---

[1] OPEN is een commercieel softwareprogramma dat veel wordt gebruikt om patiënten online inzage te geven in hun medisch dossier.

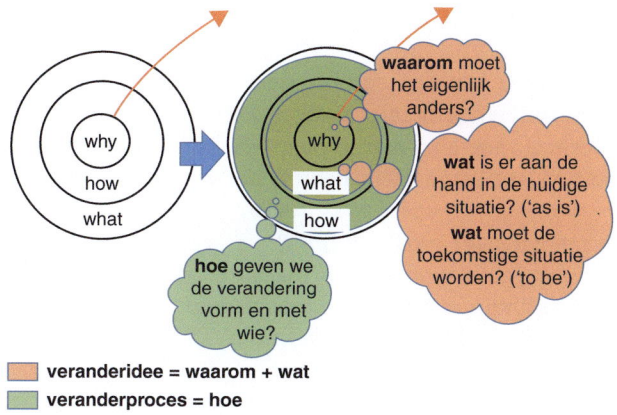

◘ **Figuur 20.1** Verandermodel van Sinek en aanpassing door De Witte en Jonker. (Bron: ► https://tinyurl.com/frustraties-teamwork)

ouderen, meer chronisch zieken, tekorten op de (zorg)arbeidsmarkt, technologische en ICT-ontwikkelingen die geen grenzen lijken te kennen. Ondertussen vraagt ons gezondheidsstelsel een steeds groter deel van de financiële koek. Blijft dit stelsel nog wel betaalbaar? En daar bovenop is onlangs nog een onvervalste pandemie gekomen…

Ook de huisartsenzorg zal de komende jaren continu veranderen. De huisarts zal, meer dan tevoren, functioneren als *verandermanager*. Succesvol veranderen blijkt in de praktijk echter niet eenvoudig. Er mislukt veel. De vraag is waardoor dat komt. Met stip op één staan *de attitude en het gedrag van de leidinggevenden en medewerkers*.

In deze bouwsteen geven we de huisarts inzicht in het veranderproces en reiken we handvatten aan om succesvol een verandering te realiseren in de eigen praktijk.

## 20.3 Hoe kun je een veranderproces in de praktijk vormgeven?

We hebben ons hierbij laten inspireren door het denkmodel van Sinek, *The golden circle* [1]. Sinek start met het *WHY*: waarom is deze verandering nodig? Als deze vraag helder beantwoord kan worden en iedereen is het eens, dan volgt *HOW*: hoe gaan we deze verandering aanpakken? De laatste vraag is *WHAT*: wat is nodig om deze verandering tot een goed resultaat te brengen?

Enkele jaren later geven De Witte en Jonker in '*De kunst van veranderen*' [2] goede argumenten om *HOW* en *WHAT* uit Sineks denkmodel om te draaien (◘ fig. 20.1). Op die manier komen we tot een raamwerk met drie kernvragen die nodig zijn om succesvol een verandering te realiseren.

*WHY*: Waarom is de verandering nodig?
*WHAT*: Wat hebben we nodig om deze verandering te kunnen uitvoeren?
*HOW*: Hoe en met wie gaan we deze verandering uitvoeren?

In ► par. 20.3.1 tot en met 20.3.3 werken we deze kernvragen verder uit aan de hand van de casus 'OPEN' (► casus 20.1) waar we het hoofdstuk mee begonnen.

### 20.3.1 Waarom ('*start with why*')

Waarom moet het in ▶ casus 20.1 eigenlijk anders? De praktijkhouder zal voor het team deze vraag op een inspirerende manier moeten kunnen beantwoorden. Zij zal dus een krachtig waaromverhaal moeten kunnen vertellen. Veranderen vraagt dat je zelf in de verandering gelooft en een lange adem hebt in het veranderproces. Dit verhaal bestaat uit twee delen:
1. *De aanleiding van het acute probleem (pijn)*
   Waarom is het nodig dat wij onze comfortzone gaan verlaten? In de praktijk betekent dit dat de praktijkhouder met het team nadenkt over het antwoord op de vraag waarom een verandering noodzakelijk is.
2. *Past de verandering binnen de visie (plezier)*
   Vervolgens moet het antwoord op de waaromvraag vertaald worden naar een betekenisvol en inspirerend toekomstbeeld; een wenkend perspectief.

Het antwoord moet beide elementen bevatten: het 'pijn-plezierprincipe'.
Zonder een inspirerend en helder antwoord op de waaromvraag ('het veranderverhaal') is er geen verandering mogelijk. Essentieel is dus dat de huisarts goed naar de medewerkers luistert: wat doet het verhaal met hen? Lopen ze warm voor de verandering of laat het hen koud? Hun feedback is van groot belang. Op welke manier kunnen de medewerkers het beste worden gecoacht om ze goed mee te nemen gedurende het veranderproces? Welke medewerker is het beste toegerust voor een specifieke taak? Dat vraagt om gericht leidinggeven!

Uiteindelijk is het antwoord de belofte van de huisartsenpraktijk hoe in de toekomst 'waarde te creëren' voor de patiënten, de medewerkers en de samenleving. In ▶ casus 20.1 is het antwoord op de *WHY*-vraag duidelijk. Uiteindelijk is er goed geluisterd naar bezwaren en problemen. Daarna is er gericht uitleg gegeven over het waarom van OPEN en de noodzaak om OPEN door te voeren.

### 20.3.2 Wat

De vraag die hier logisch op volgt, is de vraag wat er dan in onze huisartsenpraktijk moet veranderen om die belofte waar te maken. Hoe ziet die verandering er concreet uit? En wat vraagt dat van het leervermogen van het team?

Elk veranderproces kent vier 'knoppen', de zogeheten bouwstenen STRUCTUUR, TECHNOLOGIE, MEDEWERKERS en CULTUUR (STMC) (◘ tab. 20.1).

Voor deze vier bouwstenen moeten de volgende twee vragen worden beantwoord:
1. Wat is er aan de hand in de *huidige* situatie? ('*as is*')
2. Wat moet de toekomstige *gewenste* situatie worden? ('*to be*')

In ▶ casus 20.1 moeten de patiënten toegang krijgen tot hun dossier. Om dit te bereiken moeten de medewerkers geschoold worden. Dat vereist scholingsmateriaal. Voor de patiënten is een voorlichtingstraject nodig, zodat zij weten op welke manier zij inzage in hun dossier kunnen krijgen.

| Tabel 20.1 | Bouwstenen STMC |
|---|---|
| Structuur | primaire proces (*directe patiëntenzorg*)<br>ondersteunende processen (*bijvoorbeeld postverwerking, voorraadbeheer*)<br>alle activiteiten geordend |
| Technologie | hard- en software<br>middelen en instrumenten om processen uit te voeren |
| Medewerkers | individuele kenmerken (diversiteit)<br>competenties en 'vlootschouw' |
| Cultuur | zó zijn onze manieren<br>het collectieve gedragspatroon; formeel en informeel |

## 'Closing the gap'

De verandering is uiteindelijk het dichten van het gat tussen de huidige situatie en de gewenste situatie voor de STMC-elementen. Door de 'watvraag' te beantwoorden is '*the gap*' goed helder geworden.

### 20.3.3 Hoe en met wie

Dit is de derde vraag. Hoe is het proces van de verandering? Hoe komen we van de huidige situatie naar de gewenste situatie? Aan welke 'Structuur-Technologie-Medewerkers-Cultuur-knoppen' ga je draaien? En wie moeten daarbij worden betrokken (en in welke rol)?

In ▶ casus 20.1 hebben de medewerkers tijd nodig om zich dit eigen te maken. Een van de medewerkers kan de verantwoordelijkheid krijgen om dat proces te leiden. Een proces dat moet leiden tot medewerkers die zijn toegerust voor het gebruik van het nieuwe systeem. Ook de patiënten moeten vroegtijdig informatie en uitleg krijgen en die informatie moet ook terug te vinden zijn op de website en het wachtkamerscherm. Zo kan worden toegewerkt naar de invoering van 'OPEN' in de praktijk.

> **Casus 20.2 Resumé van de casus 'OPEN'**
>
> Het praktijkteam heeft besloten om het project 'OPEN' handen en voeten te gaan geven. De praktijkhouder heeft twee keer een bijeenkomst georganiseerd waarin het team informatie kreeg over 'OPEN' en waarbij de teamleden vragen konden stellen. Ook werd toen al heel voorzichtig een mogelijk plan van aanpak besproken. De teamleden bleken wisselend in deze verandering te staan, sommigen waren ronduit enthousiast, terwijl anderen er nog wat moeite mee leken te hebben. Maar dat 'OPEN' uiteindelijk ingevoerd zou moeten worden was iedereen duidelijk en iedereen wilde daar zijn schouders onder zetten.

In het onderstaande gaan we nog wat dieper in op het hoe en met wie. Wanneer je op een bepaald moment weet wat je wilt veranderen, het team globaal achter het gewenste toekomstbeeld staat en er in het beste geval al ervaring is met een gezamenlijk ontworpen verandering, zijn het **Waarom** en het **Wat** bekend en is het tijd om het **Hoe** en **met Wie** in te vullen. Je kunt zeggen dat het leren in feite begonnen is, want de leden hebben al nagedacht over de gewenste verandering en de weg daarnaartoe. Om deze verandering in te gaan, of het nu een strak uitgewerkt stappenplan is of een wenkende stip aan de horizon, zullen de teamleden zich moeten gaan aanpassen. Aanpassen betekent in de praktijk bijna altijd: leren. Soms (zie ▶ kader 20.1) gaat het daarbij om **Kennis**, bijvoorbeeld over een nieuw systeem, zoals werken met beveiligde e-mail, soms zijn het ook **Vaardigheden** die de teamleden zich eigen moeten maken: leren luisteren naar de anderen, het daadwerkelijk leren werken met het systeem, het werken met en het prikken van bloedwaarden. En ten slotte is er ook vaak een verandering van de **Attitude** nodig. De kijk op zaken verandert bij de teamleden.

> **Kader 20.1 Leren: kennis, vaardigheden en attitude**
> De drie elementen **kennis, vaardigheden** en **attitude** hangen in de meeste gevallen samen, vandaar dat we ook vaak van KVA's spreken. Het sinds begin deze eeuw veelgebruikte begrip competentie heeft feitelijk ook altijd die combinatie in zich. En sinds een paar jaar rukt het begrip EPA op: *entrustable professional activity*, niet helemaal hetzelfde als een voorbehouden handeling, maar wel vergelijkbaar. Een voorbeeld is het bloed afnemen bij patiënten, een uitstrijkje maken of oren uitspuiten. Hoe dan ook, een belangrijke stap in het veranderings- of leerproces is het in kaart brengen van wat de teamleden moeten leren. Hulpmiddelen daarvoor, zoals een handleiding om leerdoelen op te schrijven, zijn op het internet te vinden.

Om een verandering succesvol met je teamleden/team door te kunnen voeren moet je weten wat de individuele KVA's (competenties) van de medewerkers zijn en welke handelingen zij kunnen en mogen uitvoeren individueel én in het team. Een mooi voorbeeld van dat laatste: de verandering in het triagesysteem tijdens de COVID-19-pandemie. Was het tot dan toe in veel praktijken gebruikelijk dat de doktersassistente de triage deed, nu moesten huisartsen dat opeens gaan doen. In sommige praktijken leidde dat tot de vraag of het sowieso niet goed is dat de huisarts vaker de triage doet. Met andere woorden: de kijk op de procedure veranderde en daarmee de houding en de attitude van de teamleden. Attitude heeft vaak te maken met waarden die bij iemand hoog in het vaandel staan. Een teamlid dat hecht aan efficiëntie zal een andere werkhouding aannemen dan een collega die vriendelijkheid (naar patiënten) belangrijk vindt. In leer- en veranderingsprocessen wordt dit niet altijd erkend of zelfs maar herkend en blijft het lang onduidelijk waarom er niet echt een verandering in attitude optreedt bij medewerkers.

Om een gemeenschappelijke attitude te krijgen werkt het goed om gezamenlijk te werken aan een beleidsplan (zie ▶ H. 7) waar de na te streven waarden van de praktijk worden uitgeschreven. Gezamenlijk kunnen de medewerkers dan ook nadenken over de consequenties hiervan voor hun professionele gedrag. Dat betekent geen opmerkingen meer als 'u kunt bellen voor een nieuwe afspraak', maar 'we vinden het heel fijn (u helpt ons) als je een afspraak maakt via ons nieuwe patiëntportaal'.

Leren gaat meestal niet vanzelf, er spelen allerlei (cognitieve en emotionele) processen mee die invloed hebben op het effect van het leerproces. Als twee mensen dezelfde leeractiviteiten uitvoeren, zal de uitkomst hoogstwaarschijnlijk verschillend zijn. Leren is niet terug te voeren op een simpel input-outputmodel, daarvoor is het te complex. Iedereen kan zich waarschijnlijk nog wel de verzuchting van docenten herinneren: 'Ik heb het jullie toch minstens vier keer uitgelegd, hoe kan het dat jullie de toets zo slecht gemaakt hebben.' Ook in een team zullen de leerresultaten niet voorspelbaar en soms zelfs teleurstellend zijn. Twee theorieën die behulpzaam zijn om het leren van je team beter inzichtelijk te krijgen zijn de *Self Determination Theory* van Deci en Ryan [3, 4] en de *Cognitive Load Theory*, bedacht door John Sweller [5] (zie ▶ kader 20.2 en 20.3).

---

### Kader 20.2 Self Determination Theory
De *Self Determination Theory* (SDT) of **zelfbeschikkingstheorie** verklaart onder andere het verband tussen menselijke basisbehoeften enerzijds en de motivatie om te leren, zich aan te passen, anderzijds. De drie basisbehoeften binnen de SDT zijn autonomie, competentie en (sociale) verbondenheid. Verder wordt binnen de theorie een onderscheid gemaakt tussen intrinsieke en extrinsieke motivatie. Bij intrinsieke motivatie komt de wil om doelen te bereiken of iets te leren van binnenuit. Bij extrinsieke motivatie wordt iets van buitenaf opgelegd of spelen factoren als een goed salaris, het krijgen van een beloning een grotere rol.

---

### Kader 20.3 Cognitive Load Theory
De *Cognitive Load Theory* (CLT) is gebaseerd op de ideeën over hoe onze hersenen werken. Daarbij onderscheiden we een kortetermijngeheugen en een langetermijngeheugen. Dat kortetermijngeheugen kan maar beperkt informatie vasthouden, ongeveer de hoeveelheid van een normaal telefoonnummer. Om langer over die informatie te beschikken moet die worden opgeslagen in het langetermijngeheugen. Anderzijds kan het langetermijngeheugen weer informatie genereren die helpt nieuwe informatie te verwerken. Als iemand je bijvoorbeeld zijn mobiele nummer geeft, en je moet dat snel ergens noteren, hoef je de cijfers 0 en 6 niet meer te 'leren', die informatie over mobiele telefoonnummers zit al in je geheugen. De kunst is nu om het kortetermijngeheugen van de persoon die iets moet leren niet te veel tegelijk te belasten en de informatie die iemand al in zijn langetermijngeheugen heeft, optimaal te benutten. Dat laatste kun je doen door mensen de vraag of een variant van de vraag: 'Wat weet je al over X?' te stellen.

---

## 20.4 Veranderen met een team (teamleren bij veranderingen)

Naast de KVA's van de individuele teamleden zal een verandering vaak met een team (of verschillende teams) van medewerkers worden uitgevoerd, bijvoorbeeld de artsen, de praktijkondersteuners en de assistentes. Een groep wordt al snel aangeduid als een team terwijl het soms nog maar een losse verzameling van medewerkers is. Mensen moeten leren om in een team te functioneren, zodat ze leren met elkaar te communiceren en als collectief effectief samen te werken. In termen van Sinek gaat het vaak over de organisatie, bij teamleren gaat het om *zowél de organisatie* áls *de personen* áls *de interactie tussen die personen*. Een team kan leerpunten hebben in de omgang met elkaar, net zoals de individuele leden van het team zelf professionele én persoonlijke leerpunten kunnen hebben. Om dit te illustreren volgen er enkele voorbeelden in ▶ kader 20.4.

> **Kader 20.4 Team-leerpunten**
> OPEN is een verandering waar de meeste uitvoerenden weinig invloed op hebben kunnen uitoefenen. Zeker als je plek in de organisatie zo is dat je iets als medewerker niet altijd goed hebt zien aankomen, kunnen medewerkers zich overvallen voelen. In het algemeen dragen van boven opgelegde veranderingen niet bij aan het vertrouwen in de ontwikkeling van het vak. Al snel zal het gevoel van extra werkdruk om de hoek komen kijken, waardoor ook de betrokkenheid onder druk komt te staan. Het kost moeite om er 'echt voor te gaan'. 'Alweer wat erbij', 'we doen het toch al goed?', er ontstaat makkelijk een negatieve motivatie die afbreuk doet aan de betrokkenheid van individuele medewerkers en daarmee de resultaten van de organisatie onder druk zet.
> De COVID-19-pandemie daarentegen mobiliseerde in eerste instantie vanwege de grote ervaren dreiging een positieve opwaartse beweging, een gevoel van 'wij als team staan met de rug tegen de muur maar we doen het goed'. En 'goh kijk eens, veranderingen zoals beeldbellen, waar we al jaren tegenaan hebben gehikt, gaan eigenlijk best wel goed'.

De (gecamoufleerde) disbalans die de onderstroom vormt in ▶ casus 20.1 en 20.2, is makkelijk herkenbaar en vormt een grote uitdaging voor het teamleren en de teamontwikkeling. Bij disbalans hebben medewerkers weinig of geen vertrouwen in elkaar, ze ervaren geen gevoel van veiligheid. Patroonvorming is lastiger te herstellen dan een tijdelijke negatieve beleving. Elkaar leren kennen en zorg voor elkaar, kwetsbaar durven zijn, zorg durven delen, feedback geven en ontvangen hoort dan tot de leeropgave van het team. Pas als er aan deze voorwaarden is voldaan, kan er echt open worden gediscussieerd over de beste aanpak en kunnen de gelederen worden gesloten als de beste oplossing en een goede strategie om daar te komen zijn gevonden.

Bijlsma [6] noemt *team action, team reflection,* en *team sensation* (teamactie, reflectie op de ervaring en teambeleving) als drie factoren van teamleren. Ook hij benoemt de psychologische waarden van het gevoel van veiligheid en vertrouwen als basisvoorwaarden om tot teamleren te komen: de risicovolle, briljante vraag wordt alleen gesteld als er sprake is van veiligheid.

## 20.5 Tot slot

De teamleider, als de dirigent in dit geheel, heeft een belangrijke rol bij de ontwikkeling van groepsnormen, bij het teamleren. Een voortdurende observatie van het team met behulp van de genoemde modellen kan helpen om het nodige gereedschap aan te reiken voor de teamontwikkeling. Dit kan bijvoorbeeld door voorbeeldgedrag, door laagdrempelig toegankelijk te zijn voor teamleden en door het teamwerken positief te bekrachtigen om daarmee een gevoel van teamleren en gedeelde taakgerichtheid en verantwoordelijkheid te versterken. Dat is allemaal vervat in een coachende stijl van leidinggeven. Aandacht voor *team action, team reflection* en *team sensation* kan in korte dagelijkse momenten worden ingebouwd, maar het kan behulpzaam zijn dat op gezette tijden te doen, bijvoorbeeld met hulp van een externe coach, waarbij de teamleider ook de ruimte krijgt om als teamlid te participeren.

## 20.6  Aan de slag

- Ga bij het laatste veranderingsproject in de praktijk na of het Waarom, Wat en Hoe en met Wie duidelijk zijn omschreven.
- Hebben jullie als praktijk een gemeenschappelijke (en gedeelde) attitude (waarden van de praktijk)?
- Ken je van de individuele teamleden de specifieke sterke punten en vaardigheden? Zet je deze ook in bij veranderingen in de praktijk?
- Hoe test je kennis van de individuele teamleden, welke vraag kun je bijvoorbeeld stellen (je kunt hiervoor bijvoorbeeld gebruik maken van de theorie van CGT, cognitieve gedragstherapie).
- Kun je bij een van je projecten zowel 'de pijn' als 'het plezier' van de verandering benoemen (de waaromvraag)?

## Literatuur

1. Sinek, S. (2009). *Start with why: How great leaders inspire everyone to take action.* New York: Penguin Group.
2. De Witte, M., & Jonker, J. (2013). *De kunst van veranderen.* Den Haag: Kluwer.
3. Deci, E. L., & Ryan, R. M. (1985). *Intrinsic motivation and self-determination in human behavior.* New York: Plenum.
4. Ryan, R. M., & Deci, E. L. (2000). Self-determination theory and the facilitation of intrinsic motivation, social development, and well-being. *American Psychologist, 55*, 68–78.
5. Sweller, J. (1988). Cognitive load during problem solving: Effects on learning. *Cognitive Science, 12*, 257–285.
6. Bijlsma, T. (2015). *Crew resource management.* Alphen aan den Rijn: Vakmedianet.

## Intermezzo 5: Samenwerken in de praktijk

*Karen Damen, huisarts Huisartsenpraktijk Linschoten, Linschoten*

*Door waarnemen neemt u waar: u komt in verschillende praktijken, en scherper dan tijdens de opleiding tot huisarts vormt zich het beeld van hoe je toekomst als huisarts eruit moet zien.*

*En het beeld werd scherp: een praktijk in een kleine gemeenschap, een dorp, in de buurt van Utrecht (manlief...) en mét verloskunde. Dat is wat ik graag wilde.*

*Maar... zo'n praktijk bestaat toch niet meer? Of toch wel? Via waarneembemiddeling doet zich de mogelijkheid voor waar te nemen in een prachtig pittoresk dorpje, bijna onder de rook van Utrecht. Een solistisch werkende huisarts, een 'ouderwetse dorpsdokter' in de goede zin van het woord, met een praktijk aan huis en verloskundig actief. Met de tijd meegegaan, echoapparatuur, goed gestructureerde ouderenzorg en actief betrokken bij de ketenzorg.*

*In die praktijk werk ik nu, twee dagen in de week, en daarnaast doe ik andere waarneemwerkzaamheden. Ook vervang ik bovenop de twee vaste dagen, de vaste huisarts op al diens vrije dagen en nascholingsdagen. Zo leer ik de praktijk van binnen en van buiten kennen. Van waarnemer tot vaste waarde in de praktijk. Over enkele jaren stopt mijn collega en werkgever met de praktijk, en dan zie ik in mijn fantasie een nieuwe praktijk staan: 'Gezondheidscentrum Het Groene Hart'. De eerste lijn in Linschoten gezamenlijk onder één dak. Een samenwerking met de fysiotherapeut en de apotheek. Niet met te veel verschillende disciplines, zodat de lijnen kort blijven.*

*En dan is het ineens acht jaar later, en werk ik sinds zes jaar inderdaad in een prachtig gezondheidscentrum dat helemaal voldoet aan alle idealen uit de waarneemperiode. Mijn belangrijkste dromen van toen, zorg voor mensen van de wieg tot het graf in een laagdrempelige en hoogkwalitatieve dorpspraktijk met een goede samenwerking binnen de eerste lijn, zijn meer dan uitgekomen!*

*Maar de geoliede machine die ik voor ogen had, heeft heel veel olie nodig en aandrijving...*

*Open en duidelijk tegen elkaar durven zijn en vanuit gezamenlijke idealen doelstellingen kiezen, is 'hogere wiskunde'-personeelsbeleid. Personeel is een van de dingen waar ik me echt in vergist heb. Hoe begeleid je mensen, hoe neem je mensen mee?*

*Het vergt flexibiliteit van je personeel om jou met al je projecten bij te houden, maar ook veerkracht van jezelf om toch uiteindelijk samen tot een door iedereen 'gedragen' plan te komen.*

*Veel leuke dingen doen, mensen ruimte geven te zijn wie ze zijn, helpt om een teamgevoel te krijgen. Samen trainingen volgen over bijvoorbeeld communicatie in de praktijk heeft gezorgd voor een gesmeerd systeem. Personeel moet je meenemen, je moet samen groeien. Situationeel leiderschap noemen ze dat...*

*En alle keuzes die gemaakt moeten worden. Waar jij niet alleen zelf, maar waar ook je twee maten een mening over hebben. Iedereen wil het beste voor de praktijk, maar de invalshoeken kunnen toch behoorlijk verschillen. Gebruikmaken van elkaars sterke kanten en steeds maar teruggrijpen naar ons visiedocument heeft ons gered. Toen duidelijk werd dat we met z'n drieën de praktijk gingen overnemen, hebben we twee dagen 'op de hei' gezeten om dit visiedocument op te stellen. Gedragen door eenieder en, naar is gebleken, zeer waardevol bij het maken van keuzes op moeilijke momenten.*

*En nu? Nu is het moment van finetunen begonnen. Praktijkbrede training in LEAN werken heeft voor nieuwe energie gezorgd, de neuzen staan dezelfde kant op binnen ons prachtige centrum. Zo blijven we Samen werken aan de perfecte samenwerking!*

# Bijlage

Register – 205

© Bohn Stafleu van Loghum is een imprint van Springer Media B.V., onderdeel van Springer Nature 2021
J. N. Belo et al. (Red.), *Handboek praktijkvoering*, https://doi.org/10.1007/978-90-368-2647-1

# Register

## A

accountant 136
- accountantsverklaring 136
- beoordelingsverklaring 136
- samenstelverklaring 136
achterstandsfonds 50
ADEPD. *Zie* adequate dossiervorming met het EPD
adequate dossiervorming met het EPD (ADEPD) 111
- Richtlijn 111
Algemene verordening gegevensbescherming (AVG) 2, 118
algoritme. *Zie* machine learning
AVG. *Zie* Algemene verordening gegevensbescherming

## B

balans 137
- boekhoudkundig evenwicht 138
- definitie 137
- eigen vermogen 138
- vreemd vermogen 138
beleidsplan 66
- evaluatie, bijstellen 69
- kerndoelen van beleid 68
- maken van 67
  - beginvragen 67
  - handreiking NHG 70
  - 'visionaire' doelen 69
benedictijnse tijdsindeling 103
beoordelings- en functioneringsgesprek 95, 96
- tips 96
beschikbaarheid patiëntgegevens 118
besloten vennootschap (BV) 42
bestuur 37
- instruerend 37
- kerntaken 40
- samenspel tussen RvB en RvT 40
- toezichthoudend 38
boekhoudkundig evenwicht 138
boekhoudprogramma 135
- directe koppelingen 141
bouw- en verbouw praktijkruimte 144
- benodigde oppervlak en indeling 150
- groene tips 152
- kosten bij wijzigingen 148
- LHV Bouwadvies 150
- ontwerp- en bouwproces 147
- PvE op maat 148
bouwkosten per m2 bruto vloeroppervlak (BVO) 149
BVO. *Zie* bouwkosten per m2 bruto vloeroppervlak

## C

chronische stress 18
cirkel van Sinek 126
coachende vaardigheden 19
cognitive load theory 199
commerciële jaarrekening 136
communicatie met patiënt 5
- laaggeletterdheid 15
  - tips en materialen 15
communicatiegereedschap voor praktijkmanagement 92
- beoordelingsgesprekken 95
- sollicitatiegesprekken 96
- transactionele analyse (TA) 98
- vergaderingen 98
coöperatie 43
COVID-19-pandemie 60
cultureel interview 17

## D

deelname in praktijk 126
dialooggesprek 5
duurzaam bouwen 152

## E

e-consult 105
e-health, definitie 186
e-health in huisartspraktijk 186
- barrières en mogelijke oplossingen 190
- blended toepassingen 188
- gepersonaliseerd 188
- implementatie 189
  - vijf-factorenmodel van Rogers 189
- ondersteunende functies 187
- samenwerken 187
- voorwaarden 187
EGR. *Zie* episodegericht registreren
elektronisch patiëntendossier (EPD) 111
EPD. *Zie* elektronisch patiëntendossier

episodegericht registreren (EGR) 111
experimentalist governance. *Zie* samenwerking

## F

financiële tools 134
fiscale jaarrekening 136
flow in het werk 103
- oefening 104
- voorwaarden 104
formulariumgericht voorschrijven 113
fotomethode 6

## G

geïntegreerde zorg 19
gesprekskaart 17
gestructureerde eerstelijnszorg (GEZ) 52
GEZ. *Zie* gestructureerde eerstelijns-zorg
GEZ-module 52
gezondheid, definitie 72
- Wereldgezondheidsorganisatie (WHO) 72
gezondheidscentrum 147
- bouwkundige kwaliteit 149
gezondheidsvaardigheden 18
governance, definitie 36
governancecode zorg 40
governancemodellen, overzicht 38

## H

HIS. *Zie* huisartsinformatiesysteem
HIS-Referentiemodel 111
Huisarts-EPD (H-EPD) 111
- beslisondersteuning 113
  - visueel overzicht chronische aandoeningen 114
huisartsinformatiesysteem (HIS) 135
- debet- en creditzijde 137
huisvesting praktijk 144
- huren of kopen 145
- ontwikkelingen 144
huisvestingskosten 149
- bouwkosten per m2 bruto vloeroppervlak (BVO) 149
- vastgestelde tarieven NZa 149
huren of kopen 146
- voor- en nadelen 146

# Register

## I

IGJ. *Zie* inspectie gezondheidszorg en jeugd
incident  55
– communicatie na  56
– tips  56
informatie-uitwisseling  118
– informatiestandaard  119
– Nictiz vijflagenmodel voor interoperabiliteit  119
– push of pull  118
– zorginformatiebouwstenen  119
informatiebeveiliging  118
informatieplicht incident  55
informatiestandaard medicatieproces  121
informatiesysteem, kwaliteit  120
– Project XIS  120
informatisering in huisartsenzorg  110
– inzage in eigen dossier  117
– multidisciplinaire samenwerking  115
– onlinediensten  117
– patiëntinformatie op maat  116
– patiënt-zelfmanagement  116
– randvoorwaarden  117
inspectie gezondheidszorg en jeugd (IGJ)  59
– melding bij  59
– thematisch toezicht  60
instruerend bestuur  37
integriteit patiëntgegevens  118

## J

jaarrekening  135
– commerciële  136
– fiscale  135
– protocollen/regels  136
Job Demands Resources-model  102

## K

kennis, vaardigheden en attitude (KVA)  198
kerntaken huisartsenpraktijk  27
kernwaarden huisartsgeneeskunde  26
ketenzorg, tarief  52
klachten en claims  54
– beleid bij  57
– gevolgen voor behandelrelatie  56
– impact op huisarts  57
– juridisch domein  54
– praktijkvoorbeelden  54

– professioneel handelen, norm  55
– risicofactoren  55
klachtrecht  57
klankbordgesprek  6
KVA. *Zie* kennis, vaardigheden en attitude (KVA)
kwaliteit van zorg  72
– kwaliteitsdimensies  76
– nieuwe visie op  75
– vier niveaus  72
kwaliteitsbeleid  126
– pijlers en niveaus  127
– regio-organisatie  129
kwaliteitsontwikkeling en -verbetering  77
– organisatieniveau  78
kwaliteitsverbeteringsproject  125
Kwaliteitswet zorginstellingen (Kwzi)  74
Kwzi. *Zie* Kwaliteitswet zorginstellingen

## L

laagdrempelige zorg  14
– instrumenten en informatie  14
landelijk meldpunt zorg (LMZ)  57
levensverhaal  6
LMZ. *Zie* landelijk meldpunt zorg

## M

machine learning  180
– als naslagwerk  183
– in de zorg  182
– ontwikkelproces algoritme  181
– praktijkvoorbeeld  182
– toepassing  180
Ministerie van Financiën  48
Ministerie van volksgezondheid, welzijn en sport (VWS)  48
missie, definitie  24
missie, visie, strategie  28
– medisch model  30
– preventiemodel  32
– samenhang  29

## N

Nederlandse Zorgautoriteit (NZa)  48, 149
notitie 'Kwaliteitsbeleid in de huisartsenzorg'  75
NZa. *Zie* Nederlandse Zorgautoriteit

## O

O&I. *Zie* organisatie en infrastructuur
O&I-financiering  79
O&I-prestaties  51
O&I-tarief. *Zie* O&I-prestaties
omzet, definitie  140
omzetstelsel  140
onderhandelen  170
– definitie  170
– goed onderhandelaar  171
– impasse  175
– materiële belangen  171
– niet-materiële belangen  171
– opties wegen  172
– tips  172
onderhandelingssituatie  171
onlinediensten  117
online-informatie  116
ontsluiten patiëntengegevens uit eerstelijnszorg in Nederland (OPEN)  117
– voorbeeld  194
opbrengsten, definitie  140
opbrengsten en kosten  140
OPEN. *Zie* ontsluiten patiëntengegevens uit eerstelijnszorg in Nederland
organisatie en infrastructuur (O&I)  50
overname van praktijk  126

## P

PAR. *Zie* patiëntenadviesraad
participatiemethodieken  5
patiëntenadviesraad (PAR)  3
– informatie voor patiënten  7
– klachten en geschillen  7
– kwaliteitsinformatie, spiegelinformatie  7
– privacy, AVG  7
– regiobeelden  7
– samenwerkingsverbanden  7
– tips voor organisatie  8
patiëntendossier  111
– centrale rol huisartspraktijk  111
Patiëntenfederatie Nederland  3
patiëntenorganisatie  4
– categorale of aandoeninggebonden  4
– koepelorganisaties  5
– zorgbelangorganisaties  5
patiëntervaringen  5
– leren van  5
patiëntreis  6
patiëntreview  6
personeelsbeleid  82

# I–Z

persoonsgerichte zorg  12
- context van de patiënt  16
- patiënten met beperkte gezondheidsvaardigheden  12
- patiënten met complexe problematiek  13

praktijkkostenonderzoek huisartsenzorg  149
praktijkorganisatie  124
- zes bouwstenen  124
praktijkorganisatie en -management  92
- communicatie  92
- leidinggeven  93
    - voorbeelden talent – valkuil  95
- time- en aandachtsmanagement  103
praktijkruimte  144
praktijkteam, samenstelling  83
- arbeidsverhoudingen  87
- dienstverband, ZZP of detachering  85
- NHG handleiding functiewaardering huisartsenzorg  84
- selectie  83
- uitstroom van personeel  88
privacy, AVG  118
privéopname  140
privéstorting  140
programma van eisen (PvE)  148
PvE. Zie programma van eisen

# R

raad van bestuur (RvB)  39
- informatieverstrekking  42
raad van toezicht (RvT)  38
- bemensing  41
- informatievergaring  42
- meerwaarde  41
rechtsvormen  42
regio-organisatie  129
- praktische ondersteuning  129
regiomanagement, tarief  52
regionale eerstelijnszorg  129
rollen van de huisarts  125
RvB. Zie raad van bestuur
RvT. Zie raad van toezicht
RvT-model  39

# S

samenwerken, definitie  127
samenwerking  165
- consequenties voor de organisatie  168
- effectieve  165

- experimentalist governance  167
- interventiegerichte versus integrale benadering  166
- niveaus van integratie  167
samenwerking in de regio  129
samenwerkingsrelatie  160
- complex en multidimensionaal  163
- eenvoudig eendimensionaal  161
- gecompliceerd en multifactorieel  161
samenwerkingsverband, tarief  51
schadeclaim  59
self determination theory  199
shadowing  6
Sinek, the golden circle  195
sollicitatiegesprek  96
- profiel  96
- vooroordelen  97
spiegelgesprek  6
strafrecht  58
strategie, definitie  27
strategisch project  28
stress, chronische  18

# T

TA. Zie transactionele analyse
tarief organisatie en infrastructuur (O&I-tarief)  50
teamleren bij veranderingen  199
tempelmodel missie, visie, strategie  24
terugbelspreekuur  105
tijdgebrek  102
tijdsindeling  103
- benedictijnse  103
    - vier vaardigheden  103
- timemanagementmatrix  107
time- en aandachtsmanagement  102
- gouden regels consultvoering  105
- inrichten werkdag  106
- stroomlijnen patiëntvragen  105
timemanagementmatrix  106
toezichthoudend bestuur  38
transactionele analyse (TA). Zie ook communicatiegereedschap voor praktijkmanagement
transparantie  8
triage  105
tuchtrecht  58

# V

verandermodel van Sinek  195
veranderproces  195
- bouwstenen  196

- hoe en met wie  197
- KVA's van medewerkers  198
- teamleren  199
- waarom  196
- wat  196
vergadering  98
- communicatietips  98
vergoedingensystematiek
- inschrijftarieven  49
- ketenzorg chronisch zieken  49
- vrije tarieven  50
vertrouwensrelatie  17
videoconsult  60
virtuele overlegtafel  115
visie, definitie  26
visie-en-actiedocument  28
VWS. Zie Ministerie van volksgezondheid, welzijn en sport

# W

Wereldgezondheidsorganisatie (WHO)  72
Wet kwaliteit, klachten en geschillen zorg (Wkkgz)  4, 54, 74
Wet medezeggenschap cliënten zorginstellingen (Wmcz)  3
Wet op de geneeskundige behandelingsovereenkomst (WGBO)  4
WGBO. Zie Wet op de geneeskundige behandelingsovereenkomst
WHO. Zie Wereldgezondheidsorganisatie
winst- en verliesrekening  138
- baten en lasten  140
- omzetstelsel  140
- staffelvorm  139
Wkkgz. Zie Wet kwaliteit, klachten en geschillen zorg
Wmcz. Zie Wet medezeggenschap cliënten zorginstellingen

# Z

ZIB. Zie zorginformatiebouwsteen
ZIN. Zie Zorginstituut Nederland
zorginformatiebouwsteen (ZIB)  119
Zorginstituut Nederland (ZIN)  48
zorgkosten  49
zorgsysteem, het Nederlands  48
- rollen en verantwoordelijkheden  48
zorgverzekeraar  48

MIX
Papier aus verantwortungsvollen Quellen
Paper from responsible sources
FSC® C105338

If you have any concerns about our products,
you can contact us on
**ProductSafety@springernature.com**

In case Publisher is established outside the EU,
the EU authorized representative is:
**Springer Nature Customer Service Center GmbH
Europaplatz 3, 69115 Heidelberg, Germany**

Printed by Libri Plureos GmbH
in Hamburg, Germany